大展好書　好書大展

品嘗好書　冠群可期

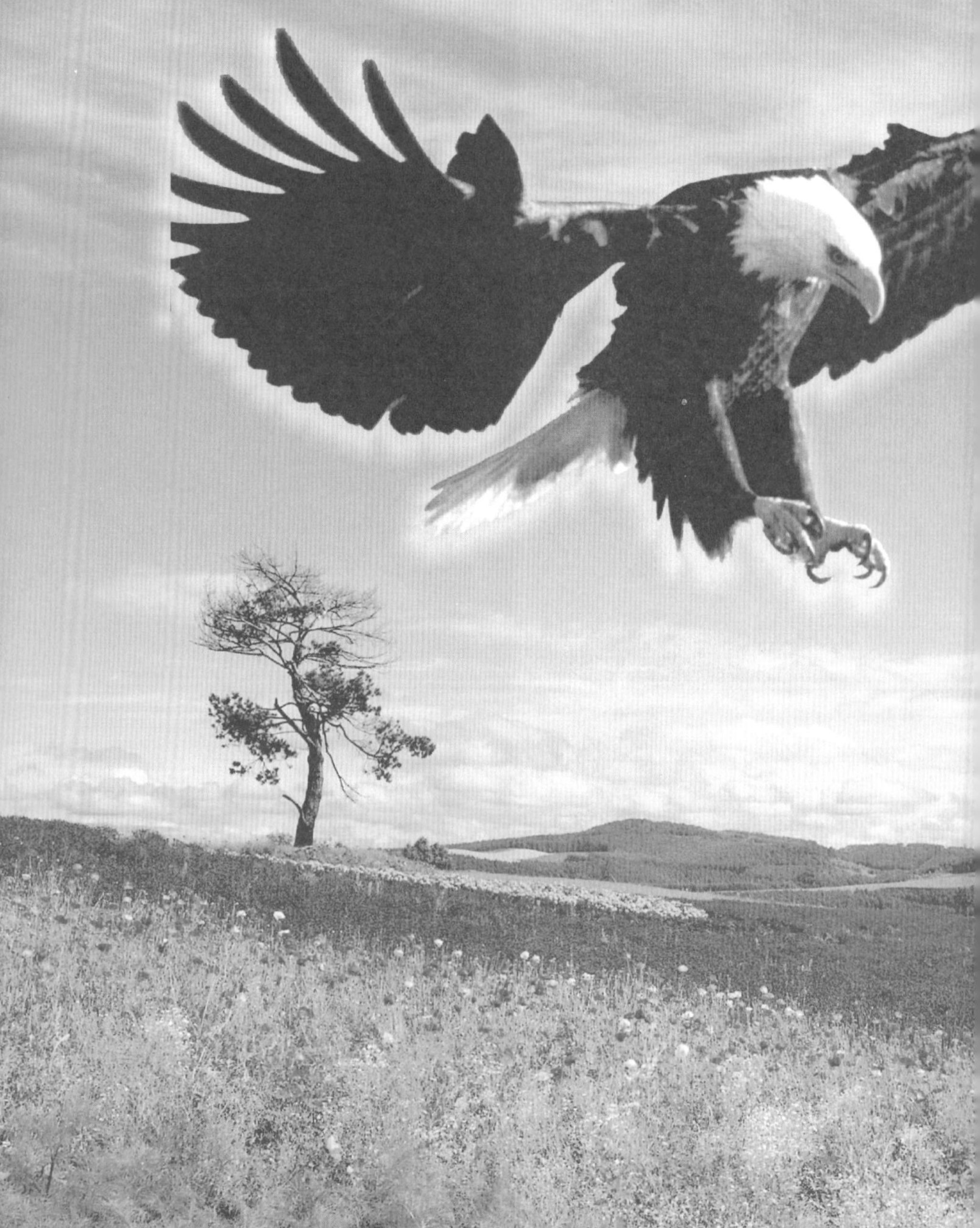

老中醫教你
胃腸病調養之道

謝文英　編著

品冠文化出版社

前言

常言道，人吃五穀雜糧沒有不生病的。得病不在於吃上，而在於人。吃什麼、吃多少、生活習慣等都是影響健康的重要因素。尤其是患上胃腸病，身體就會出狀況，百病就會滋生。金代脾胃大家李東垣曾提出「內傷脾胃，百病由生」，他指出喜怒過度、飲食不節、寒溫不適、勞役所傷皆能導致胃腸病的發生。而現代人中的上班族、減肥族、網癮族，誰能保持正常的飲食習慣呢？尤其是早餐來不及吃的人比比皆是；又有幾個人能堅持每天鍛鍊呢？答案肯定是少數。我們的身體免疫力出了問題，自己卻渾然不知。所以，為了身體健康，我們一定要養護好人體的動力源——胃腸。

現代人大多對於胃腸發出的「警報信號」不以為然。遇腹瀉，吃諾氟沙星；遇腹痛，喝熱水；遇胃痛，吃斯達舒膠囊；遇胃脹，吃健胃消食片……他們認為自己是「久病成醫」，從來沒去醫院診療過。

從中醫的角度上說，胃腸疾病，以治為輔，以養為主。如果今天因為寒性胃病看了醫生，開了方藥，有一定的療效，明天繼續吃冰激淩、喝冰鎮啤酒，病情肯定會遷延不癒或反覆發作。若未經醫生診治，擅自用藥，很可能藥不對症，不治反誤。

身體是革命的本錢，生活、學業、事業都要以此為基礎，而身體健康的基礎就是胃腸健康。不論是傳統中醫，還是現代醫學，都將脾胃或胃腸功能對人體生命和健康的影響放在重要位置上，因為人體的一切營養都是靠胃腸消化吸收得來的。一旦胃腸出現問題，人體就容易早衰、生病。由此可見胃腸調養的重要性。

本書從胃腸不適、胃腸發病徵兆入手，詳細介紹了胃腸的基本功能及其對人體健康的重要性，並提出了中醫辨證施治治療胃腸疾病的優勢。書中還介紹了胃腸病患者在日常生活中應該注意的生活習慣，有助於胃腸健康的食材、食療方、中藥材、中藥方等，幫助讀者朋友們的調理胃腸，同時根據自己的病情和身體條件，選擇合適的運動療法、中醫療法，配合規律的飲食起居和良好的生活習慣，進而達到防病治病的目的。

編者

目錄

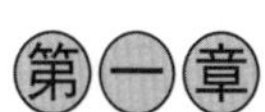

第一章 懂胃腸才能養胃腸，有常識有健康

第二章 上醫治未病，胃腸預警別馬虎

第三章
胃腸疾病的危害，你究竟瞭解多少

第四章
養成飲食好習慣，就是對胃腸最大的呵護

第五章
日常養胃食物一覽表，保證健康不能少

第六章
食療性似藥，常見胃腸病食療方

第七章 簡單中藥材，平價中藥養好胃腸

第八章

胃腸調養中藥方，老中醫教你治癒胃腸病

第九章

身體自帶「藥房」，經穴調養保胃腸

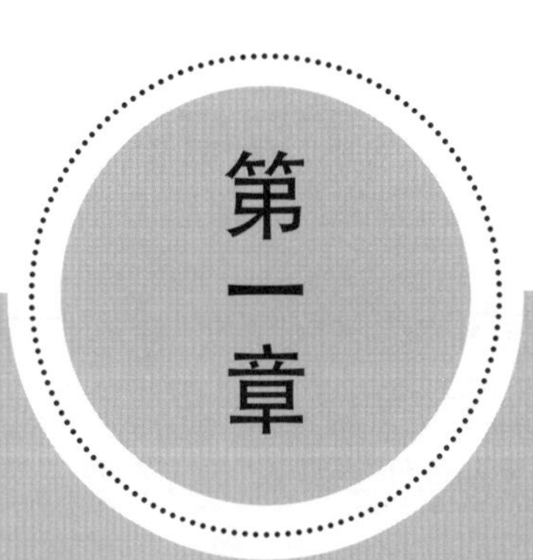

第一章

懂胃腸才能養胃腸，有常識有健康

胃腸，人體健康的動力源

現代人患胃腸病多以胃潰瘍、十二指腸潰瘍、胃炎為主，這和現代人緊張的工作加不健康的生活方式有著密切關係。很多人白天工作強度大，到了晚上還要加班熬夜，再加上不規律的飲食起居——熬夜、長期吃快餐、經常吃夜宵、過量飲酒、喜食肥甘厚味，最終胃腸因為「不堪重負」而「罷工」。

人體每天的能量獲得都要靠胃腸吸收食物中的營養物質。一旦我們不重視胃腸的健康，肆意「虐待」胃腸，它就會開始「反抗」。那麼我們的胃腸究竟是怎麼工作的呢？它們各司的什麼「職」？

●胃——倉廩之官

胃是人體消化管中最膨大的一段，呈囊袋狀，位於上腹部、橫膈下，它的形態、大小可以隨著內容物的多少、體型而發生相應的變化。胃功能正常，人體氣血充足，可以讓人精神振奮，四肢有活力。可見，胃如同人體的糧倉，負責受納、輸出能量，進而確保人體健康、活動自如。

古人對人體臟象有很多記載，稱胃為胃脘。上口賁門和食管相銜接，屬於上脘；下口幽門和小腸相毗連，屬下脘；上下脘之間屬中脘。胃內容物充滿的時候脹大如囊狀，空虛的時候會縮成管狀，小兒和矮胖者呈牛角型，瘦長者呈鈎型。胃的上緣比較短，凹向上方叫胃小彎，胃小彎靠近幽門的地方形成一角切跡；胃的下緣較長，凸向左下方稱作胃大彎。

胃可以分成四個部分——賁門、胃底、胃體和幽門。賁門部是緊接賁門的一小段；胃底部位於賁門左側，是賁門部以上膨隆的部分；胃體部是胃的最大部分，位於胃底和幽門之間，胃體和幽門部之間的界線是由角切跡所做的水平面;幽門部在角切跡的右方;幽門部的下口即小腸。

中醫認為，胃主通降的生理功能主要指胃主受納，胃氣一定要和順通達。食物在胃內，經胃氣腐熟後變為食糜，食糜由胃進入小腸，小腸泌清別濁，凡精微部分，統由脾轉輸諸臟腑組織，提供營養，糟粕部分下傳大腸，形成糞便排出體外。這個過程離不開胃陰和胃陽，胃陰不僅可以約制胃陽的偏亢，還可以濡養胃府。胃壁肌肉黏膜得到胃陰的濡潤和胃陽的溫運，才能促進胃內容物的通降。胃在消化道內有接受和容納飲食的作用。食物經口咀嚼攪拌後，於胃內消化，暫時貯存在胃內一段時間，然後推向小腸。

胃受納水穀的過程是營養機體的過程，所以說胃是「水穀之海，五臟六腑之源」「五味入口，藏於胃以養五臟氣」。胃主腐熟，胃受納飲食後，食物要經過胃的腐熟磨消，變成食糜，即「腐熟水穀」。

胃主要接受和貯存來自食管的食團，並將食團磨碎，使之與胃液充分混合而形成半流質的食糜，再以適宜的速度，逐次小量地、分批地把食糜推入小腸。

●腸——營養加工廠

腸對於人體而言至關重要，它為人體的能量輸出製造營養、加工營養，進而確保身體的正常運作。中醫學將腸分為小腸、大腸兩大部分。小腸位居腹中，上口起於胃的幽門部，迂迴彎曲，下口與大腸相接，分界處叫闌門，闌門具有關閉、分隔的意思。闌門口以下即為大腸部分，亦居腹中。

中醫古籍把大腸分成迴腸與廣腸兩部分，緊接小腸的是迴腸，下端則稱為廣腸，末端外口即肛門。成人小腸長5～7公尺，其伸縮性個人差異很大。小腸始於胃的幽門，下經迴盲瓣接續於大腸。現代中醫學將大腸分為十二指腸、空腸和迴腸三部分，後兩者由小腸系膜懸掛於後腹壁。小腸中十二指腸管腔最大，管徑3～5公分，越往下越細，末端迴腸僅長1.0～1.2公分，因此，異物很容易在這個地方形成嵌頓。成人的大腸長1.5～1.7公尺，在腹腔中圍繞小腸形成框狀，腸管比小腸粗，但是管壁比小腸薄，其管徑近端粗，向遠處逐漸變細，至直腸又增大。大腸也分三個部分——盲腸、結腸、直腸。

小腸的生理功能：消化食物、吸收營養。食糜從胃移行至小腸後，需要停留一段時間，方便小腸充分消化、吸收營養物質，這個過程是非常複雜的，它一方面進一步起著「受盛」和「化物」的作用，配合脾之運化功能，把經過消化而被吸收的精華運輸到身體各個組織和器官；另一方面，小腸還要將剩餘的食物殘渣推到大腸之中，廢液則由腎之氣化滲入膀胱。小腸內消化液的主要成分是胰液、膽汁、腸液，有分解醣類、蛋白質、脂肪的功效。

小腸內的消化是整個消化過程中最重要的階段。小腸裏，食糜受胰液、膽汁、小腸液的化學性消化以及小腸運動的機械性消化。食物通過小腸之後，消化過程基本完成。和胃相同，小腸在消化的過程中也存在週期性運動，其形式可以分為緊張性收縮、分節運動和蠕動兩種，一般食糜從幽門回到盲瓣歷時3～5小時。醣類、蛋白質、脂肪的消化產物大部分都在十二指腸和空腸被吸收，迴腸有其獨特的功能——主動吸收膽鹽和維生素B_{12}，但是對於大部分的營養成分而言，等它們到達迴腸的時候已經被吸收完畢，所以，迴腸主要是吸收功能的貯備。那些沒有被消化的食物殘渣會從小腸進入到大腸。

大腸主要負責吸收水和電解質，參與機體之中水、電解質平衡的調節，吸收維生素，完成對食物殘渣的加工，形成並暫時貯存糞便。大腸運動少而緩慢，對刺激反應比較遲緩，這些特點對於糞便的暫時貯存非常合適。

大腸的運動形式可以分成袋狀往返運動、分節和多袋推進運動與蠕動。食物殘渣一般在大腸中停留10小時以上，在這個過程中，殘渣中的部分水分被大腸黏膜吸收；同時，經過細菌的發酵、腐敗之後，殘渣會形成糞便。正常人的直腸壁內的感受器對糞便的壓力刺激有一定的閾值，會引起排便反應。

軍中後「胃」，必護「糧倉」

《素問‧靈蘭秘典論》云：「脾胃者，倉廩之官，五味出焉。」「倉廩」即貯藏穀物的糧倉，意思就是說，脾胃是人體的「糧倉」。

從中醫的角度上說，胃是六腑之一，和五臟中的「脾」互為表裏，其主要特點是主通降，特性是喜潤惡燥。胃的主要生理功能是主受納、腐熟水穀。

所謂「受納」，即接受和容納。「水穀」，即人們日常的飲食物。胃主受納，意思就是說，胃在整個消化道中主要起著受納食物的作用。這種「納」不但指容納，還有主動攝入的意思，因而也稱「攝納」。胃可以主動攝納，主要依賴胃氣的作用。胃氣的主要作用就是「通降」，即讓飲食下行，食下則胃空，在這種狀態下，胃才可以接納飲食，人也會產生食慾。如果胃出了毛病，無法「通降」，食物則無法順利進入十二指腸，而是滿滿地堆在胃內，人就會沒胃口。

「腐熟」指的是胃對食物進行初步消化，讓食物成為「食糜」的作用過程。胃接受水穀之後，由腐熟的作用進行初步消化，之後將「水穀」轉變為食糜，即一種更容易轉運吸收的狀態。之後，食糜傳入小腸，在脾的運化下，精微物質被小腸消化吸收，化生成氣血，滋養全身各處，因此，中醫也將胃稱作「水穀之海」。

胃的這種受納腐熟的功能非常重要，因為這種功能是小腸受盛化物、脾主運化的前提條件。人體經氣血津液的產生源於「水穀」，而胃為接受「水穀」之海，可以在一定程度上成為氣血生化之源。胃功能強健，機體則氣血充足；反之，整個人就會變得沒精神，最終誘發多種疾病。

消化液，營養轉化的第一「催化劑」

雖然食物是在胃腸內被消化吸收的，但實際上，胃腸只是為消化的過程提供場所，而真正將食物轉化成為人體可以吸收的營養物質的是各種消化液。

胃腸是人體的營養生產中心，消化液則將食物分解細化為營養物質輸送到全身各處，如此人體才能每天獲得足夠的精力與體力。

人體的消化系統由消化道和消化腺兩大部分組成。消化道包括口腔、咽、食管、胃、小腸、大腸；消化腺包括唾液腺、胰腺、肝臟、胃腺、腸腺，這五種消化腺都能分泌消化液，因此，食物的消化過程是唾液、胃液、胰液、膽汁、小腸液這五種消化液共同作用的結果。

●唾液

唾液的pH是6.6～7.1，接近中性，成人每天分泌1～

1.5升唾液，其中水分占99.4%，其餘為唾液澱粉酶、溶菌酶、少量無機物等。唾液中這些成分的作用分別為：水分可以濕潤口腔與食物，方便吞嚥；唾液澱粉酶可以將部分澱粉分解成麥芽糖；溶菌酶有一定的殺菌作用。

●胃液

胃液的pH是0.9～1.5，呈強酸性，成人每天要分泌1.5～2.6升胃液，其主要成分是胃酸（鹽酸）、黏液、胃蛋白酶以及鉀鹽、鈉鹽等有機物。鹽酸除了可以激活胃蛋白酶原外，還可以為胃蛋白酶分解蛋白質提供相對適宜的酸性環境；抑制或殺死胃內的細菌；鹽酸進入小腸後還能促進小腸液、胰液、膽汁的分泌。

黏液覆蓋在胃黏膜表面，形成一層黏液膜，有潤滑的作用，讓食物更容易通過，保護胃黏膜不受食物中某些堅硬成分的機械損傷。此外，黏液呈中性或偏鹼性，可以中和鹽酸，抑制胃蛋白酶的活性，進而有效防止鹽酸和胃蛋白酶對胃黏膜的消化作用。胃蛋白酶是胃液裏的重要消化酶，可以促進蛋白質分解成蛋白腖和少量多肽。

●胰液

胰液的pH是7.8～8.4，呈鹼性，成人每天分泌1～2升胰液，其主要成分是碳酸氫鈉、胰蛋白酶原、糜蛋白酶原、胰澱粉酶、胰脂肪酶等。碳酸氫鈉可以中和由胃進入十二指腸的鹽酸，同時為小腸內的消化酶提供適宜的弱鹼性環境。胰蛋白酶原進入小腸後，被小腸液裏的腸激酶激活成胰蛋白酶，胰蛋白酶又會將其餘大量胰蛋白酶原迅速激活成胰蛋白酶，同時也可以將糜蛋白酶原激活成糜蛋白酶。最後，胰蛋白酶與糜蛋白酶共同作用在蛋白質上，將蛋白質分解成多肽、氨基酸。

胰澱粉酶與少量胰麥芽糖酶，分別促進澱粉和麥芽糖分解成葡萄糖，胰脂肪酶在膽汁的協同作用下能促進脂肪分解成甘油、脂肪酸。由於胰液中含有能消化三種營養成分的消化酶，因此是所有消化液中最重要的一種。

●膽汁

成人每天分泌0.8～1升的膽汁，其並不是由膽囊分泌的，而是由幹細胞分泌的，只是存儲在膽囊中。當食物進入口腔、胃、小腸的時候，會反射性引起膽囊收縮，膽汁會由膽總管流入十二指腸。膽汁中沒有消化酶，其主要成分為膽鹽、膽色素。其中，膽鹽的主要作用是激活胰脂肪酶，將脂肪乳化成極細小的微粒，以便和胰脂肪酶充分接觸，利於脂肪的消化、吸收。

闌尾，說切就切可不行

很多人都覺得闌尾對人體是沒用的，應該切除，留著它日後還可能變成一個「定時炸彈」，比如闌尾炎的發生。

闌尾炎的發病率的確很高，而且不管是急性還是慢性闌尾炎，疼起來都會讓人生不如死，難道就因為如此，闌尾就可以隨便切除嗎？當然不是。其實這不過是以前大家對闌尾的認識不足而導致的誤區。

闌尾位於盲腸末端、腹部右下方，是盲腸和迴腸之間一根細長彎曲的盲管。闌尾根部連於盲腸後內側壁，遠端是閉鎖並游離的，活動範圍因人而異，而且受系膜等的影響，闌尾能伸至腹腔的任何方位。

隨著醫學水準的提高，專家提醒人們，雖然透過手術切除闌尾不會給人體帶來永久性傷害，但會對人體健康產生負面影響。

闌尾的管壁中含有大量大小不等的淋巴小結，它們對於人體的免疫功能而言至關重要，能分泌促進腸道蠕動的激素和與生長有關的激素等。因此，即使已經患上了闌尾炎，也最好不要輕易將闌尾切除，以防止免疫功能失調。此外，切除闌尾之後還有可能會出現一系列併發症，如腸沾黏、腸梗阻、神經損傷、傷口感染、闌尾殘端炎、瘢痕增生等，特別是瘢痕增生，會給患者日後的生活帶來巨大的煩惱。對瘢痕體質者更不建議做闌尾切除手術。

對於年過六十的人來說，如果正在承受著闌尾炎的困擾，可以考慮將闌尾切除。因為胎兒出生之後，淋巴組織開始在闌尾內少量積聚起來，在20～30歲的時候達到高峰值，之後迅速下降，至60歲左右完全消失。因此，60歲以上老人的闌尾可以切除，但是闌尾對於兒童、青少年來說有著重要作用。兒童、青少年具有發達的淋巴組織，它是人體的免疫器官之一，闌尾作為淋巴組織的存儲者不可或缺。

此外，有研究表明，闌尾還可以幫助有益菌存活並進入結腸棲息繁殖，因此可以稱闌尾為益生菌的「庇護所」，它對保持腸內細菌環境的平衡有一定的作用。因此，提醒大家打算切除闌尾時一定要慎重，儘量善待它而不是切除它。

胃腸年齡知多少，警惕早衰保健康

當有人問你年齡多大的時候，你也許只會想到自己的生理年齡，而不是胃腸的年齡。你一定會很疑惑，難道胃腸也有年齡嗎？

腸道年齡主要指腸道內各種細菌的平衡程度，並由這一點來預測腸道老化狀態和現代生活疾病的發生率，進而評估人體健康狀況。其評判標準就是有益菌比例。有益菌比例越高，腸道越年輕；反之，腸道就會越衰老。腸道年齡其實是隨著人們的生理年齡不斷增長的。

人剛出生時，腸道內幾乎沒有細菌，但是隨著吃奶、喝水，各種細菌開始在體內「安營扎寨」。從嬰兒出生的第5天開始，腸內就布滿了雙歧桿菌等能清潔腸道的有益菌群；從嬰兒斷奶轉入正常飲食開始，腸道中的厭氧菌就開始逐漸增多，比如產氣桿菌等，最多的時候會占腸道菌群的90%，有益菌群會迅速下降到10%；整個成年期，這種格局都不會有什麼大改變；等到人體步入55～60歲這一老年階段的時候，有益菌的數量會再度減少，有害菌群增多，比如產氣莢膜桿菌等，此時腸道會經歷一次明顯的衰老過程。

隨著年齡的增長，腸道年齡也會增長，這是自然規律。一個健康人的腸道年齡和他的生理年齡相差不大，但是由於現代人種種不良的飲食、生活習慣，導致腸道提前衰老。腸道老化之後，就會出現便秘、急性或慢性腹瀉、腸易激綜合徵等問題，導致人面色晦暗，皺紋增多，顯得比同齡人老。

現在的年輕人，腸道明顯老化的現象比比皆是，讓人堪憂。主要是因為現代人普遍存在熬夜、節食減肥、過食肥甘厚味、飲食不規律、長期吃夜宵等不良習慣。此外，部分年輕人由於工作壓力大、應酬多（過量飲酒）等而導致腸道菌群失調，使得腸道年齡普遍偏老。

腸道衰老會導致腸道內的毒素不斷積累，腸道無法及時排毒，免疫屏障作用嚴重不足，各種代謝垃圾、毒素、病原菌就會直接進入血液，經由血液循環輸送到全身各個地方，最終破壞心、肝、腎等重要器官，誘發心腦血管等方面疾病。

腸道是營養來源，一旦腸道衰老，人體健康也會受損，直接造成機體組織營養缺乏，易出現鈣吸收障礙，形成骨質疏鬆和其他骨性關節病等。也就是說，腸道衰老了，人體也會加速衰老，所以一定要引起重視，提高警

暢。

想讓腸道擁有更年輕的狀態，關鍵的一點就是保持大便暢通，清潔腸道，而要做到這一點，良好的飲食、生活習慣是必需的。

中醫談脾胃病的幾大「罪魁禍首」

●情志不暢，脾胃病多發

情志，亦稱「七情」，即喜、怒、憂、思、悲、恐、驚7種情緒變化，是人體對外界客觀事物不同情緒的反應。如果七情太過或不及，如突然、強烈或長期持久的情志刺激，超過了人體的正常心理承受能力，就會使人體氣機紊亂，臟腑陰陽氣血失調，較多見的是影響脾胃的正常功能。故情志的異常變化是脾胃病的常見病因之一。

七情之中，尤其是憂、思、怒對脾胃影響較大。如憂思過度，精神抑鬱，常致脾胃氣機不暢，脾的運化無力，胃的受納失職，會出現脘腹脹滿、不思飲食、噯氣、大便溏泄等。又如情志不舒，肝氣鬱結，或惱怒太過，肝氣過盛，又常橫逆乘脾犯胃，導致脾胃受傷，運化失常。肝氣犯胃可見胸悶太息、胃脘脹痛；胃氣失降，出現呃逆、嘔吐、噯氣等症。如暴怒太過，肝氣橫逆上沖，血隨氣逆，併走於上，可致嘔血，甚則昏厥猝死。

導致胃病的情志因素中，除了憂、思、怒以外，凡過驚、過恐、過悲皆可致病。如驚則氣亂，恐則氣下，悲則氣緩；凡過度精神創傷，都可導致脾胃氣機紊亂，進而升降失常，出現噯氣、反酸、呃逆、噁心、嘔吐、腹痛等。

●「六淫」，百病之邪也

六淫，即「風、濕、燥、火、寒、暑」6種外感病邪的統稱。風、寒、暑、濕、燥、火，在正常的情況下，稱為「六氣」，是自然界六種不同的氣候變化。六氣是萬物生長的條件，當氣候變化異常，六氣發生太過或不及，便成為致病因素，侵犯人體引發疾病，這種情況下的六氣，便稱為「六淫」。

胃病是六淫侵犯人體所引起的常見病症之一。由於六淫之邪具有不同的特性，所致的胃病亦各異。

（1）外感風邪

外感風邪可直接侵襲胃腑而致病。風邪侵入於胃後，胃氣與風邪相搏，則出現頸項多汗，時時惡風，飲食不下，胃脘痞滿的症狀，謂之胃風，如《素問·至真要大論篇》所述：「風淫所勝……民病胃脘當心而痛，上支兩脅，鬲咽不通，飲食不下……食則嘔，冷泄腹脹。」指出外感風邪可導致胃痛、嘔吐、厭食、泄瀉、腹脹、痞滿等病症。風邪又常常與其他外邪相兼為病，如風寒相兼致病，多見於冬季，或冬末春初之際。風寒之邪侵犯人體，既易傷肺衛，出現感冒症狀，又可直犯胃腑，引起胃氣不和，而見厭食、嘔吐、痞滿、胃痛等症狀。

（2）濕邪致病

濕邪致病，多由於氣候潮濕，或久居濕地，或冒雨涉水。濕邪侵入脾胃，易於阻滯氣機，常見胃脘痞脹，納呆，胸悶，口中黏膩，或噁心嘔吐，不思飲食等。

（3）燥邪致病

燥邪致病，多因秋季燥化太過，或過用、濫用溫燥藥物，或過食辛熱溫燥食物所引起的。燥屬陽邪，多從熱化。燥熱之邪侵犯胃腑後，以傷津耗液為主要病變，導致胃腸失其濡養，氣機不利，運化與傳導失常，出現唇乾舌燥，口渴少津，胃納不佳，大便乾結，排尿短少，甚則乾嘔呃逆，舌紅少津等症。燥邪侵犯人體引起胃病，多有明顯的季節性，尤其是素體陰虛的患者，在秋天燥邪盛行之時，其致病的易感性與症候表現尤為明顯。

（4）火邪致病

火邪致病，多因氣候炎熱而感受火熱病邪，或由風、寒、濕、燥等邪鬱而化熱。火熱之邪侵犯胃腑，會耗傷胃陰，出現口燥咽乾，尿黃便秘等；邪熱阻滯胃腑，多見胃脘脹滿疼痛；火熱之邪燒傷胃絡，迫血妄行，則見吐血便血。

（5）寒為陰邪

寒為陰邪，容易損傷人體陽氣。冬季寒冷，如衣著單薄、起居失常或素體陽虛，偶觸時令之寒，即令寒邪侵犯人體而容於胃，脾胃陽氣損傷，氣機阻滯，胃的升降功能失常，則出現胃脘部冷痛、嘔吐、呃逆等症。故而胃病在冬季發病率最高。

（6）暑屬陽邪

暑屬陽邪，其性炎熱。夏暑之際，感受暑邪，傷及於胃，易於耗傷胃中津液，進而損傷胃氣，以致氣陰兩虛，而出現口燥咽乾，身熱汗出，氣短神疲，肢體困倦乏力，排尿短黃，舌紅苔黃等症。

中醫辨證分型治胃腸疾病療效更好

胃腸是指胃、小腸、大腸，此處主要指胃和大腸病症的辨證，中醫將小腸的實熱證歸於心火下移小腸，而小腸虛寒證候多歸於脾虛之中，本節主要講述胃病證候和大腸病證候的辨證方法。

胃病以受納、腐熟功能障礙及胃失和降、胃氣上逆為主要病理改變。臨床主要症狀包括：食少，脘脹或痛，嘔惡、呃逆、噯氣等。大腸、小腸的病變主要反映傳導功能和泌別清濁功能失常，其主要表現包括：

一是大便的異常，如泄瀉、便秘、下痢膿血等；

二是腹脹、腹痛、腸鳴等腹部的症狀。

漢代張仲景所著的《傷寒雜病論》確立了胃腸病的辨證論治基礎，他將《黃帝內經》中的有關理論與臨床實踐緊密結合起來，確立了中醫胃腸病的辨證基礎。胃腸病的證候有虛實之分。虛證多因飲食不節，飢飽失常，久病失養，或因吐瀉太過，或溫熱病後期，耗傷陰津，或年老陰血虧少等原因所致；實證多由飲食倍傷，或誤食不潔之品，或寒邪、熱邪內犯胃腸而成。

胃腸病的中醫辨證主要包括胃氣虛證型、胃陰虛證型、胃陽虛證型、胃熱（火）證型、寒犯胃腸型、食滯胃腸證型、胃腑氣滯證型、胃腑血瘀證型、胃腸實熱證型、大腸液虧證型、腸虛滑脫證型、腸道濕熱證型、蟲積腸道證型等類型。

胃腸病症是臨床最常見的消化系統的病證，臨證時要辨清病證在胃還是在腸，在此基礎上進一步辨清其寒、熱、虛實，但胃腸病以實證、熱證居多，老弱之人則以虛、寒證或者虛實來雜居多，臨證當細辨之。

實證是指邪氣過盛、臟腑功能活動亢盛所表現的症候。實證的形成，一是外感六淫邪氣侵犯人體，二是由於臟腑功能失調，以致痰飲、水濕、瘀血等病理產物停留在體內所致。

由於邪氣的性質及所在的部位的不同。因此臨床表現亦不一樣。一般常見的有發熱，形體壯實，聲高氣粗，精神煩躁，胸脅脘腹脹滿，疼痛拒按，大便秘結或熱痢下重，小便短赤，苔厚膩，脈實有力等。

熱證指有一組熱象的症狀和體徵。

虛症是指人體正氣不足，臟腑功能減退所表現的證候，多見於素體虛弱，後天失調，或久病、重病之後，以及七情勞倦，房事過度所致的陰陽氣血虧虛。但因氣血陰陽虛損的程度不同，所以臨床上又有血虛、氣虛、陰虛、陽虛的區別。

寒證是指有一組寒象的症狀和體徵。

中醫對胃腸病的治療，有其獨到的理論見解和治療方法。在治療過程中，只要辨證清楚，用藥準確，方法得當，特別是對慢性胃腸病的治療，可達到徹底治癒的目的。

消化性潰瘍，包括胃和十二指腸潰瘍。隨著醫療技術的發展，醫院在控制潰瘍症狀、預防併發症等方面，都有了很大的進步。較之以往，內科治療率明顯增高，潰瘍癒合的週期大大縮短，併發症明顯減少，手術率、死亡率顯著降低。但是，由於消化性潰瘍的特性，雖然採用根治幽門螺桿菌方法後潰瘍復發率有所降低，但其較高的復發率仍然困擾著醫生和患者。

臨床醫療實踐總結得出：潰瘍病在中醫辨證中大多數屬於虛證、虛寒證，以脾虛為主。也就是說，脾虛為消化性潰瘍的中醫病理機制，是產生潰瘍的本質因素。

現代醫學在治療消化性潰瘍時除了用西藥抗潰瘍、抗幽門螺桿菌外，還在中醫辨證的基礎上加用健脾益氣的中藥，結果發現潰瘍的癒合質量提高、復發率下降。慢性胃炎、功能性消化不良、反流性食管炎以及腸易激綜合徵等病除了其自身的消化道症狀外，往往還伴隨著神經衰弱、自主神經功能失調，表現為情緒不穩定、憂鬱、焦慮、憤懣、疑病、頭痛、失眠、健忘、疲乏、精力難以集中、工作效率降低等神經功能失調的症狀。患者對此非常痛苦。在這種情況下，單用西藥效果往往不理想。而如果能採用中西醫結合進行治療，則療效更佳。

胃腸不健康，多種疾病偏找「低免疫力」

中醫上有句古話：「欲無病，腸無渣；欲長壽，腸常清。」胃腸功能一切正常的時候，它就是吸收營養物質的主要場所，是生命健康的基石，但是如果不注意愛護胃腸，導致胃腸健康出問題，它就會成為健康的殺手，不利於身體各個器官組織的健康。

其實，人體內最容易受疾病困擾的器官就是大腸，因為大腸的主要工作是清理、排泄人體的代謝廢物，如果身體一直沒有辦法把廢物有效排出體外，任其大量堆積在腸道內發酵腐敗，大腸就會發生各種病變，時間久了，病變甚至會致死，這並不是危言聳聽。

經常心情不好或者飲食習慣不好的人，結腸運動容易變得遲緩，功能降低。但是，為了讓由結腸吸收進入血液的毒素量達到最小，腸壁就會分泌大量黏液困住毒素，這些黏液只是留住毒素不讓它們進入血液，而不能消滅毒素，久而久之積累得越多，再加上腸道之中有一些沒被消化掉的腐敗食物殘渣，混合毒素殘渣之後會逐漸形成宿便，之後就出現便秘、結腸健康惡化等情況。

此外，積累在體內的毒素還會被再次吸收進入血液，隨著血液流入人體各個器官和細胞，污染全身，威脅身體健康。總而言之，腸道衛生影響著身體內部各個組織的狀態。如果想徹底清潔身體各個組織，應當從清潔腸道開始。

腸道排毒不暢，也會增加其他代謝器官的負擔，比如肝、腎、肺、皮膚、淋巴。其中，肝臟是負擔最重的器官，必須不斷將毒素分解，經由膽汁把毒素排出體外；否則，膽汁中的成分就會發生改變，變得濃稠渾濁，形成膽結石，殺滅膽汁中的有益菌，破壞腸道內環境，讓腸道的消化能力變得更加衰弱，時間久了就會形成惡性循環。

正常的新陳代謝、消化吸收和排泄可以維持腸道和身體健康。保持腸道健康，進入血液的毒素就會減少，身體負擔減輕，健康也會更有保障。

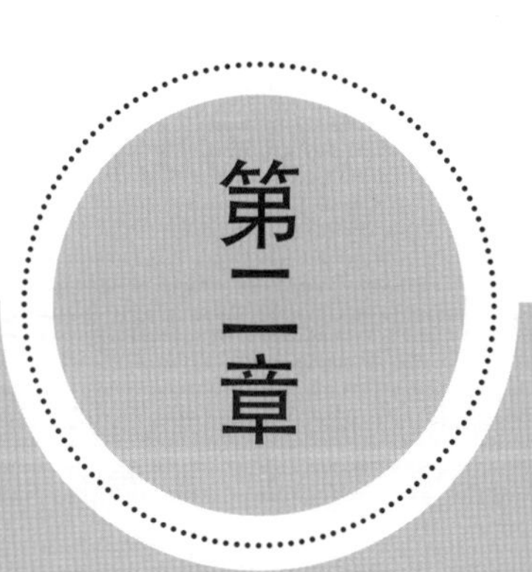

第二章

上醫治未病，胃腸預警別馬虎

中醫診療，及早看出胃腸道疾病

望、聞、問、切是中醫的基本診斷手法，大多數情況下，透過觀察患者的外在狀態就能大致判斷其健康狀況。

那麼，如何由望、聞、問、切看出一個人是否患胃腸病呢？

●望診

（1）望神情

脾胃虛衰：精神不振、目無神采、聲低懶言、倦怠健忘、困倦思睡。

胃熱氣盛：精神亢奮、面紅目赤，甚則登高而歌，棄衣而走。

胃氣欲絕：危重患者，原無食慾，突然食慾增強，是脾胃氣衰敗至極的表現。

（2）望面色

面色萎黃則可能患有慢性胃腸病，如慢性胃腸炎等，因脾胃虛弱、運化失司、氣血生化不足所致。

面色蒼白則可能患有急性胃腸出血。

面色晦滯則可能患有胃腸腫瘤。

（3）望舌

口中無味，飲食不香，食而不知其味，又稱口淡乏味，多因脾胃氣虛而致。正常人口中無異常味覺，也屬口淡範疇。

口甜。口中有甜味，又稱口甘。若口甜伴有頭重身乏，脘悶不舒，口乾咽燥，多見於脾胃濕熱證。

口黏膩。指口中黏而不爽。若口黏膩伴有苔厚膩，渴而不想喝，胸悶噁心，多屬濕困脾胃。

口中反酸。指口中有酸味感，若口酸伴有胸滿脅痛，噯氣不舒，大便不調，可見於肝胃蘊熱證。若口中酸腐，多見於傷食證。

口苦。指口中味苦的感覺，屬熱證的表現。若口苦伴身熱口渴，小便赤短，多屬熱證，見於伏邪溫病初起。若口苦伴咽乾，胸脅脹滿，小便黃，大便乾，多屬肝膽火旺，可見於火邪為病和肝膽鬱熱之證。

口鹹。多屬腎病及寒證。應及時調整自己的口味，不要一味吃過於重口味的食物，要適當注意，刻意吃得清淡一點。

（4）望嘔吐物

嘔吐物清稀無臭，多是寒嘔，多由脾胃虛寒或寒邪犯胃所致。

嘔吐物酸臭穢濁，多為熱嘔。因邪熱犯胃，胃有實熱所致。

嘔吐痰涎清水，量多，多是痰飲內阻於胃。

嘔吐物夾有不消化食物，腐酸味臭，多屬食積。

嘔吐頻發頻止，嘔吐不化食物而少有酸腐，多為肝氣犯胃所致。

嘔吐黃綠苦水，多因肝膽鬱熱或肝膽濕熱所致。

嘔吐鮮血或紫暗有塊，夾雜食物殘渣，多因胃有積熱或肝火犯胃，或素有瘀血所致。

(5) 望大便

大便溏薄、水糞相雜者為脾虛夾濕，可見於慢性胃腸炎症、功能性胃腸疾病等。

大便量多，夾有未消化食物，穢臭不堪，為宿食停滯。

大便黏凍，夾帶膿血，多為腸道濕熱，表現為痢疾、潰瘍性結腸炎等病症。

大便色黑如柏油狀，多為上消化道出血。

大便夾有鮮血，多見於痔瘡、肛裂、大腸息肉、大腸癌等疾病。大便乾結多為胃腸積熱。

●聞診

(1) 聞聲

說話、嘔吐、呃逆、噯氣，聲音高亢有力多為實證、熱證。

說話、嘔吐、呃逆、噯氣，聲音低沉無力多為虛證、寒證。

(2) 聞氣味

口氣穢濁為消化不良。

口氣酸臭為胃有宿食。

口中腥氣為胃腸虛寒。

大便臭穢為胃腑有熱。

矢氣（放屁）氣味酸臭，多為宿食停滯。

●問診

（1）脘腹部疼痛

脹痛：脘腹部脹滿伴疼痛，脹痛部位常游走不定，或引及兩脅，或噯氣、矢氣（放屁）則舒。脘腹部脹痛往往與情緒和飲食有關，常為肝鬱氣滯，肝胃不和。

隱痛：脘腹部不適，隱隱作痛，綿綿不斷，或疼痛較輕，可以忍受，喜溫喜按，為脾胃虛弱。

刺痛：脘腹部疼痛如針刺樣，痛有定處。舌質紫暗或有瘀點，或舌下靜脈增粗，為絡脈瘀阻。

絞痛：指發作性的劇烈疼痛，也可呈間歇性發作，為傷食、受寒，或有形之邪阻滯，見於急性胃腸炎、缺血性腸病等。如疼痛持續加劇，用一般解痙藥治療無效，疼痛向全腹擴散，腹肌緊張，不能按壓，常提示有潰瘍穿孔、腸梗阻、腹膜炎的可能。

（2）脘腹部冷熱

脘腹部或少腹冷痛、喜熱飲，多屬寒邪侵襲或脾胃虛寒。

脘腹部灼熱、喜冷飲，大多屬胃腸鬱熱。

（3）食慾

食少、倦怠，屬脾胃氣虛。

納呆、脘悶、口苦，屬濕熱中阻。

厭食、噯氣酸腐、脘腹脹痛，屬食滯內停。

胃腸的各種聲音，你知道在提示什麼嗎

我們常常能聽到自己的肚子發出的「咕嚕嚕」聲音，多數人並不在意這種響聲，認為只是肚子餓了或是肚子中有氣。其實這種現象並不僅僅代表著胃腸換氣，更多時候，它是胃腸消化不良、慢性胃炎所導致的。

中醫上講的胃腸聲音主要包括以下幾種：嘔吐聲、呃逆聲、噯氣聲、腸鳴聲。

●嘔吐聲

大家可能不會忽視這種聲音，因為通常嘔吐時身體比較難受，多是由於暈車、懷孕、精神緊張、受刺激氣味影響、咽部受刺激等。不同狀況的嘔吐聲音不同，就診時醫生會根據聲音的不同來辨別寒熱虛實。

●呃逆聲

呃逆是一種正常的生理現象，一般是由於飲食過快、飲酒刺激、吸入冷空氣等造成，中醫也可以根據呃逆聲判斷我們的身體素質。

●噯氣聲

所謂噯氣，就是胃氣上沖到咽喉而發出的聲音，正常情況下我們是不用擔心噯氣聲的。但是若噯氣時還帶有腐蝕氣味，且腹脹腹痛，則說明胃腸是由積食造成的，應儘早就醫。

若是噯氣現象頻頻出現，而且聲音很大，還會隨著情緒的波動而加重或減輕，屬於肝氣犯胃。

若是噯氣聲很小，也沒有不良氣味，但是食慾不佳，多數情況下是脾胃氣虛。

●腸鳴音

當腸管蠕動時，腸腔內氣體和液體隨之流動，產生一種斷續的氣過水聲（或咕嚕聲），這就是腸鳴音。其實腸鳴音不光是指我們「餓了」或是「水喝多了」。更多的情況，它預示著我們的胃腸可能不適。如果腸鳴音非常響亮，而且人體感到腹部冷痛，甚至有便溏的現象，很可能是寒濕犯脾；如果胃內有水聲，是脾的運化功能失常致使水停留在胃中。

我們平時所聽到的腸鳴音，也可能預示著腸炎的發生。當腸內菌群失調時，各種細菌在腸內進行發酵，會產生大量氣體，使胃腸中的內容物運動幅度過大，或超出常規移動，進而出現腸鳴音的現象。

所以，日常生活中我們要多關注胃腸所發出的聲音，不能總是認為所有的聲音都是正常現象，這樣很可能會給我們的身體埋下隱患，導致胃腸疾病的發生。

透過改善我們的飲食習慣，可以減少一些預示身體疾病的胃腸聲音，如：吃飯時要細嚼慢嚥、喝水時忌暴飲、少吃生冷食物等。

透過我們對胃腸音的重視和合理的飲食習慣，肯定能較好地改善我們的身體健康狀況，平時多聽聽自己的胃腸音，多關注一下胃腸的狀況，健康就會越來越近。

一吃胃就脹，補胃陰去虛熱

生活中，經常會有人出現胃部隱痛的症狀，不過多數人並不在意，豈不知這很可能是胃病發出的警報。

很多人都喜歡吃辛辣刺激之物，豈不知過食辛辣刺激的食物容易誘發胃病，還會使胃病長時間不癒，引起發熱症狀；或心情不好，氣鬱化火，都容易耗傷胃陰，導致胃陰不足，中醫稱這種情況為胃陰虛。

說到這兒可能有人會疑惑，何為胃陰？胃陰即胃的津液，有濡潤、滋養胃腸的作用。胃喜潤惡燥，胃陰不足會導致胃失濡養，虛熱鬱在胃內，影響胃的功能。胃陰虛的主要表現為胃脘部隱隱作痛，即使餓了也是看什麼都沒食慾，稍微吃點東西就胃脹，經常口乾咽燥，而且有大便乾結、乾嘔、打嗝、舌頭發紅等症狀。

從中醫的角度上說，水火相濟，水和火平衡才可以讓臟腑和諧，人才能有健康的身體。胃陰就相當於水，胃陽相當於火，一旦人體內的「水」少了，「火」就會相對變旺，人體就會出現上火的症狀。

這種「火」為虛火，調養的關鍵在於養陰，只有「水」上來了，「火」的勢頭才能逐漸消減下去。因此，胃陰虛調養的關鍵就是養陰益胃。

具有養胃陰功效的食物包括牛奶、雞蛋、鴨肉、銀耳、枇杷、烏梅、燕窩等，也可以在醫生的指導下服些麥冬、川斛、桑葉、茯神、白芍等中藥，進而生津養陰。

可以熬一碗銀耳雪梨湯來吃：取雪梨1個，銀耳3克，枸杞子10克，冰糖適量。將銀耳泡發後剪去黃色部分，洗淨；雪梨洗淨後去皮切丁；鍋洗淨後放入銀耳、雪梨、枸杞子、冰糖，倒入適量清水，開大火煮沸後轉小火燉15分鐘至雪梨熟軟即可。

此食療方中的銀耳有滋陰生津的功效；雪梨清熱生津、滋陰潤燥，適合由於肺胃陰虛而上火者食用。秋季天氣乾燥，燥邪傷陰津，喝此湯能潤肺、滋胃陰。

胃陰虛者平時要儘量少吃會加重胃陰虛和虛火症狀的食物，如羊肉、草魚、辣椒、小茴香、大蒜、乾薑、芥菜、荔枝、桂圓等熱性食物。

不過在此提醒大家注意一點：

胃陰虛的人經常會出現上火症狀，這種火是虛火，虛火應當補，但不能清火，吃清火藥時表面上是緩解了上火症狀，一旦停藥，則易反彈，甚至會加重上火症狀。而且清火藥多為苦寒之品，過量服用會傷害脾胃之氣，影響到脾胃之消化、吸收的功能。

吃飯不香，警惕胃腸健康「閃紅燈」

一個健康人在進餐的過程中應該是非常愉快的，進餐之後應有舒適和滿足感。但是現代人的工作壓力大，生活節奏快，很多人在緊張的生活狀態下越來越感覺到「吃飯不香」「吃飯不舒服」，對此也不怎麼放在心上，覺得可能是自己還不夠餓。其實，這些很可能是身體發出的健康警報——胃腸健康出了問題。

（1）進餐之前腹痛，進餐後疼痛消失，多為十二指腸球部潰瘍。

（2）食慾下降，有飽腹感，上腹部疼痛無規律，服用抗酸劑沒有效果，而且伴隨著消瘦乏力，要警惕胃癌。

（3）自覺食慾很好，但是反覆出現進食時感覺食管中有異物阻擋，發展為吞嚥困難，從吃固體食物到吃流食，而且逐漸消瘦，要警惕食管癌的可能性。

（4）飽餐或進食油膩食品後出現右上腹脹痛，而且放射到右側肩胛骨下方或肩部者，多為膽囊炎或膽結石症。

（5）飯後、站立、勞累後腹脹加重，平臥的時候症狀減輕，經常厭食、氣短，有的時候便秘或腹瀉，身體較為瘦弱者，多是胃下垂的徵兆。

（6）進餐半小時後出現腹痛、有飢餓感，同時上腹隱痛，吐酸水，很可能是患上了早期胃炎或胃潰瘍。

（7）飯後1小時出現上腹部或胸骨後燒灼感或灼痛，吃飯的過程中出現嘔吐的情況，多為反流性食管炎。

（8）飯後不久就出現嘔吐者，多是出現了胃及十二指腸病變。

（9）飯後數小時嘔吐大量隔夜發酵食物的人，多發生了慢性胃腸道梗阻性病變。

吃不下飯，當胃腸疾病找上你

胃腸疾病並不是突然發生的，它在發生之前總會給人一些警示，比如腹痛、腹瀉、便秘等，而最直觀的就是吃不下飯。

表面上，吃不下飯只是因為不餓，可如果是長期吃不下飯，即使餓了也不想吃飯，那就是生病了。雖然對「以瘦為美」的人來說似乎是件好事，但這對身體健康的危害是不容小覷的。

那麼吃不下飯究竟是什麼原因導致的呢？

首先，過度的體力勞動或腦力勞動可能會導致胃壁供血不足，使得胃的消化功能變差，食慾下降，還可能是情緒過度緊張導致的。現代人的生活節奏快，工作壓力大，人很容易失眠、焦慮、緊張，最終導致胃分泌胃酸的能力失調，誘發食慾不振。

此外，飲食沒有規律，經常是飢一頓、飽一頓，導致胃不斷處在飢餓的狀態，久而久之就會損傷胃黏膜，導致食慾下降。暴飲暴食同樣會讓胃過度擴張，輕者損傷胃黏膜，引起食慾下降，重者誘發胃穿孔。經常吃冷食，特別是臨睡前吃冷食易誘發胃寒，出現噁心、嘔吐、食慾下降等症狀。而且晚餐過飽肯定會加重胃腸負擔，導致胃液分泌紊亂，易誘發食慾下降。

經常吸菸酗酒的人常常沒有食慾。因為酒精會損傷舌頭上的味蕾，而且會直接損傷胃黏膜，如果胃潰瘍、慢性胃炎患者酗酒，會加重病情，甚至誘發胃及十二指腸穿孔。吸菸對胃黏膜的危害也是非常大的，長期吸菸易誘發慢性胃炎。

總之，不規律的飲食會導致脾胃不和、受納運化失健，最終引發食慾下降。

除了上述病情較輕的疾病可能導致食慾下降，以下幾種較重的疾病也可能導致食慾下降，如胃癌、肺結核、尿毒癥、心力衰竭、肝炎、肝硬化、慢性腎功能衰竭等。

還有一種神經性厭食症，患者除了不想吃飯外身體一切正常，哪怕已經飢餓難耐、重度營養不良，他們也沒有食慾。

接下來列舉幾種常見的食慾不振症狀可能預示的疾病：

（1）傷風感冒

突然不思飲食，鼻塞流涕，舌苔白膩，口淡無味。

（2）肝膽疾病

食慾下降，看到油膩的東西就反胃噁心，上腹滿脹，皮膚發黃，困乏無力，口苦頭痛。

（3）胃潰瘍

沒有食慾，進食後半小時至2小時上腹疼痛，偏左有壓痛感。

（4）脾胃功能失調

食慾下降，看到食物就反胃，便溏，聞到氣味就覺得不悅，或者吃油膩食物就腹瀉。

（5）胃下垂

沒有胃口，吃東西後腹脹症狀加重，平臥減輕，經常出現胃痛、噁心，偶爾便秘或腹瀉，體型瘦長。

（6）膽道疾病

非常討厭油膩性食物，若食入會引起右上腹疼痛，而且會放射到右肩部位。

在此提醒大家注意一點，厭食是胃癌早期唯一的信號，特別是40歲以上的人，一旦出現不明原因的頑固性厭食，且病情發展迅速，那麼很可能是胃癌或消化系統腫瘤，要及早就醫確診。

嘔血，及時確診對症治療

嘔血是指患者嘔吐血液，是上消化道（包括食管、胃、十二指腸）出血的一個症狀。引起嘔血的原因很多，其中最常見的是胃、十二指腸潰瘍，急性胃黏膜病變引起的胃、十二指腸黏膜出血；其次是肝硬化引起的食管靜脈曲張破裂出血，這是最嚴重的出血；還有其他原因如慢性糜爛性胃炎、胃癌、胃黏膜脫垂症、食管炎、食管癌等。

臨床上，患者多先感到噁心，然後血液從口中嘔出，繼之有黑色大便排出。嘔出的血液性狀取決於出血量及其在胃內停留的時間，如出血量較少，血液在胃中停留的時間較長，由於血紅蛋白受胃酸的作用轉化為酸化正鐵血紅素，則嘔吐物呈咖啡殘渣樣的棕黑色。如果出血量大且在胃內停留時間短，嘔出的血液則呈暗紅色。嘔血同時可伴有皮膚蒼白、身體發涼、乏力、出冷汗、頭暈、心悸等症狀，嚴重者可出現脈搏細弱、呼吸加快、血壓下降、休克等症狀。

一旦有休克發生，說明失血量在1000毫升以上，檢查血常規可發現紅細胞數量和血紅蛋白數量急劇減少，這時候應及時搶救，否則會有生命危險。嘔血時最重要的是鎮靜，要讓患者平臥休息，不要緊張，注意防止吐出來的血嗆到氣管裏。

如果患者嘔吐大量鮮血，要立即送到醫院；如果嘔吐的是咖啡樣液體，量也不太多，那麼暫時不會有太大的危險。不過，嘔血時還是要特別注意患者的情況，包括精神狀況、面色、脈搏是否快而弱、手腳是否冰涼、是否出冷汗等，無論嘔血是急性還是慢性，都要立刻到醫院檢查。

為了弄清嘔血的原因，常常需要做緊急胃鏡檢查，檢查最好在出血還沒有停止時進行，因為這樣比較容易找到出血的部位和原因。

噁心嘔吐，非孕期出現不可小覷

胃腸是人體健康的基礎，一直「埋頭」在人體內兢兢業業地工作著。表面上我們的胃腸非常強健、任勞任怨，在你進食的時候及時為你消化食物，並將其轉化成營養物質，但實際上，它也有脆弱的時候，也有自己的「小性子」。

胃腸疾病的發病率之所以那麼高，除了由於人們對胃腸的不重視之外，還有個重要原因就是胃腸疾病的隱秘性，多數胃腸疾病在發病初期並沒有明顯的症狀，等到發現疾病的時候，往往已經「病入膏肓」，因此，平時一定要警惕胃腸疾病的發病警告，比如噁心嘔吐。

出現噁心嘔吐的症狀，很多人都會聯想到「孕早期」，其實排除掉懷孕的因素外，它很可能是胃腸疾病的預警信號。

從嚴格意義上說，噁心嘔吐是兩個不同的症狀，只是這兩個症狀往往同時出現，噁心嘔吐的誘因很多，一般根據其誘因採取相應的治療措施。

通常而言，如果繼發噁心嘔吐，嘔吐之後胃內會感覺到很輕鬆，多屬於胃源性嘔吐。

這種噁心嘔吐若是伴隨著胃脹、呃酸腐氣，多為進食過量導致的消化不良，只要控制飲食、保持靜養，則不用進行特殊處理；如果伴隨著胃痛，多為急性或慢性胃炎所致，可選擇調理脾胃的中藥、抗生素進行治療；如果伴隨著劇烈腹痛、腹瀉，很可能是食物中毒，應當及時將患者送至醫院進行救治。

口乾口苦喜生冷是胃熱證，胃火、腸火一同泄

胃熱證即人們常說的胃腸積熱，又叫胃實火證。此類病證通常發生在喜食辛辣、溫熱食物，或者濕邪化燥化熱者的身上。

有胃熱證的人經常面紅身熱、五心煩熱、小便黃赤、便秘、口乾口苦、口腔有異味，而且喜食生冷食物。

胃熱證還能分為胃熱和腸熱兩種：胃熱為主者會感到胃內有明顯的灼熱疼痛感，易餓，食慾上升；以腸熱為主者，大便乾結甚至便秘，還伴隨著腹痛、腹脹等消化不良症狀。

臨床上，患急性酒精性胃炎、出血性胃炎、上消化道出血、習慣性便秘者，多出現或伴隨著胃腸熱證。

胃火實熱者應當注意清熱祛火。

胃熱者平時應適當吃些性質寒涼，有清胃火、瀉腸熱作用的食物，如綠豆、綠豆芽、冬瓜、白菜、茭白、西瓜、香蕉、梨等。板藍根、菊花、夏枯草等中藥能清熱祛火，適當服用能清除胃腸之熱，不過不能過量服用，以免耗傷脾胃之氣。

胃熱的人不宜吃補陽助熱的食物，如羊肉、蝦、桂圓、荔枝、薤白、辣椒、茴香、肉桂、胡椒、大蒜等，否則會加重胃熱的症狀。想要改善胃熱，還有個簡單有效的方法——按摩內庭穴。

內庭穴位於足部，在足背，第2、3蹠骨結合部前方凹陷處，為胃經上的滎穴，而滎穴是熱證、上火的剋星，因此，按摩內庭穴就如同打開了瀉火通道，有祛胃火、化積滯的作用。

由於胃熱而牙痛、頭痛、口臭、咽喉腫痛者，可以每天晚上取內庭穴，用拇指指腹按摩5分鐘，能緩解上述症狀。或者用按摩棒點按，刺激的效果更佳。

在此提醒大家注意一點，胃熱證與胃陰虛證都會表現出上火症狀，區別就是胃熱證是實火，而胃陰虛是虛火。實火者常口乾口渴，伴隨著口腔異味、便秘、尿黃等症，飲水量大，尤其是喜歡喝冷水，脾氣大，愛發火，易出汗；虛火者會反覆口腔潰瘍、五心煩熱，不管喝多少水都會覺得口渴，而且伴隨著眼睛乾澀、失眠煩躁、眩暈、耳鳴等症。

火可以灼燒津液，實火證得不到及時調養，會朝著虛火的方向發展，進而出現虛實夾雜症狀。治療的過程中應當區分是實火還是虛火，防止誤診而加重病情。

腹部常有墜脹感，中氣下陷要補陽

中氣下陷是一種中醫病證名，也指中醫病機。中氣下陷屬氣陷證的一種，多是由氣虛發展而來的，指的是脾氣虛損，升舉無力，氣機下陷，降多升少，對臟腑維繫升舉之力下降，內臟器官的位置相對下移，脾氣虛陷，導致清濁升降失調，清陽不升，濁氣不降，所以會出現少腹脹滿重墜、便意頻頻的症狀，引發胃下垂、腎下垂、子宮脫垂、脫肛等病症。

中氣下陷主要包括兩方面，一是脾氣虛，二是脾氣下陷。脾氣久虛會導致脾陽或腎陽不足，因此，調理中氣下陷，除了要益氣健脾、升陽舉陷，還要溫補脾腎。有益氣升陽作用的食材包括小米、南瓜、山藥、紅棗、粳米、香菇、紅糖、豬肚等，能溫補脾腎的食材有羊肉、桂圓等，中氣下陷者平時可搭配此類食材烹調菜餚。

有補中益氣作用的中藥材包括黃耆、黨參、人參、西洋參等，能升舉下陷脾氣的中藥材有升麻、柴胡、桔梗、桂枝等，能溫補脾腎的中藥材有補骨脂、泡附子、肉桂、乾薑等，中氣下陷者可以在醫師的指導下用藥。

還有一個簡單有效的方法能調理中氣下陷——艾灸大包穴。

大包穴為脾經上的絡穴，刺激大包穴能調脾經之氣血，有效改善脾氣下陷導致的胃脹、胃痛、腹部墜脹感、食慾下降、大便滑泄、氣短乏力、頭暈眼花等症。

大包穴位於腋窩下6寸，和乳頭平行處。每天艾灸大包穴不但可以益脾氣，還能溫脾陽。

此外提醒中氣下陷的患者注意一點，平時要少吃性質寒涼的食物，如苦瓜、黃瓜、西瓜、冬瓜等，防止耗損脾氣，加重中氣不足的症狀。脾氣虛者最好不吃此類食物。

大便不成形，寒濕脾虛早驅寒

寒濕困脾指的是寒濕內盛、阻困中陽導致的症狀，多為飲食不節、嗜食生冷，或淋浴攝水，居住在潮濕的地方導致內濕素盛等因素引起的。

每到夏季，很多人都喜歡吃生冷、寒涼的食物，或者淋雨後未能及時擦乾，或者居住的地方過於潮濕等，寒濕入體，最先侵犯的就是脾胃，進而導致寒濕困脾。

此類患者的主要症狀為：腹部脹悶、口水黏稠、嘴淡乏味、食慾缺乏、反酸、噁心、嘔吐、腹痛、便溏、頭痛乃至身體困重、面色萎黃、晦暗、手腳輕微水腫；女性寒濕困脾還會出現白帶不斷的情況。

想知道自己是否寒濕困脾，最簡單的方法就是觀察自己的大便，寒濕困脾者大便經常軟而無形，或者黏在馬桶上不容易被沖掉。

《黃帝內經》上記載了此證的治法——「寒者熱之」，可以用溫熱性質的食物或藥物驅走體內寒濕。比如桂圓、紅棗、羊肉、生薑等。

艾灸是非常不錯的祛除寒濕的方法，艾葉性溫，有非常好的祛寒燥濕作用，身體寒濕重者，每天艾灸10～15分鐘，可以讓家人幫忙艾灸脾俞穴（位於第11胸椎棘突下，旁開1.5寸），能暖脾陽、祛寒濕。脾胃的其他問題也可透過艾灸進行調理。

身體濕重者，除了用艾灸，還可搭配好飲食，平時應當更加謹慎，避免吃生冷、寒涼之品，夏季時切忌貪涼、大量喝冷飲或吃涼菜，冬季注意做好腹部保暖，忌食生冷食物。

便血，提高警惕早確診

便血即指血液從肛門而出，或隨大便夾雜而下，或下純血。因胃腸病出現的便血應與下痢膿血相區別。下痢膿血者，多呈膿血雜下，並有明顯的腹痛等症狀；而因胃腸病出現的便血則表現為大便時血自下，無膿樣物，且無明顯的腹痛等症狀。

便血通常是由於下胃腸道（空腸、迴腸、結腸）出血而引起，出血的原因有腫瘤、潰瘍、炎症、血管畸形等。下胃腸道出血時，大便顏色之所以比較紅，是因為血液在腸道中停留的時間較短，沒有因消化液的作用而變性的緣故。

由於病因不同，便血也有各種特點。升結腸的病變如阿米巴痢疾、升結腸癌、潰瘍性結腸炎等，會有果醬樣大便；患急性潰瘍性結腸炎時，大便會像洗肉的水一樣；結腸腫瘤壞死或結腸血管畸形時，會有鮮紅色血便；小腸有腫瘤、血管畸形時會有暗紅色血便。

出現便血的時候應採取以下措施進行糾正：

（1）養成定時大便的習慣，大便以稀糊狀為佳。

（2）少做增加腹壓的動作，如下蹲、屏氣，忌久坐、久立、久行和勞累過度。

（3）忌食辛熱、油膩、粗糙、多渣的食品；忌菸酒、咖啡。多食具有清腸熱、滋潤營養黏膜、通便止血作用的食品，如生梨汁、藕汁、馬蹄汁、蘆根汁、芹菜汁、胡蘿蔔、白蘿蔔（熟食）、苦瓜、茄子、黃瓜、菠菜、黃花菜、包菜、蛋黃、蘋果、無花果、香蕉、黑芝麻、核桃肉、白木耳等。

（4）保持開朗的心情，勿鬱怒動火。因為心境不寬、煩躁憂鬱會使腸黏膜收縮，導致血行不暢。

（5）減少房事。房事過頻會使腸黏膜充血，加重出血。

胃部隱痛防氣虛，補氣養胃保健康

長時間飲食不節、思慮過度、勞倦過度，或者經常嘔吐、腹瀉未痊癒，都會導致胃受納、腐熟水穀的功能減弱，胃失和降，即為胃氣虛。

胃氣虛的主要症狀為胸脘痞悶，不思飲食，消化不良，甚至食入反吐，便溏，唇色淡白等。此時人體能感受到的主要症狀就是胃部隱痛感，如果用手按胃部，疼痛感會有所減弱，而且吃食物後疼痛能有所緩解，一旦飢餓則疼痛會再次發作。

「病從口入」這句話並非沒有根據，尤其是對於胃病患者來說，很多人的胃病都是吃出來的，胃氣虛也是一樣的。

現代人，尤其是年輕人，喜歡吃生冷食物，喝冰鎮飲料，豈不知這樣做正是在一點點消耗自己體內的正氣，讓胃氣逐漸變得虛弱。

胃氣虛患者更要避免攝入此類食物。

胃氣虛者平時可以適當吃些具有養胃功效的食物，如鯽魚、鱔魚、牛肉、豬肉、豬肚、雞肉、紅棗、白扁豆等。此外，人參、黃耆、黨參、甘草等中藥也有益氣養胃的功效，胃氣虛應當遵醫囑服用。

中醫上有兩個治療胃氣虛的經典方。

一個是**四君子湯**：

取人參12克，白朮、茯苓各10克，甘草4.5克，水煎服。本方甘溫，有益氣養胃的功效。

另一個是**黃耆建中湯**：

取黃耆30克，桂枝、芍藥、炙甘草、紅棗、生薑各10克，水煎取汁，加飴糖飲服。本方有益氣、溫中、補虛的功效。

如果覺得中藥苦口難服，還可選擇外敷的方法。

外用**燙熨法**：

麩皮50克，拌炒生薑渣25克，炒熱後用布包裹，揉熨患處。此方可治療胃虛痞滿。

暖臍膏：

此膏劑在中藥店就能買到，由沉香、小茴香、乳香、肉桂、麝香等中藥組成，每次取1張，用微火化開，貼在肚臍上，適用於胃脘虛痛、寒痛者。

身體容易出血屬脾不統血，止血更要補血

脾有統攝血液的功效，可以讓血液在脈絡裏正常運行而不外溢，脾氣虛弱，無法攝血，則血不循經而外溢，發生出血，此即為脾不統血。

脾不統血的主要症狀就是慢性出血症。比如月經量多、崩漏，或是便血、鼻出血、鼻下出血等。脾不統血主要由脾氣虛弱所致，因此患者也會表現出脾氣虛弱的症狀，如面色萎黃或蒼白、四肢無力、身體消瘦、沉默寡言、精神不振、易疲憊、便溏等。

脾氣虛弱無法攝血是脾不統血的主要根源，因此對於脾不統血所致的各種出血症狀，治療的重點就是益氣健脾、攝血止血。

可以適當吃些有益氣攝血功效的食物，如牛肉、羊肉、紅棗、山藥、桂圓等；也可以遵醫囑服用一些有益氣健脾、養血攝血作用的中藥，如酸棗仁、當歸、黃耆等，有出血症狀者可以在醫生指導下服此類中藥。

如果因為脾氣虛而出血，光止血是不夠的，還要注意補血，以防貧血。補血的食物包括黑木耳、動物血、動物肝、桂圓肉、紅莧菜等。

一般情況下，鼻出血的人都會仰頭或用紙巾塞鼻進行止血，豈不知這兩種方法都是錯誤的。鼻出血的時候仰著頭，鼻腔中的血很容易流入呼吸道，造成嗆咳，甚至會導致窒息。將紙巾塞入鼻內，紙巾很容易和破損的鼻黏膜沾黏，取紙巾時，會導致本來就已經結痂的鼻黏膜再次受傷而出血。

鼻出血的正確應對方法：流鼻血的時候要立刻坐下來，身體稍微向前傾，張開嘴巴，用嘴呼吸，用拇指、食指按壓鼻翼兩側的迎香穴（位於鼻翼兩旁的凹陷點，按壓時有些酸脹感），直到止血。

疲倦體乏屬脾胃濕熱，應健脾祛濕除積熱

中醫認為，風、寒、暑、濕、燥、火六邪之中，最難纏的就是濕邪，而且有云：「千寒易除，一濕難去。」濕邪經常會和其他邪氣勾結在一起危害人體健康，比如遇到熱的時候就會形成濕熱，濕熱蘊結在哪，就會對哪產生危害。

濕熱蘊結在脾胃，會使脾胃運化受阻，進而出現全身濕熱的症狀，也就是脾胃濕熱證，中醫稱其為中焦濕熱。

飲食不節、過食肥甘厚味之品，都是導致濕熱內蘊脾胃的主要原因。此外，過度思慮、情志不暢會影響肝之疏泄，進而影響脾升胃降的功能，讓脾失健運而生濕，濕鬱化熱，濕熱就會滯留在脾胃。

脾胃濕熱的症狀主要包括：脘腹痞滿、體倦身重、大便溏瀉或黏滯、身體發熱、口苦、口渴而不多飲、尿少而黃、黃疸、女性白帶異常等。臨床上，慢性胃炎、脂肪肝、高血脂症、胃反酸、濕疹等疾病都和脾胃濕熱有著很大的關係。

脾胃濕熱者調治的關鍵就是清熱利濕。脾能運化水濕，脾氣充足則運化有力，水濕自除，因此，脾胃濕熱者還應當兼顧健脾益氣。常見的清熱除濕的食材有：金銀花、菊花、蘆根、荷葉、苦瓜、絲瓜、芥菜、蓮藕、鴨肉等。常見的健脾燥濕的中藥材有：淮山藥、薏苡仁、芡實、蓮子、黨參、白扁豆等。

除此之外，脾胃濕熱的人還要注意忌食下列食物：性質溫熱，有補益助熱作用的食物，如羊肉、雞肉、海參、荔枝、桂圓等。味辛辣性溫熱，容易助熱生火的食物，如韭菜、辣椒、肉桂、乾薑、生薑、茴香、大蒜等。滋膩味厚，易生濕、加重濕熱證的食物，如糯米、西瓜、松子、肥肉等。

脾胃濕熱者，可以施行按摩陰陵泉穴來益氣健脾、利水除濕、通利三焦、通經活絡、補腎養肝等，能輔助治療濕邪內蘊而致的食慾下降、眩暈、小便不利、失禁、腎炎、腹水、腸炎、黃疸、遺精、陽痿、前列腺炎、各種婦科炎症等。

陰陵泉穴位於小腿內側，膝下脛骨內側凹陷處，具體按摩療法：分別用雙手的大拇指或中指、食指指腹按陰陵泉穴；輕柔、均勻、和緩地沿著順時針的方向按摩2分鐘，之後點按半分鐘；再沿著逆時針的方向按摩2分鐘，同時點按半分鐘；每天早晚分別按摩1次，也可以兩個穴位同時按摩。

還可以按摩委中穴來瀉熱清暑、涼血解毒，此穴為膀胱經濕熱水氣聚集的地方。委中穴位於膕橫紋中點，肱二頭肌肌腱和半腱肌肌腱中間，按壓能感受到動脈的搏動。應每天按摩此穴3～5分鐘。

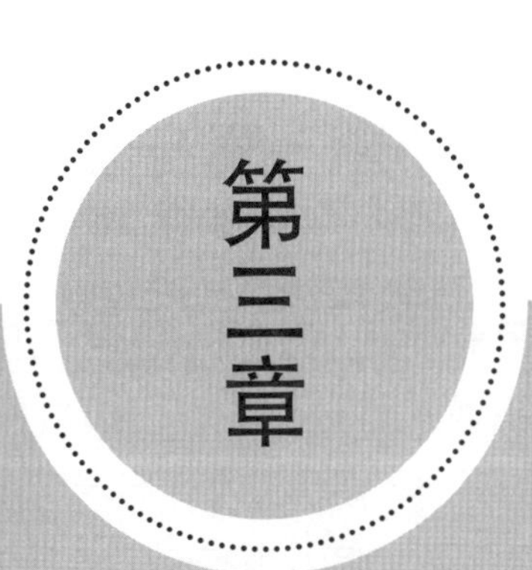

胃腸疾病的危害，你究竟了解多少

便秘不可小覷，對身心傷害極大

一項調查結果顯示，每100個成年人中就有4個人受便秘的困擾；60歲以上的人群中，出現便秘者約占1/5；由於生理結構的不同，便秘以女性患者居多。

便秘雖然在很多人眼中並不是什麼大病，但是它所帶給患者身心上的痛苦卻是巨大的。

比如，好幾天沒去廁所了，到最後卻只解出一個硬幣大小的大便，有腹部脹滿、排便不盡的感覺；還有的便秘患者因為糞便長期滯留在腸道，代謝廢物不能及時排出而長出痘痘，後背、臉上都是；更有甚者，因為便秘而出現口臭，人人避之不及；或是因便秘而長了痔瘡，坐臥不安，等等。

便秘就是指因大腸傳導功能失常而導致的大便排出困難，以排便時間或排便間隔延長為主要臨床特徵的大腸病證。它既是獨立的病證，也是多種疾病發生過程中的常見症狀。但最常見的還是胃腸疾病引起的便秘。

早在《黃帝內經》中就已經認識到便秘和脾胃受寒、腸中有熱、腎病有關，如《素問・厥論篇》曰：「太陰之厥，則腹滿脹，後不利。」《素問・舉痛論篇》曰：「熱氣留於小腸，腸中痛，癉熱焦渴，則堅乾不得出，故痛而閉不通矣。」《靈樞・邪氣臟腑病形》曰：「腎脈微急，為不得前後。」

名醫張仲景在《景岳全書》中提出了寒、熱、虛、實不同的發病機制，列舉了承氣湯的苦寒瀉下，痲子仁丸養陰潤下，厚朴三物湯理氣通下，以及蜜煎導諸法，有些方劑沿用至今。

名醫李東垣強調飲食勞逸和便秘的關係，同時指出治療便秘不能擅用瀉藥，如《蘭室秘藏・大便結燥門》謂：「若飢飽失節，勞役過度，損傷胃氣，及食辛熱厚味之物，而助火邪，伏於血中，耗散真陰，津液虧少，故大便燥結……大抵治病，不可一概用巴豆、牽牛之類下之，損其津液，燥結愈甚，復下復結，極則以至引導於下而不通，遂成不救。」

便秘的發病原因大致可歸為以下幾類：

●胃腸積熱

素體陽盛，或熱病之後，餘熱留戀，或肺熱肺燥，下移大腸，或過食肥甘厚味、辛辣刺激，或過服熱藥，都可導致胃腸積熱，耗傷津液，腸道乾澀，大便乾燥，排出不暢，形成所謂的「熱秘」。

●氣機鬱滯

憂愁思慮，脾傷氣結；或抑鬱惱怒，肝鬱氣滯；或久坐少動，氣機不利，都會導致腑氣鬱滯，通降失常，傳導失職，糟粕內停，下行受阻，或是雖有便意卻排不出，或出而不暢，或大便乾結而成氣秘。

●陰寒積滯

過食生冷，凝滯胃腸；或外感寒邪危及胃腸；或過食寒涼，陰寒內結，都會導致陰寒內盛，凝滯胃腸，傳導失常，糟粕無法下行，出現冷秘。

●氣虛陽衰

飲食勞倦，脾胃受損；或身體虛弱，陽氣不足；或年老體弱，氣虛陽衰；或久病產後，正氣未復；或過食生冷，損傷陽氣；或苦寒攻伐，傷陽耗氣，都會導致氣虛陽衰，氣虛則大腸傳導無力，陽虛則腸道缺乏溫煦，陰寒內結，排便無力，導致排便時間延長，形成便秘。

●陰虧血少

素體陰虛；津虧血少；或病後產後，陰血虛少；或失血奪汗，傷津亡血；或年高體弱，陰血虧虛；或過食辛香燥熱，損耗陰血，都會導致陰虧血少，血虛則大腸不榮，陰虧則大腸乾澀，腸道失潤，大便乾結，便下困難，就形成了便秘。

這些病機經常同時出現或相互轉化，但都以虛實為綱，冷秘、熱秘、氣秘屬實，陰陽氣血不足導致的虛秘屬虛。虛實之間會相互轉化或同時出現。

腹瀉，不一定是病，可能危及生命

腹瀉俗稱「拉肚子」，中醫認為：「泄瀉之本，無不由於脾胃。」此病多為感受外邪，如濕熱、暑濕、寒濕之邪；情志所傷，憂思鬱怒而致肝失疏泄，橫逆犯脾；飲食不節，過食肥甘厚味，或進食不潔腐敗之物等所致。

很多人都有腹瀉的經歷，情況不嚴重時堅持一下就挺過去了；如果情況比較嚴重，人們大多買些治療腹瀉的藥服下，只有到上吐下瀉的地步才會選擇就醫。

腹瀉是一種常見症狀，主要表現包括：排便次數明顯增多，糞便稀，或者流黃稀水、綠色稀糊，散發出酸臭味。腹瀉經常會伴隨著排便急迫感，排便的過程中會伴隨著腹痛、下墜、肛門灼痛等感覺。

腹瀉有急性、慢性之分，急性腹瀉者可能每天排便十次以上，而慢性腹瀉的週期相對較長。

腹瀉的發病率較高，雖然不是什麼大病，但也不能忽視，因為很多小病也可能會致命。有時候，腹瀉還可能是癌症的徵兆。如果腹瀉持續的時間比較長，或者短時間內多次發生腹瀉，應當及時就醫。

如果排便的習慣和大便性狀發生了改變，很可能預示著是直腸癌早期，因腫塊及其分泌物刺激腸道，會讓大小便規律的人突然變得大便頻繁或顯著減少，便秘與腹瀉交替出現，早上起床後腹瀉等。

尤其是同時伴發黏液血便、膿血便、便中帶血呈鮮紅色或果醬色等，或原因不明的貧血、消瘦、無力時，一定要提高警惕。

胰腺被胃和橫結腸遮蓋，常規檢查很難發現，所以胰腺癌的早期診斷率是非常低的。因胰腺的分泌液不足，部分慢性胰腺炎與胰腺癌的患者會出現腹瀉，所以上腹部不適、反覆腹瀉、脂肪瀉、消化不良、腰背疼痛、非膽結石等引起的黃疸，不明原因的體重減輕等症狀都要提高警惕，及早到醫院進行檢查。

有資料顯示，約一半的原發性肝癌患者在確診前有腹瀉症狀，每天2～20次不等，為腫瘤引起的消化吸收或分泌功能紊亂導致的。所以，腹瀉是肝癌不可忽視的症狀之一，但其沒有特異性。

中老年人，尤其是慢性肝炎或肝硬化患者，腹部右上方不適、肝區腫大、悶痛並逐漸加重，或食慾不振、逐漸消瘦者，要儘早到醫院接受彩超、肝功能、甲胎蛋白等檢查。

如果突然出現原因不明的腹瀉、大便呈黑色，而且伴隨有食慾下降、體弱乏力、噁心、胃部灼熱感、上腹隱痛或脹痛等症狀時，應當考慮腫瘤的可能性。

尤其是40歲上的中年人，或慢性消化道潰瘍患者，出現上述症狀時應及時到醫院做胃鏡等檢查。

痢疾最容易侵擾兒童

痢疾是一種常見的腸道傳染病，很容易發生在7歲以下的小朋友身上，很多家長都非常害怕自己的孩子得上這種病。因為一旦發生，孩子就會吃什麼拉什麼，到最後不僅營養吸收不了，整個人還無精打采的。

《醫學綱目》上有記載：「小兒痢疾，大抵多由脾胃不和，飲食過傷，停滯不能克化，又為乳母恣食生冷熱毒厚味以傳之，又為風溫濕熱之邪以乾之，故有此疾。」

小兒痢疾多為外受濕熱疫毒之氣，內傷飲食生冷，積滯於腸中而致。《內經》稱本病為「腸澼」「赤沃」，指出感受外邪、飲食不節兩個主要的致病因素。《難經》稱之為「大瘕泄」：指出「大瘕泄者，裏急後重，數至圊而不能便。」《丹溪心法》進一步闡明痢疾具有流行性、傳染性：「時疫作痢，一方一家，上下相染相似。」而且論述了痢疾的病因以「濕熱為本」，提出通因通用的治痢原則。

痢疾的主要症狀為：嘔吐、腹痛、腹瀉、發熱等。一般來說，患了痢疾之後體溫會高達40攝氏度，而且會伴隨全身不適，並引起腹痛。痢疾所致的腹瀉，一天可能會導致排便數次至幾十次不等，具體表現為膿血便、黏液便，伴隨著明顯或不明顯的裏急後重現象。

臨床上將痢疾分為普通型、輕型、重型、中毒型四種類型。普通型、輕型的症狀較輕，但重型以上的痢疾引起的嘔吐、腹痛、裏急後重都很明顯，排膿血便每天甚至達到數十次，有的還會出現脫水和酸中毒症狀。因此，對於重型痢疾千萬不可大意。

最嚴重的是中毒型痢疾，主要發生在3～7歲兒童身上，一定要引起家長的高度重視。通常而言，中毒型痢疾發病初期腹痛、腹瀉等消化道症狀不明顯，但是會出現嚴重的毒血症症狀，發病迅速而急劇，體溫會迅速升至40～41攝氏度，並伴隨著頭痛、畏寒、驚厥或循環障礙等症狀，甚至突然發生休克，通常要經過24～48小時後才會出現消化道症狀。

夏季是痢疾的高發季節，如果發現突然高熱、驚厥或昏迷的患兒，無論是否腹瀉，都要考慮中毒型痢疾的可能，應迅速送至醫院，及早確診和搶救，千萬不能因為沒有拉肚子而拖延或輕視。

痢疾的主要傳播途徑是糞便，而痢疾患者的大便中含大量的痢疾桿菌，是痢疾的主要傳染源。人一旦吃下被痢疾患者和帶菌者糞便污染過的食物或接觸被污染的器具，都會誘發痢疾。

夏季時痢疾易發作，並和疾病的傳播者——蒼蠅有密切關係，因為蒼蠅喜歡待在廁所等又髒又臭的地方，它的腳上有大量的毛，會攜帶痢疾桿菌飛到人們的食物或用具上，就會將痢疾桿菌傳染給人類，使痢疾的發病率上升。

如果孩子吃下被污染的食物或瓜果，玩過被污染的玩具，沒洗手就直接吃飯，或者吮吸手指，痢疾桿菌就可能乘虛而入，這就是為什麼醫生總是強調「飯前便後要洗手」。

所以，想要預防痢疾，關鍵還是注意飲食衛生。不要吃腐敗變質的食物，不吃被蒼蠅、蟑螂污染過的食物，飯前便後要洗手，吃新鮮果蔬前要將其多洗幾遍，或者削皮吃，平時避免暴飲暴食，讓痢疾桿菌與我們「擦肩而過」。

胃炎，這病實在太普遍

現代人的工作、生活節奏緊張，常常飲食不規律，來不及吃早飯就匆匆忙忙去上班，中午吃便當，晚飯就吃路邊攤，時間久了，胃炎、胃潰瘍就找上門了。患上胃炎後不僅難受，而且虧待了自己的身體，苦不堪言。胃不舒服，整個人的狀態都會變得不好，但人離不開「食」，和「食」有直接關係的就是胃。多數人都患過胃病，尤其是胃炎。

西藥治療胃炎多以減少胃酸分泌為主，雖然短時間內就能見效，但在緩和胃炎的同時也減少了食物在胃內的消化吸收。許多人因此而求治於中醫。

胃炎是常見的胃部疾病，包括慢性胃炎、急性胃炎兩大類。中醫認為，胃炎的主要誘因是氣機不暢，通則不痛、痛則不通。因此，愛生氣者、濕熱體質者、瘀血阻滯者均易患胃炎，應從清除濕熱、瘀血、理氣調中來防治胃炎。

慢性胃炎可以分為肝胃鬱熱證、脾胃不和證、胃陰不足證、脾胃虛寒證四種證型，對不同的證型採用的飲食調養方法也是不同的。

肝胃鬱熱證：主要症狀包括胃脘脹悶，口苦口乾有異味，大便偏乾，胃痛心煩，舌黃厚膩，年輕人臉上易長痤瘡。此類患者要注意儘量少吃辛辣食物，戒菸限酒，少喝濃茶，少吃快餐、肉類、煎炸食物；可以適當熬些銀耳羹、鯽魚糯米粥來吃；每天吃些新鮮果蔬，如苦瓜、黃瓜、絲瓜、荸薺等。

●脾胃不和證

主要症狀包括進餐後胃內飽脹，打嗝反酸，腹脹，食慾差。此類患者犯病期間可以熬些白蘿蔔湯來喝，或是將蘿蔔切成細絲後和花椒、大茴香一同炒燉至軟爛服食。胃酸分泌過多者要禁食肉湯，可適當喝些牛奶、豆漿，吃些饅頭，均能中和胃酸。

胸腹脹滿、嗝聲不斷者可取橘皮15克、柿蒂10克、薑汁適量，一同放入鍋中熬汁飲服。

●胃陰不足證

主要症狀包括進食無味，口乾咽燥，手腳心熱，舌紅少苔。此類患者多見於萎縮性胃炎，胃酸分泌量減少。

犯病期間適當喝些肉湯、雞湯等，進而刺激胃液分泌，促進消化；口乾咽燥者可以熬些鴨梨冰糖服食；長期調理者，可以熬上一碗山藥枸杞玉竹粥，有生津健脾之功，上腹脹滿者在粥快熟時加入5克玫瑰花，繼續煮一會兒即可食用。

●脾胃虛寒證

主要症狀包括腹脹腹滿，食慾差，乏力怕冷，受涼或吃油膩食物後易犯病，舌淡苔白。此類患者在飲食上要注意避免吃生冷、高纖維食物，如紅薯、芹菜、馬鈴薯、韭菜等，烹調時以燉、煨為主。虛寒體質、手腳怕冷者應適當吃些能助陽的藥膳，如蘿蔔羊肉湯；食少便溏、四肢乏力者可在煮粥時放入山藥、蓮子、桂圓、紅棗等。

急性胃腸炎主要因為進食含病原菌及其毒素的食物，或飲食不當所致，發病急，多在進餐後1～24小時發病，主要症狀包括：噁心、嘔吐、腹痛、腹瀉、食慾下降等，一般1～2天即可好轉。症狀嚴重者會伴隨著發熱、脫水、休克等中毒症狀，一經發現，要及早就醫。

除了藥物治療，飲食調養也有助於病情的恢復，禁食期、急性期病情比較嚴重，排便次數增多，經常伴隨著嘔吐、脫水、電解質紊亂等，此時禁食讓胃腸道處在休息狀態，由靜脈輸液來補充水分、電解質，病情較輕者可以服用糖鹽水，以補充水分和鹽，緩解電解質紊亂。

嘔吐停止之後宜選擇流質軟食，遵循少食多餐的原則，每天吃六七餐，以米湯、藕粉等為主；等到症狀緩解，排便次數減少的時候改為全流質，如蓮子米糊、蛋羹等，儘量少吃產氣和脂肪含量高的食物。

胃潰瘍，胃黏膜的「自我消化」

胃潰瘍就是指胃黏膜在某種情況下被胃內的消化液消化造成的潰瘍，屬於消化性潰瘍中的一種。除了胃，十二指腸、食管都可能發生潰瘍，但以胃潰瘍最為常見。

所謂胃潰瘍，其實就是胃酸將胃黏膜消化掉的過程。正常情況下，胃黏膜可以把胃酸擋在外面，一旦胃黏膜屏障遭受攻擊、被破壞，就可能被逐漸消化，時間長了就會形成胃潰瘍。

那麼是什麼導致的胃黏膜被破壞呢？答案是幽門螺旋桿菌感染、某些藥物的影響（比如非甾體抗炎藥、抗凝藥等）、工作勞累、飲食不規律、緊張等。根據病變的程度不同，可以分為紅斑、糜爛、潰瘍三種類型。其中，紅斑是炎症刺激導致的，糜爛是黏膜表面的破損，潰瘍造成的損傷超過黏膜肌層。

胃潰瘍的發生率非常高，平均每10人中就有1人患有胃潰瘍，男性的發病率高於女性。如果經常出現胃痛和柏油便，而且胃痛有以下性質，就要考慮可能是患上胃潰瘍了：

（1）疼痛部位在上腹中部，稍偏左或偏右。

（2）疼痛通常不劇烈，比較輕，可以耐受得住，一般是隱痛、鈍痛、脹痛或燒灼痛，也有患者出現「飢餓痛」。

（3）疼痛的發作和飲食有密切關係，多發生在餐後1小時內，經過1～2小時症狀可逐漸得到緩解，夜間很少會痛。除了會有胃痛的症狀，胃潰瘍患者還可能出現反酸、噯氣、胃灼熱、腹脹、噁心、嘔吐、食慾不振等症狀。不過在此提醒大家注意一點，還有15%～35%的胃潰瘍患者沒有任何症狀。這些胃潰瘍病有可能終身未被發現，也可能在體檢時被偶然發現，但一旦發病就容易出現胃出血、胃穿孔等致命的併發症。

胃出血、胃穿孔，生命安全受威脅

胃潰瘍一旦控制不好，就可能造成胃出血、胃穿孔、幽門梗阻等。

很多人都聽說過喝酒導致胃出血的例子，這不是危言聳聽。大量的酒精刺激對胃黏膜的破壞是非常大的，導致胃酸突破胃黏膜屏障，引起急性潰瘍。長期的酒精性刺激會導致胃酸長時間分泌異常，最終誘發胃潰瘍。如果胃出血，身體血容量會下降，首先出現頭暈，之後就是血壓下降。如果患者平時血壓就很低，此時感覺不明顯；但如果平時血壓高，此時血壓一下子接近底線，那麼很可能是出血量已經很大，存在休克的風險。

一般來說，胃出血患者大便較頻繁，但每次不是腹瀉，大便呈柏油樣的黑亮顏色。患者剛大便完又有便意，說明可能是急性出血，必須及時醫治。

很多人都存在「哪疼就吃止痛藥」的誤區，豈不知這種做法很可能會延誤最佳的治病時機。有些胃潰瘍患者有長期不良嗜好，生活壓力大、生活節奏快，潰瘍後出現突發疼痛，多可能是出血，甚至胃穿孔。尤其是胃穿孔比較大的時候，出血量較多，需要內科和外科聯合搶救，因此越早處理越好，拖得時間越久，身體功能下降越多，對生命安全的威脅越大。

十二指腸潰瘍，早發現、早治療

最初，醫學界並沒有對胃潰瘍和十二指腸潰瘍進行明確的劃分，而是將它們作為一種疾病來診治，因為它們的發病都是胃酸作用的結果，容易發生在幽門兩側，而且不易癒合，癒合之後易復發，且都可能引起出血、穿孔、幽門梗阻等併發症，部分患者需要進行外科治療。

隨著醫學的發展和研究的深入，專家發現胃潰瘍和十二指腸潰瘍有很多不同之處。首先，引起潰瘍的病因不同，胃潰瘍的發病機制主要是胃黏膜屏障功能減弱，而十二指腸潰瘍發病的主要原因是胃酸持續增高。一旦胃酸攻破消化道黏膜，突破防守的屏障，人就會患潰瘍病；如果消化道黏膜攔截住胃酸，守住屏障，人就能保持健康。

十二指腸潰瘍的初期症狀通常表現為胃部疼痛，然後就會引發噁心或嘔吐症狀，出現這種症狀時一定要去醫院檢查和治療，千萬不能盲目用藥。

發生十二指腸潰瘍時，如果不及時治療，很可能會引起一系列對身體健康造成危害的併發症。首先是引發出血性急症，這一症狀通常發生在大便時。十二指腸潰瘍患者多會出現頭暈或面色蒼白、出冷汗、四肢無力、血壓下降的症狀，最嚴重時甚至會引發休克。如果出血量較多，甚至會危及生命安全。如果對十二指腸潰瘍不及時治療，就會引發潰瘍穿孔，引起腹膜炎，產生劇烈腹痛，不及時搶救甚至會危及患者的生命安全。

胃癌，胃腸疾病中的第一殺手

中醫上有對「噎膈」「反胃」「胃脘痛」等名詞的記載，從臨床症狀上看，都和胃癌、賁門癌有關。胃癌通常屬於「噎膈」「反胃」的範疇。

早在《黃帝內經》中就有對噎膈的描述：「三陽結胃之膈……飲食不下，膈咽不通，食則吐。」《景岳全書・噎膈》指出：「噎膈一證，必一憂愁思慮，積勞積鬱或酒色過度，損傷而成。蓋憂思過則氣結，氣結則施化不行；酒色過度則傷陰，陰傷則精血枯涸；氣不行則噎膈病於上，精血枯涸則燥結病於下。」《景岳全書・反胃》中提出：「虛在下焦，而朝食暮出，或食入久而反出者，其則在陽，非補命門以扶脾土之母，則火無以化，中無濟也。」

雖然「噎膈」「反胃」等症狀可以在一定程度上反映出胃癌的臨床症狀，但它並不等同於胃癌，所以出現此類症狀不過是功能性症狀。胃癌的中醫診斷仍然需要結合現代醫學的檢查手段。

胃癌是一種涉及整體的全身性疾病的局部表現，主要誘因為：飲食不節、情志失調、勞倦內傷、感受外邪等，導致機體陰陽失衡，臟腑功能失調，出現食滯、氣滯、痰結、邪毒內壅等病理性改變，最終導致癥瘕積聚，形成癌腫。

氣機失調是胃癌發生的重要誘因，患者發病前大多長期鬱悶憂愁，或者精神上遭受了某種打擊無法解脫。有人將胃癌的病理改變分成三個階段：

第一階段：情志不遂，肝氣不舒或飲食不節，導致脾胃受損，肝胃不和，脾胃氣滯，此階段病情較輕。

第二階段：肝氣鬱滯，氣機失宣，阻於血絡，血滯成瘀，痰瘀互結，最終積累而發病，此階段如果延誤治療，陽氣耗損，氣血瘀滯，脾胃失調，就會導致氣血虧虛；另一方面，新血不生，瘀血不去，就會形成癥瘕，加重病情。

第三階段：患者已經氣血大虧，而且存在痰瘀症積等邪實的現象，形成本虛標實的體質，導致治療困難，攻邪又恐傷正，扶正又恐壅邪，應當慎重處理扶正和祛邪的關係。

癌症發生的根本原因就是體內陰陽失調，組織細胞在不同致癌因素的持續作用下突變而誘發的，因此中醫在治療癌症的時候堅持以調和陰陽、增強免疫力為主，進而提升器官功能。

闌尾炎，痛起來真要命

闌尾炎是一種常見疾病，可以急性發作，比如突然發生腹痛；可以慢性發作，比如右下腹不適，隱隱作痛。闌尾位於人體的右下腹，因此一旦患上闌尾炎，就會引起右下腹疼痛。腹部疼痛是闌尾炎的常見症狀，此外還會引起轉移性腹痛，也就是發病初期上腹部臍周圍疼痛，經過幾個小時或半天之後，左右腹痛轉移至右下腹部，一般呈持續性疼痛，可陣發性加重。患者多屈右腿側躺，無法直腰走路，嬰兒經常會由陣發性哭鬧表達腹痛，患兒多臥床不敢動或呻吟拒食。

除此之外，闌尾炎還會引起噁心、嘔吐、便秘等症狀。發熱和出熱汗是闌尾炎的常見症狀，特別是闌尾炎發病後幾個小時會發熱，通常會達到高熱。食慾不振、腹脹、右下腹部壓痛也是闌尾炎的常見體徵。如果還伴隨著肌肉緊張，該點有壓痛、抵抗，則更能確診為闌尾炎。

中醫將闌尾炎歸於「腸癰」的範疇。早在《黃帝內經》中就有對闌尾炎病因的論述，如《素問・厥論》上有記載：「少陽厥逆，機關不利，機關不利者，腰不可以行，項不可以顧，發為腸癰。」東漢張仲景的《金匱要略》中有對其病機的記載：「腸癰之為病，其身甲錯，腹皮急，按之濡，如腫狀，腹無積聚，身無熱，脈數，此為腸內有癰膿……腸癰者，少腹腫痞，按之即痛，如淋，小便自調，時時發熱，自汗出，復惡寒，其脈遲緊者，膿未成，可下之，當有血。脈洪數者，膿已成，不可下也。」而且提出了成膿與否的鑒別方法和治療禁忌。

中醫認為此病為熱毒內聚、瘀結在腸內而生的癰腫，所以治療時以清熱解毒、通腑消癰為主，哪怕是痰、濕、濁、瘀內蘊，在應用祛痰、燥濕、滌濁、化瘀等方法時，也以蕩滌通下為主，「六腑以通為用」為原則。當然，具體治療時還要根據不同症候的患者體質、證情的寒熱虛實等採取不同措施。

●熱毒說

認為闌尾炎為內熱熾盛、蘊和不散、熱毒留駐腸內、熱盛而肉腐所致。治療時應當以瀉下熱毒、消癰散結為主。常用方劑為大承氣湯。

●熱瘀說

《諸病源候論》中記載，闌尾炎的病因是：「寒溫不適，喜怒無度，使邪氣與營衛相干，在於腸內，遇熱加之，血氣蘊積，結聚成癰，熱積不散，血肉腐敗，化而成膿。」其病機為氣滯血瘀、熱瘀壅聚。治療當清熱解毒、行氣止痛散結。

●虛寒說

闌尾炎通常表現為高熱、右下腹痛、舌紅、苔黃、脈滑數，證屬熱毒內盛。如果僅出現右少腹疼痛，喜按喜溫，形寒怯冷，小溲清長，便溏，舌淡齒痕，舌苔白潤，脈細濡滑或遲弱，應屬中陽不振、寒客闌門之證，治療應以溫中散寒、理氣止痛為主。

慢性結腸炎易復發，小心引發癌症

慢性結腸炎是一種慢性、反覆發作、多發的，以結腸、乙狀結腸、直腸為發病部位，因各種致病原因導致腸道性潰瘍、出血病變的疾病。臨床症狀包括：左下腹痛、腹瀉、裏急後重、便下黏液、便秘或腹瀉交替發生、時好時壞，纏綿不斷，反覆發作。通常因致病原因分為特異性（有明顯致病原因）和非特異性（致病原因不明）結腸炎。

中醫認為，結腸炎的發生和飲食不節、情志失調、房事過度導致脾肝腎功能障礙有關。脾胃為人體後天之本，主運化水穀精微，胃主收納，是水穀之海；肝主疏泄，肝氣調達，則疏泄利於脾胃之氣的升降；腎是先天之本，命門火衰，無法溫煦脾陽，就會導致泄瀉，之後逐漸發展成此病。

通常而言，慢性疾病的病程都很長，病情纏綿難癒，患者通常不會感覺特別痛苦，但是慢性結腸炎是特例。尤其是潰瘍性結腸炎患者，其大便帶黏液和膿血，自身感覺非常痛苦。

慢性潰瘍性結腸炎的早期主要症狀是血性腹瀉，其他症狀還有腹痛、便血、體重減輕、裏急後重、嘔吐等，偶爾會出現關節炎、虹膜睫狀體炎、肝功能障礙、皮膚病等。大部分慢性潰瘍性結腸炎表現為慢性、低惡性，小部分錶現為頻繁性腹瀉，每天30次以上，而且伴隨著高熱、腹痛，讓人痛不欲生。有研究表明，此病遷延不癒和炎性病變的加重，導致直腸癌的患病率也會增加。

每年死於直腸癌的患者人數都在逐步增加，但是大部分結腸炎患者並沒有因此而提高警惕、重視此病，總認為便秘、腹瀉、腸鳴、腹痛沒有關係，吃點消炎藥就可以了，豈不知，如果不徹底治癒結腸炎，導致病情反覆發作，由輕到重，久治不癒，就會逐漸發展成慢性結腸炎。

慢性結腸炎易引起多重併發炎症，如大量便血，導致患者由於失血過多而休克；腸炎感染會導致腸道狹窄；腸潰瘍任意發作易造成腸穿孔，死亡率高達41%；而且5%的結腸炎會發生癌變，最終發展成結腸癌。

很多年輕人對此缺乏足夠的認識，在發病初期未認識到結腸炎的危害，認為此病可不治自癒，導致病情逐漸加重，治療難度大大增加。還有的患者輕信偏方秘方，擅自用藥，結果越治越嚴重；有的患者經常掩蓋病情發展，最終出現中毒性腸擴張、腸狹窄、腸穿孔、腸息肉、結腸癌等嚴重併發症。對於已經患了結腸炎的人，更應當重視自己的病情。

結腸炎的誘因很多：一是自身免疫力低下，二是病原體感染，歸根結底，後者也是自身免疫力低下導致的。

預防應當從以下兩方面著手：一是增強人體免疫力，增加體內白細胞的數量；二是促進人體淋巴排毒，淋巴排毒可以排出病原體分泌的毒素，抑制病原體的生存環境，減緩病原體繁殖。如此一來，白細胞增多，病原體減少，最終會被消滅掉。

此外，結腸炎的發生還和遺傳基因、精神因素有關，所以，在生活和工作中應當懂得排解自己的壓力，保持愉悅的心情，降低結腸炎的發病概率。

接下來推薦幾個藥浴治療慢性結腸炎的中藥方劑，應用之前請嚴遵醫囑。

方一：取鮮葎草500克，苦參50克。將鮮葎草洗淨，同苦參一起入鍋，加清水2000毫升，煎數沸，待水剩1200毫升左右時，取藥汁入腳盆，先薰蒸，待溫度適宜時泡洗雙腳。每日2次，每次40分鐘，10日為1個療程。本方對慢性結腸炎有很好的療效。

方二：鮮車前草、鮮葎草各100克。加清水適量浸泡10分鐘後，水煎取汁，放入腳盆中，待溫度適宜時泡腳。每次30分鐘，每日2次，連續5日為1個療程。本方清熱解毒，適用於慢性結腸炎。

方三：取蒼朮、白朮各30克。將蒼朮和白朮擇淨，置於藥罐中，加水2000毫升，浸泡5～10分鐘後，水煎取汁，置於浴盆中，待溫度適宜時浴足。每次10～30分鐘，每日2次，每日1劑，7劑為1個療程，連用3～5個療程。本方健脾利濕，適用於慢性結腸炎久瀉不止，肢軟乏力。

腸易激綜合徵，壓力過大引發腸道「抗議」

俗話說得好「有壓力才有動力」，但並不是說壓力越大越好。尤其對於現代人而言，工作、生活節奏加快，心理壓力增大，久而久之，就患上了「腸易激綜合徵」。

很多人都出現過這種現象：不明原因地拉肚子，到醫院檢查沒什麼病，其實這就是腸易激綜合徵。這種疾病表現為胃腸道系統症狀，但實際上是心理原因惹的禍。

腸易激綜合徵是一種以中青年為主要發病群體，有反覆發作特點的功能性腸道疾病。本病臨床表現有進食後腹痛，排出水樣便，糞便臭味濃，排便次數多，排便後腹脹，食慾不振。若發現症狀，應及早治療。

●腸易激綜合徵的危害

危害1：影響身體健康

自從患者得病之後，經常出現腹痛腹瀉症狀，且吃不下東西，會日漸消瘦。如果病症不減輕，患者長期營養不良、貧血，還會出現困倦疲乏、口乾舌燥、心慌氣短的症狀。嚴重者甚至頭髮乾燥，面色無光，脫髮，注意力不集中，頭暈目眩。

危害2：影響工作質量

患者得病，身體不舒服，什麼事情都不想做；即使能集中精力做事，經常跑廁所，工作效率也會下降；為了趕工作進度，經常加班熬夜，吃快餐，疾病會持續加重，困擾著自己。嚴重時，患者甚至要請假待在家裏休息。

危害3：身體抵抗力下降

患者容易得病，長期服藥，疾病久治不癒，身體抵抗力自然下降。如果不做好護理，細菌入侵，併發其他疾病，治療難度會大大增加，治療時間也會延長，個別患者甚至要住院治療。

危害4：影響情緒

自從得病後，患者每天的心情都會受疾病影響。當症狀出現，腹痛腹瀉時，患者會感到痛苦和煩躁；當症狀減輕，患者會開心；當症狀影響工作，被上級領導責備，患者會非常憤怒；當症狀持續出現，患者要臥床休息，伴侶來照顧時，患者會感動。

●如何改善腸易激綜合徵

（1）積極調整個人的情緒，保持良好的心理狀態。有些患者雖經各項檢查，沒有發現任何問題，但仍心存疑惑，懷疑自己患了不治之症，在這種心理狀態下，腸易激綜合徵很難完全治癒。引導患者性格開朗、遇事豁達、自得其樂，是預防和治療本病的最好措施。

（2）改變不正常的生活習慣，做到起居有時、張弛有度。

（3）有心理障礙者應進行心理治療。

（4）進行有規律、適當的運動以強身健體。

（5）控制飲食，定時定量，忌辛辣刺激性食物，注意飲食衛生。

（6）觀察症狀與飲食的關係，避免食入不能耐受的食物。有些食物在腸道中能產生很多氣體，會加重腹痛和腹部不適的症狀，應儘量減少攝入，這些食物包括奶製品、大豆、白扁豆、紅薯、洋蔥、葡萄乾、碳酸飲料等。便秘患者應多吃一些麩皮、芹菜、大蔥、韭菜等高纖維食物和花生、核桃等果仁類食物。

直腸癌，最有治癒可能的癌症

直腸癌患者，特別是中晚期患者，大多存在排便次數增多，伴隨著肛門墜脹、脫出，甚至腫瘤局部滲液等症狀，讓患者非常痛苦。

很多人都覺得直腸癌並不常見，其實不然，你知道嗎？在中國，直腸癌的發病率僅次於胃癌和肺癌，位居第三，近年來，有時它會在癌症排行榜中躍居第二。在中國，平均每5分鐘就有1人死於直腸癌，它也是非常常見的消化道惡性腫瘤之一，超過40歲的男性更是易患。

有專家表示，在大城市的白領人群中，直腸癌的發病率尤為偏高，而且出現年輕化的趨勢。有科學家甚至預測，直腸癌的發病率可能在未來幾年內超過肺癌和胃癌。這和城市化加劇和人群飲食結構的改變有很大的關係。處於高強度工作壓力下的都市白領更要密切關注和預防。

雖然到目前為止，直腸癌的病因尚未十分清楚，但可以肯定的是，它的發病和環境、飲食習慣、遺傳等因素有關。其實，飲食和生活方式幾乎是所有癌症的誘發因素。目前基本公認，動物脂肪、蛋白質攝入過高及食物纖維攝入不足是直腸癌發生的高危因素。此外，直腸息肉也是直腸癌的高危因素。

雖然直腸癌的病因尚未清楚，但是如果能及早發現，治癒的概率也就更大一些。直腸癌生長得很慢，潛伏期較長，93%的直腸癌來源於腺瘤（一種癌前病變），從腺瘤發展到癌需5～7年，如果我們都進行便隱血檢測，可以讓直腸癌的死亡率降低33%。

直腸癌雖然可以防治，但是在中國，卻有超過80%的直腸癌患者確診時已發展到中晚朔，早期診斷率僅有10%～15%，而且早期直腸癌的術後存活率高達90%～95%，甚至更高，而晚期存活率只有5%。

和很多癌症一樣，早期直腸癌並沒有明顯症狀，等發展到一定程度之後，就會出現血便、膿血便、裏急後重、便秘、腹瀉等，排便習慣也會發生改變，而且大便會逐漸變細，晚期則會出現排便梗阻、消瘦甚至惡病質等。等到癌細胞擴散，侵犯到膀胱、尿道、陰道等周圍臟器時，還會出現尿路刺激症狀、陰道流出糞液、骶部及會陰部疼痛、下肢水腫等，這時候患者的生活品質和生命安全已經很難得到保障了。

正由於直腸癌早期沒有明顯的特異性症狀，因此更要提高警惕，如果出現了大便出血的症狀，應當接受進一步檢查，以排查腫瘤的可能性。如果屬於直腸癌高危人群，最好能夠把便隱血檢測列入體檢項目中。

特別是有「將軍肚」的中年男性，更要多加留心。因為很多醫院裏的直腸癌患者幾乎都是肥胖者，其中絕大多數是重度肥胖，尤其是中段肥胖，即肚子較大的人患直腸癌的概率高。所以，如果已經人到中年，體型肥胖，做體檢的時候就可以考慮加上一項便隱血檢測。

除了基因遺傳不可改變，其實大多數直腸癌都是可以由改變生活、飲食習慣加以控制的。有研究表明，美國每年有50%的直腸癌患者能由調節飲食、控制體重、運動鍛鍊控制病情，提高生存率。

在台灣，每年約有七千多人得到大腸癌，並有近四千人因大腸癌死亡。且呈現每年快速增加的趨勢，現已居所有癌症發生的第三位，死亡的第三位。

養成飲食好習慣，就是對胃腸最大的呵護

早餐不能忘，不吃危害大

對一個人來說，高品質的早餐是保證健康的前提條件。可是許多人總是說沒有時間吃早餐。孩子們著急去上學，家長們著急去上班，早餐在許多家庭裏就變成了可有可無的事情，有的人甚至認為沒有必要吃早餐，卻把晚餐當成一天中最重要的一餐。

其實，我們每天早上可以提前15分鐘起床，然後去吃一頓有營養的早餐，這將使人一整天都精神抖擻。僅僅一個甜餅或一個麵包加一杯豆漿是不夠的，它達不到身體所要求的營養標準，很難為我們帶來全面的健康。

那麼，不吃早餐會對人體產生哪些危害呢？

●易患消化道疾病

經過一夜睡眠之後，早晨時腸道中的食物已經消化殆盡，急需補充。如果早餐吃不好，午飯的量肯定會大增，從而增加胃腸道負擔，最終誘發胃潰瘍、胃炎、消化不良等疾病。

●記憶力下降

飢餓時血糖會下降，使大腦出現障礙，產生頭暈、注意力下降、記憶力減退、易疲勞症狀，甚至會影響大腦功能，導致智力降低。因為不吃早餐，人的大腦會因營養和能量不足而無法正常發育、運作，時間久了，記憶力、智能的發展就會受影響。

科學研究證實，吃早餐對人們的工作和學習非常有利，它能使人們思維活躍，注意力集中，保持和他人的良好關係。一些研究人員還發現，那些經常吃早餐的學生，成績會明顯好於不吃早餐的學生，尤其在數學方面；而且他們很少情緒低落和緊張，也很少激動和不安。

透過對不吃早餐的孩子做進一步研究後發現，這些孩子在過濾訊息和解決問題方面的能力普遍欠缺，記憶力明顯不如正常吃早餐的孩子。更為嚴重的是，飢餓會導致語言表達能力的急劇下降。

●誘發肥胖

還有許多人不吃早餐的目的是減少熱量的攝入。但事實上，早餐中能攝入的熱量並不是很多，而且熱量很難存留下來，因為上午的工作和學習會消耗大量的熱量。而不吃早餐常會使人進食含有高熱量的小吃或者在午餐中過度進食。一天吃三頓或少食多餐更容易使人保持身材。

●體內膽固醇增高

不吃早飯的人比吃早餐的人的膽固醇高33%，所有膽固醇高的兒童的血管中都存在脂肪紋，它是動脈粥樣硬化的早期跡象。

人在空腹時，體內膽汁中的膽固醇濃度會變得很高。

在正常吃早餐的情況下，膽囊收縮，膽固醇隨膽汁排出；不吃早餐，膽囊則不收縮，時間久了容易產生膽結石。

●容易便秘

在三餐定時的情況下，人體內會自然產生胃結腸反射現象，有利於身體排毒；反之，如果長期不吃早餐，則會造成胃結腸反射作用失調，出現便秘。身體排毒不暢，毒素積累到一定程度就會由身體長痘的方式排毒。

●不吃早餐易衰老

不吃早餐，人體就會動用貯存的糖原和蛋白質，時間久了，皮膚就會變得乾燥、起皺，還可能會導致貧血，加速人體衰老。而且，早餐提供的能量、營養素在全天的營養攝取中佔據著重要地位。

●影響壽命

健康長壽靠人體生理時鐘（生物時鐘）來支配，不吃早餐會打亂生理時鐘的正常運轉，一旦機體所需營養得不到及時的補充，生理功能就會減退，再加上不吃早餐引發的疾病對機體的影響，最終會危及壽命。

●早餐搭配要合理

牛奶、豆漿是生活中常見的食物，營養豐富，可任選其一。早點除了要吃「稀的」，還應搭配一定量的「乾點」。穀類食物被吸收後可以迅速分解成為葡萄糖，可預防清晨出現低血糖現象。

穀類食物的缺點是消化比較快，2～3小時後又會感到飢餓。所以還要適量攝入富含蛋白質、脂肪的食物，如雞蛋、豆製品、瘦肉等。另外，要適當吃點水果和蔬菜，不僅可以補充水溶性維生素、膳食纖維，還能獲取機體所需的礦物質、微量元素。

三餐按時，遵守紀律養胃腸

日常生活中，很多人不能做到按時吃飯，而且有時因為時間限制會忽略一兩餐，這樣很不利於身體健康。《素問・經脈別論》中提到了胃對於人體健康的重要性：「食氣入胃，散精於肝，淫氣於筋。食氣入胃，濁氣歸心……飲入於胃，游溢精氣，上輸於脾，脾氣散精，上歸於肺，通調水道，下輸膀胱，水精四布，五經並行。」胃的好壞與人體的健康狀態息息相關，如果不按時吃飯，長此以往就會傷胃，進而對健康造成傷害，容易導致糖尿病、胃潰瘍和低血糖等。

●不按時吃飯會誘發哪些疾病

（1）糖尿病

如果你錯過了飯點，在該吃飯的時候不吃飯，那麼下一餐就可能會吃得很多。

發表在《代謝》醫學雜誌上的一項研究表明，如果白天不按時吃飯，而晚上吃一頓大餐，可能會導致代謝紊亂，升高空腹血糖水平，並延緩胰島素反應時間。因此，如果一直不按時吃飯，可能會導致糖尿病。

（2）胃潰瘍及低血糖

就餐不規律，最容易損害胃的健康，削弱人體的抗病能力。因為食物在胃內的停留時間為4～5個小時，當人感到飢餓時，胃裏其實早已排空，此時胃液就會對胃黏膜進行「自我消化」，也就是「自己吃自己」，容易引起胃炎和消化性潰瘍。

經常飢不進食，還會引發低血糖，甚至引起昏迷、休克，不可掉以輕心。

（3）大腦變遲鈍

不按時吃飯，無法供應足夠血糖以供大腦消耗，便會感到倦怠、疲勞、精力無法集中、精神不振、反應遲鈍。只有定時、定量、按頓進食，才能保證大腦得到充分的營養，使人的記憶力、理解力、思維分析等能力處於較為理想的狀態，從而保證更高的工作效率。

（4）動脈硬化及肥胖

研究表明，不按時吃飯，特別是長期不吃早餐會使膽固醇、脂蛋白沉積於血管內壁，導致血管硬化。同時，早餐吃得不好，往往造成晚餐吃得過多，而晚上人體活動減少，新陳代謝速度減慢，會造成脂肪在人體的蓄積，長此以往，就會引發肥胖。

健康人的一日三餐搭配方法

（1）早餐

俗話說：一年之計在於春，一日之計在於晨。豐富的早餐是美好一天的開始。早餐要做到葷素搭配，粗細搭配。一頓營養豐富的早餐，應該包括如饅頭、包子、麵包、粥、米粉、麵條這些含有碳水化合物的食物，以及肉類、雞蛋、牛奶等富含優質蛋白質的食物。優質蛋白質是每日人體必需的物質。另外，新鮮的蔬菜和水果，也是必不可少的。

早餐切忌過涼或過熱。在夏天早晨，有很多人一起床就從冰箱裏拿食物吃，只為圖一時痛快，吃完感覺很爽，可是這對胃腸刺激非常大。或是早晨起床之後，吃一碗特別燙的餛飩或者麵條，這樣也很不好。

如果長期食用很燙的食物，黏膜將過度增生，就會使組織發生癌變，引起食管癌或胃癌的發生。在我們進食的時候，不可吃得太燙，也不能吃得太涼，保持在人體的正常溫度37攝氏度左右即可。

（2）午餐

講究合理搭配營養，只要記住以下幾個簡單的搭配原則就可以了。

第一，要葷素搭配。午餐中補充優質蛋白質是必要的，因為中午這一餐非常重要，起到了承上啟下的作用，優質蛋白質和脂肪有助於提高工作效率。所以在選擇葷菜的時候，主要選擇白色的肉，如雞肉、魚肉，這些都含有優質蛋白質，牛肉、豬肉也都可以選擇，這些肉類是可以互換的，並不是說一天要吃這麼多肉類。肉類含有豐富的蛋白質和脂肪，同時還含有鈣、鐵，可以提高人的思維能力、記憶力和理解力。

既然葷菜這麼好，午餐一葷到底行不行呢？這種做法是不可取的。我們一再強調要葷素搭配，維生素的攝取必不可少，實際上只需要雞蛋大小的一塊肉，然後搭配蔬菜、水果或者酸奶就可以了。

第二，要粗細搭配。所謂粗糧，是指大米和麵粉以外的糧食，如薏苡仁、小米、高粱、燕麥、蕎麥、紅薯、馬鈴薯都是粗糧。粗糧含有膳食纖維和B群維生素，我們應將米飯做成二米飯，比如大米和小米、大米和胡蘿蔔、大米和紅薯、大米和馬鈴薯、大米和紅豆、大米和豆漿、大米和牛奶等。

第三，要乾稀搭配。如果中午的米飯非常硬，不妨來點粥或者來碗湯，湯是一種很容易消化且健康美味的食物。我們經常說，飯前喝湯，苗條健康。想保持身材的人不妨在飯前喝一碗湯。

在吃飯的時候喝湯，可以防止乾硬的食物刺激消化道黏膜，同時還有降低食慾的作用，防止因為飢餓感過於旺盛而暴飲暴食。

另外，也可以選擇一些粥來滋養胃腸。胃腸是需要長期保護的，有一些粥對胃腸很好，比如紅豆粥、蓮子粥、大棗粥，不妨經常喝一喝這些粥，尤其是愛美的女性或者老年人，因為粥是很容易消化的。

(3) 晚餐

晚餐一定要吃嗎？很多愛美的人總是把晚餐視為敵人，把自己長胖的原因歸結於它；而忙碌的人就視它為救命稻草，一天的營養就全靠它了。有很多愛美女性從來不吃晚餐，也有很多家庭把一天中最重要的一餐放在了晚上，這兩種方式都是要不得的，也是不科學的。

肥胖的原因有很多，如基因、生活習慣、鍛鍊、飲食等。而人體營養靠的是每天三頓飯的均衡吸收，一頓飯僅有一頓飯的效果，如果指望人體像海綿一樣，給多少營養就吸收多少，你給的營養超過了它可以承受的量，非但沒有什麼效果，反而給自己添麻煩，甚至會生病。

我們建議，晚餐不宜吃得太晚，最好安排在6點左右，儘量不要超過8點。一般來說，8點之後就不要再吃東西了，這時候可以適量喝水、酸奶，吃水果，或者喝一點清淡的蔬菜湯，否則就會增加患尿道結石的風險。

晚餐也不宜吃得過飽，否則會降低睡眠質量，所謂胃不和，臥不寧。胃不舒服，所以睡覺也不安寧了。

如果晚餐吃了太多的食物，必然會造成胃腸負擔的加重，尤其是對肝臟的解毒功能而言，其緊張工作的訊息會不斷地傳給大腦，就會導致失眠多夢；長期飽食晚餐，還容易引起神經衰弱等疾病。

晚餐也不要吃得太葷，有些人總是把最豐盛的一餐放在晚上，雞、鴨、魚、肉一起吃，這樣是不可取的。建議將這些葷菜放在早餐或者午餐，晚餐喝一些清淡的粥，或者吃一些清淡的蔬菜、水果、牛奶。

總而言之，每天早餐一定要吃得豐富，午餐要吃得飽，晚餐要吃得少，這樣才會保持一個比較健康的身體和勻稱的身材。希望大家多多重視一日三餐的營養搭配。

飢不暴食、渴不狂飲才健康

很多人都有這樣的體會：感到飢餓的時候就想大吃一頓，在口渴難忍的時候就想喝一大杯水。不過，這麼做容易危害身體健康。

●暴食，一代詩聖被撐死

《新唐書》中有這樣一段記載：「大歷中，出瞿塘，下江陵，溯沅、湘以登衡山，因客耒陽。遊岳祠，大水遽至，涉旬不得食，縣令具舟迎之，乃得還。令嘗饋牛炙白酒，大醉，一昔（夕）卒，年五十九。」

這段文字講述的是杜甫之死。具體的情形是，當時杜甫出四川沿水路前往郴州投奔親戚，途經耒陽的方田驛時遭遇大水，杜甫被困了很多天。好在天無絕人之路，大水退去，耒陽縣的縣令救了他，並派人給飢腸轆轆的他送去香噴噴的烤牛肉外加一罈白酒。面對這樣的美味佳餚，快要餓瘋的杜甫一頓暴食狂飲。可是，詩聖此時的消化系統是無法承受這突如其來的「重負」的，當天夜裏他倒下後再也沒能起來，史稱「飫死耒陽」。

雖然杜甫的死因有待考證，但是有一點是可以肯定的，那就是在渴極餓極的時候暴飲暴食肯定會對健康造成影響。

藥王孫思邈在《千金要方》中說道：「不欲極飢而食，食不可過飽；不欲極渴而飲，飲不欲過多。飽食過多，則結積聚；渴飲過多，則成痰。」

除此之外，暴飲暴食還會造成以下危害：

（1）導致胃病

一般來說，人在過度飢餓的情況下，胃腸處在收縮狀態，消化能力、容納能力都有一定限度。如果此時一次性攝入大量的食物，特別是油膩不好消化的食物，就會直接危害胃腸道健康，加重胃腸負擔，把胃撐壞，引發胃擴張、胃下垂、胃腸炎等疾病，還有可能造成腹痛、腹瀉、噁心嘔吐等。

（2）誘發肥胖

長期暴飲暴食帶來的最為明顯的危害就是，讓你的體型越來越肥胖。

現代人常吃的高脂肪、高蛋白食物，使人體消化更加困難，多餘的「營養物質」堆積在體內，其後果就是導致肥胖和一系列富貴病。肥胖會引起心血管疾病、高血壓、糖尿病、脂肪肝、動脈硬化、膽囊炎等，再加上由此帶來的併發症，可能達到上百種，非常可怕。

（3）引發老年痴呆

暴飲暴食之後，人的大腦往往會出現反應遲鈍，從而加速大腦的衰老。吃得過飽，人體的血液就會「集體」跑到胃腸系統去「工作」，容易讓人長期處於疲勞狀態，昏昏欲睡。

如果長期吃得過飽，到了中老年後，還會增加患痴呆的概率。研究數據表明，有30%～40%的老年痴呆患者，在年輕時期都有長期飽食的習慣。

（4）誘發癌症

暴飲暴食還會抑制細胞癌化因子的活動能力，從而增加患癌概率。大部分癌症患者都有暴飲暴食的現象，因此要想預防癌症，就一定要拒絕暴飲暴食的不良習慣。

因此，為了身體健康，一定要杜絕暴飲暴食。如果實在太餓，可以先喝一杯水或者吃些小點心後再進食。除了不暴飲暴食，生活中還應注意喝水的學問。

很多人都是等到自己口渴了才想到喝水，沒有按時喝水的習慣，經常一次性喝上一大杯。豈不知，等感覺到口渴時才喝水，說明你的身體已經嚴重缺水了。

●渴了再喝水，其實已經晚了

當你的細胞缺水時，它會拼命鎖住水分，減少排尿，長此以往，造成水鈉瀦留。另一方面，由於長期缺水導致體內水分缺少。

當人體內組織細胞處於脫水狀態，用於燃燒脂肪的細胞內部的化學反應就會減緩，代謝失調，脂肪、醣類不易被代謝掉，從而會更多地儲存下來引發肥胖。

渴了才喝水容易導致食慾機制紊亂。很多人對渴的感受器已經不敏感，渴、餓不分，他們往往以為餓了，實際上是渴的信號。當你感到飢餓時，只要小口慢飲一兩瓶礦泉水，胃自然就有撐的感覺，當然這叫餵個「水飽」。如果能按時喝水，飽食中樞就會傳遞給你「飽」的信號，不易造成飲食過量，讓腸道功能紊亂。

當然，口渴難耐的時候狂飲更是對健康有害。在極度飢渴時，人體的心肺功能和腎臟功能會減弱，此時大量飲水會增加心腎的負擔。而水到胃裏後很快就被吸收到血液中，使血液量突然增多，心臟和腎臟的工作量就增加了。由於水分無法及時被代謝掉，血液就會被稀釋，使人感到心慌氣短，疲乏無力，出汗和排尿增多，影響工作和休息。

人體應每天攝入2500毫升左右的水，少量多次飲水，才是最佳的飲水方式。尤其到了夏天，天氣炎熱，人們容易出汗，這時候千萬不要等到口渴難耐再喝水，即使太渴了，也要記住「渴不急飲」，小口慢飲。

暑夏濕熱，保胃多吃「苦」

夏季炎炎、濕氣重、溫度高，身體出汗多、代謝快，極容易出現內分泌紊亂的問題。所以炎熱的夏天也被稱為苦夏。消暑、驅散高溫是夏季的第一件事，空調、電扇、涼茶、冷飲輪番上陣，可以讓身體保持涼爽。

夏季屬於陽氣生發的季節，此時過於「涼」的飲食極容易導致傷陽，最直接的問題是吃太多寒涼食物會影響胃腸健康。

其實按理說，夏天吃冷飲正當時，不僅能消暑解渴，利於消化，而且能使人體的營養保持平衡，對健康有益，但食用冷飲是有禁忌的，最主要的一條就是不可過量，不可多吃。

因南方地區多高溫濕熱，因此南方地區有飲涼茶的習慣，到夏季涼茶很受歡迎。涼茶所選用的材料中多是寒涼之物。夏季溫度高，人體陽氣是向外不斷升發的，盛於外而虛於內，多飲寒涼之物容易損傷脾胃之氣，導致人的食慾下降、噁心、腹痛等問題。

在夏季頻繁飲用涼茶會損傷脾腎的陽氣，導致脾腎陽虛。涼茶雖然可以去火，但在夏季也不可多飲。

那麼到了夏季該如何脫離「苦」海呢？大可從果蔬上著手解決。在夏季要多吃「苦」才行。《周禮》中有記載：「凡和，春多酸，夏多苦，秋多辛，冬多鹹。」這是古人給我們提出的季節飲食味道偏好指導，是很有道理的。從中醫的角度來講，夏時暑盛濕重，心火當令，而苦味食物既能泄暑熱，又可燥濕邪，有助於脾胃納運。

一提到苦味食物，大家就會聯想到苦瓜、苦筍、苦菜、苜蓿、蕪菁等味道是苦味的蔬菜。其實還有一部分果蔬有不明顯的苦味，也屬於苦味食物，主要包括萵筍、芹菜、苔菜、絲瓜、葫蘆和瓠子等。這些食物在夏季都是可選的，並非只有單一的苦瓜。

生活中，我們可以選擇的苦味食物還是較多的。苦瓜可以祛熱降暑；苦菜清熱解毒、涼血止血；百合潤肺止咳、養陰清熱、清心安神；蒲公英可以清熱解毒、止瀉利膽、保肝健胃、提神抑菌；萵筍有清熱解毒、減肥健身、健胃消積等功效，這些食物都是祛暑熱的佳品。值得一提的是，茶葉、巧克力、咖啡、啤酒、可可等帶苦味的食品，這類深加工的食物並不適合在夏季過多食用。

並不是所有人都喜歡吃「苦」的，現在為大家介紹苦味食材的烹飪方法，將苦味減輕一點。

取苦瓜，可以先焯一下，或是炒肉炒雞蛋；取鮮芹菜，可以焯一下，或用開水燙後榨汁食用；取苜蓿，可以清炒；取蕪菁的根莖，可以醃製鹹菜配粥用；取絲瓜、葫蘆等，可以做湯或炒肉等。但是，飲食也要堅持適度原則，雖然可以在夏天多吃點苦味食物，但是不可過量食用，食苦過多容易引起噁心、嘔吐、敗胃等不適反應，這對胃腸也是一種傷害，應適可而止。

總之，和春天不一樣，暑熱之下胃口差，在飲食上我們應該以清淡細軟、易於消化為原則，主要是清淡食物對暑熱有驅散作用。蔬菜瓜果在夏季自然是不能少的，既可以滿足人體所需營養，也可以促進新陳代謝。在燥熱的暑夏，不給胃腸增加負擔、保持清淡，方能養好胃腸。

貪涼食，當心便秘找上門

每年夏天都會有人因為貪食冰淇淋、雪糕等患上腹痛、頭痛。每到炎熱的夏季，很多家庭的冰箱裏都會儲備冰淇淋、雪糕、飲料等，它們香甜而冰涼，深受孩子和女性朋友的歡迎，卻不知它們對身體健康構成的威脅。

有的孩子到了夏天就患便秘，家長很奇怪，試過很多方法都不管用，如香蕉通便法、優酪乳潤腸法等。去看中醫才發現，孩子出現的便秘和貪食寒涼有很大的關係。提起便秘，很多人會想到上火、內熱，卻與「寒涼」聯繫不上。

中醫上有「冷積」的說法，而且這種現象出現的頻率越來越高，現代人一年四季都能吃到冷飲，尤其是夏天，孩子和女性朋友對冷飲更是熱衷，往往回到家中的第一件事就是去冰箱裏拿冷飲。但是，女人和小孩的脾胃功能本來就比較弱，易受寒涼侵襲，積結在胃腸之中，進而影響到胃腸蠕動，久而久之就會出現便秘。

此類患者會表現出大便乾燥，大便似算珠、羊屎，同時伴隨著畏寒怕冷、手腳冰涼、胃部腹部發涼等。此時用瀉下藥的效果不是很好，有時候甚至無效或加重病情。因為大黃等藥物雖然有清熱、瀉下之功效，但是大多性苦寒，出現冷積便秘之後，胃腸道內的陽氣本來就比較弱，此時用瀉下藥只會加重病情。

對於冷積便秘，可服用附子大黃湯加減治療，此湯之中雖然添加了瀉下的大黃，但附子性熱，為溫裏藥，能去臟腑沉寒，補助陽氣不足，溫熱脾胃，整個方子以溫補脾腎、通臟降濁，不但能治療便秘，還能夠祛除胃腸道之中的寒涼之邪，強健脾胃。

夏天回家之後大汗淋漓，我們應當等到身體上的熱氣散去之後再採取清涼措施，因為這個時候人體的皮膚毛孔處在張開的狀態，當溫度突然下降，全身的毛孔會迅速閉合，致使熱量無法及時散發，滯留於身體之中，輕者會誘發感冒，重者會導致高熱，體質弱者甚至會休克。

採取清涼措施的時候要注意，人體不要直接對著空調或電風扇，室內的溫度保持在26攝氏度，室內外溫差不能超過7攝氏度；避免用冷水洗腳或洗澡，因為冷水會讓腳和身體受寒，同時經血管傳導，誘發心跳加速、血壓上升、肌肉收縮、精神緊張等病理反應，不僅無法消暑解熱，還會誘發感冒等症。

吃剩菜剩飯，當心埋下胃腸病隱患

我們一直都以節儉為傳統美德，人們一般捨不得倒掉剩菜剩飯，經常是隔夜加熱再吃。但從醫生的角度來說，這種做法是有風險的。

很多上班族都會在前一天晚上把飯做好，第二天將剩菜剩飯帶到公司，中午用微波爐熱著吃，豈不知長期吃這種被熱乾了水分的食物會增加胃腸負擔。

每到夏季，有很多人因為胃腸病而被送到醫院，原因無他，就是捨不得倒掉剩菜剩飯，引起食物變質，人吃下後腹瀉嘔吐，可以說得不償失。

●剩菜剩飯加熱後澱粉變質

口腔內的唾液澱粉酶將澱粉水解成糊精和麥芽糖，在小腸內由胰腺分泌的胰澱粉酶和雙醣酶會進一步將糊精和麥芽糖分解成單醣，供黏膜細胞吸收。當澱粉被加熱到60攝氏度以上後，就會逐漸轉變為糊狀，此過程被稱之為糊化。

人體的消化酶可以將這種糊化的澱粉分子結構水解，但是糊化澱粉冷卻之後，澱粉裏面的分子就會重新排列，同時排出水分，此即為澱粉的「老化」，老化澱粉哪怕經過高溫加熱，也無法恢復到糊化時的分子結構，進而降低人體對它的水解和消化能力。因此，長期食用剩飯剩菜很容易導致消化不良和胃病。

●隔夜飯菜中的維生素被破壞，亞硝酸鹽含量上升

隔夜的飯菜，尤其是綠葉蔬菜，炒熟之後放上一夜，裏面的維生素就會大量流失，而亞硝酸鹽的含量卻大幅度上升。亞硝酸鹽雖然不是直接致癌物，但它在進入胃內後，在特定的條件下會生產N-亞硝基化合物，它是誘發胃癌的危險因素之一。

●任何飯菜都不宜保存24小時

蔬菜是不能保存24小時以上的，涼拌菜更要格外注意，特別是夏季天氣炎熱的時候，隔夜菜很容易受細菌污

染，細菌大量繁殖，易誘發胃腸炎或食物中毒。

食用魚、肉、蛋、奶、豆等高蛋白或高脂肪食物，雖然不用考慮亞硝酸鹽的問題。但是要考慮微生物污染的問題。因為空氣中的有害菌會在2個小時內附著在剩菜上並開始繁殖，蛋白質、脂肪在細菌的作用下會產生有害物質，如硫化氫、胺、酚等，都是對人體有害的，甚至可能會繁殖出危險的致病菌，如肉毒梭狀芽孢桿菌，會產生肉毒素，它的毒性是氰化鉀的一萬倍。雖然100攝氏度以上的高溫加熱可以在幾分鐘內破壞這種毒素，可是如果沒有熱透，就會非常危險。

一般來說，用100攝氏度以上的高溫加熱幾分鐘就能殺滅某些細菌、病毒、寄生蟲，但是對於食物裏面細菌釋放的化學性毒素而言，加熱卻起不到消滅毒素的作用，有時候甚至會加大毒素濃度，比如亞硝酸鹽。發芽馬鈴薯中的龍葵素、發黴花生中的黃麴黴毒素都是不能經由普通的高溫加熱分解、破壞的。因此，千萬不能認為加熱剩菜剩飯就「萬事大吉」了，最好的辦法就是儘量少吃剩菜剩飯。

如果實在覺得扔掉剩菜可惜，也要分門別類地對待。比如對茄子、冬瓜、南瓜、絲瓜、蘑菇等比較耐加熱的蔬菜，可以考慮吃一頓之後留著下一次充分加熱之後再吃。但是綠葉蔬菜，特別是涼拌的綠葉蔬菜，儘量不要再吃。

對澱粉類食物也最好一次性吃掉。雖然有時澱粉類食物放置了很久都沒有外觀和氣味、口味上的變化，但如果保存不當，導致澱粉類食物發霉，食入體內的危險性還是很高的。

剩菜的保存時間以隔餐為宜，早上剩中午吃，中午剩晚上吃，相隔時間儘量控制在5～6小時。臨床上吃主食引起食物中毒的人不在少數，雖然他們吃下去的剩飯看起來和新飯沒有太大差別，但還是發生了食物中毒。

所以，吃剩菜剩飯加熱是必需的，但最好還是不吃或少吃，以免損害胃腸健康。

少吃燒烤麻辣燙，爽口同時害胃腸

有資料顯示，近5年來中國19～35歲年輕人的胃癌發病率比30年前增加了1倍，其中小於30歲的胃癌患者高達7.6%，胃癌的發病人群已經日趨年輕化。有醫生稱，胃癌是典型的和飲食習慣有關的疾病，燒烤、油炸類食品都能誘發胃癌。

很多人都喜歡吃燒烤、麻辣燙，甚至經常當主食食用。燒烤、麻辣燙等以其獨特的風味占據了許多城市的街頭巷尾。因其口味夠「勁」，能讓嘴巴過足癮，備受年輕人的青睞。殊不知，經常食用這類食物，對身體健康百害而無一利。

先來說說麻辣燙。麻辣燙是川渝地區最有特色，也最能代表「川味」的一種特色小吃。大大小小的麻辣燙店、攤，遍及大街小巷。但是，現在的街頭麻辣燙存在著很多健康隱患。

近年來很多麻辣燙商販為了讓菜品看上去更新鮮，讓人有食慾，會使用福爾馬林來保持其新鮮的色澤，而由於麻辣燙辛辣，因此一般都會遮蓋住福爾馬林的氣味。福爾馬林是一種強致癌物，食用後容易引起咽部、口腔、食管、胃腸道等不適及病變，對人體的肝、腎等器官有嚴重損害。

麻辣燙中用來燙菜的鍋底往往會被長期反覆使用，上面飄著厚厚的油也會經過多次加熱，不僅營養價值降低了，還對人體有一定的毒性。因為高溫加熱會使油脂中的脂肪酸聚合，反覆高溫加熱食用油，會產生很多脂肪酸聚合物。脂肪酸聚合物可使肌體生長停滯，肝臟腫大，肝功能受損，甚至有致癌的危險。

麻辣燙的口味以辛辣為主，雖然能很好地刺激食慾，但同時由於過熱、過辣、過於油膩，對胃腸刺激很大，過多食用有可能導致胃腸出現問題。

有的商販為了避免刷碗帶來的麻煩，會直接將塑料袋套在碗上，而塑料袋遇到高溫後，會釋放出有害物質，長期食用易增加致癌危險。

再來說說燒烤。燒烤可以說是中國乃至世界上最早的一種烹飪方式，如果從人類使用火開始計算，應該有170萬年的歷史了。如今，燒烤的食物種類開始逐漸擴大，如豬肉、牛肉、動物內臟、豆腐、魷魚、小黃魚及蝦、蟹、貝類等海鮮。然而，這些食物經過燒烤後，就會產生大量對人體有害的物質。

食物經過燒烤後，其性質也會偏向燥熱，加之加了多種調味品，如孜然、胡椒、辣椒等都屬於熱性食材，很是辛辣刺激，會大大刺激胃腸道蠕動及消化液的分泌，有可能損傷消化道黏膜，還會影響體質的平衡，令人「上火」。

人們愛吃烤肉，多半是因為它外焦裏嫩，可是有的烤肉還沒有熟透，甚至還是生肉，食後可能會感染上寄生蟲，埋下罹患腦囊蟲病的隱患。

燒烤是由煙薰、高溫烤製而成的。當肉與炭直接接觸時，最容易產生致癌物質苯並芘，它是高活性間接致癌物，會在人體內長期積聚，對胃腸、肝臟造成損害，容易導致胃癌、肝癌及胰腺腫瘤等。

雖然知道了麻辣燙、燒烤的危害，可是要讓人們完全不吃，相信大多數人都做不到，那麼我們該如何健康地吃麻辣燙、燒烤呢？

首先應該將馬鈴薯、紅薯、洋蔥、蘑菇、豆製品、海帶等作為首選，這些食物均含有利於消化和將有害物質排出的纖維以及人體必需的維生素；如果實在喜愛吃肉，可以邊吃肉邊吃烤大蒜。

大蒜能防止亞硝酸鹽和胺類物質結合生成亞硝胺，緩解烤肉對健康的危害。

總之，麻辣燙和燒烤類食物應儘量少吃。實在想吃，一定要遵循上面提到的健康法則，偶爾吃一次沒有關係，但是不能常吃。或者遠離路邊小吃，選擇大餐館的美食，可以在享受美味的同時兼顧健康。

戒菸限酒，不要讓胃受折磨

雖然每個人都知道「吸菸有害健康」，甚至連菸盒上都標著這句話，但是對於「菸民」們而言，戒菸太難了。

人們普遍知道吸菸對肺的危害非常大，卻不知道它對胃腸健康的傷害也是不容小覷的。接下來我們看一下吸菸對胃腸的危害都有哪些。

吸菸會引起胃酸分泌增加，比不吸菸者增加90%以上，而且吸菸會抑制胰腺分泌碳酸氫鈉，導致十二指腸酸負荷增加，誘發潰瘍。菸草裏面的菸鹼可以讓幽門括約肌張力下降，使膽汁易於反流，進而削弱胃及十二指腸黏膜防禦因子，促進慢性炎症和潰瘍的發生，同時讓原有潰瘍延遲癒合。此外，吸菸會降低食管下括約肌張力，造成反流性食管炎。

胃腸疾病患者吸菸會加速病情的惡化，胃潰瘍或十二指腸潰瘍患者吸菸，潰瘍處的癒合速度會減慢，甚至會發展成慢性疾病。吸菸會刺激神經系統，加速唾液和胃液分泌，讓胃腸經常處在緊張狀態，使吸菸者的食慾下降。此外，尼古丁會讓胃腸黏膜血管收縮，也會導致食慾下降。

由此可見，吸菸對於胃腸健康而言百害而無一利。戒菸是讓吸菸者比較頭痛的事情，戒菸的過程對於他們而言猶如「百爪撓心」。

接下來給大家推薦幾種有助於戒菸的方法：在吸菸的時候刻意地讓自己不舒服，比如換一隻手拿菸，改變菸捲叼在嘴裏的位置，用火柴代替打火機等；制定吸菸的時間和場所，比如飯後在固定的時間戒菸，會議中儘量不要吸菸，只在家裏的固定地方吸菸；查看吸菸記錄，看自己在什麼時間、地點非吸不可，做記錄後下次注意；訓練自己，讓自己沒有香菸也可以過下去，比如自己想吸菸時，忍3分鐘後再吸，如果實在忍不住，就隨便吃點東西轉移注意力；辦公室、家裏、身上不要放香菸，為自己創造一個無法自由吸菸的環境；開始戒菸的前一天，將剩下的香菸、打火機、菸灰缸等吸菸器俱全部扔掉；戒菸的過程中可能會出現煩躁、頭痛、精神不振等症狀，即菸癮發作，此類症狀大多只是尼古丁排出體內時出現的暫時性症狀，可以從心理上暗示自己這是恢復健康的證明，增強戒菸的信心和勇氣。

香菸復吸多發生在戒菸後的1～2週，此時身體對尼古丁的依賴感仍然很強，不過只要挺過這個時期，菸癮症狀就會逐漸消失。

說完了吸菸對胃腸的危害及解決方法，我們再來看一下飲酒對胃腸的危害。

不管是親友相聚還是公司聚餐，總少不了觥籌交錯，有的時候興致一來，就會在不知不覺中多喝幾杯酒。但是，你知道酒精對胃會造成哪些傷害嗎？

喝酒傷胃主要表現在兩方面，一是酒精的主要化學成分是乙醇，飲酒後，乙醇會儲留在胃內，和胃及十二指腸黏膜直接接觸，正常的胃黏膜表層上皮細胞、胃小凹清晰可見、分布均勻，而酒精會導致黏液變薄，黏膜上皮細胞壞死脫落，微血管內皮損傷、栓塞、組織缺氧壞死，進而誘發胃黏膜糜爛或胃潰瘍。另一方面，多數人在喝酒時會不知不覺地吃下大量油膩之品，這對脾胃的傷害也是非常大的，易誘發慢性胃炎。

那麼究竟怎麼做才可以減輕喝酒對胃的傷害呢？接下來給大家推薦幾種方法：不喝酒，徹底免除胃受到酒精的傷害是最佳的預防酒精傷胃的方法。如果實在推不開應酬，也要少喝酒，用啤酒、紅酒代替度數高的白酒、洋酒。還要注意不要空腹喝酒，喝酒之前吃些食物能保護胃黏膜，減少酒精對其損害。酒後可以適當吃些具有解酒作用的食物，如麵條、新鮮的葡萄或草莓等。

瞭解了菸酒對胃腸的危害之後，你應該分得清「敵我」，開始戒菸戒酒吧！

注意口腔衛生，根除胃病「幫兇」

很多人看到這個標題的時候都會覺得奇怪，口腔衛生和胃病有什麼關係？然而口腔衛生太差很可能就是胃潰瘍發病的原因。

幽門螺桿菌進入胃黏膜後，引起炎性細胞浸潤、細胞變性壞死等胃部潰瘍病變，也可直接感染胃黏膜上皮細胞，造成炎性病變。患者在經過一定的治療後，可以殺死幽門螺桿菌而使潰瘍癒合。然而，為什麼許多患者經過一段時間後，胃炎、胃潰瘍又發作了呢？這個問題自然和口腔衛生脫不了關係。

原來，在不潔的口腔內和被污染的牙刷上，暗藏著大量的幽門螺桿菌，牙縫以及牙刷深部所遺留的食物殘渣為這些病菌提供了良好的滋生條件。幽門螺桿菌隨唾液和飲食進入胃內，是導致胃炎、胃潰瘍復發的根本原因。

因此，我們要防止病從口入，要做到每天早、晚各刷一次牙，而且是認真仔細地刷，牙刷要定期換，久用不換的話，牙刷也會成為污染源。

刷牙要掌握正確的方法，牙齒的外側面、內側面和咀嚼面都要認真地刷淨，每次刷牙的時間要在3分鐘以上，才可以確保口腔清潔，同時提高牙齒表面抗脫鈣、防齲齒的能力。

其次，用牙線刷，可以清理乾淨牙齒的縫隙。這些地方都是口腔衛生的「死角」，容易滯留細菌，而刷牙時刷毛無法完全深入其中，不能「打掃」乾淨。

再次，適當用漱口水，有一定的輔助控制牙菌斑的作用，但是不能代替牙刷。最後，注意牙刷的衛生情況，一旦牙刷不乾淨，那麼牙刷上的幽門螺桿菌就會在口腔和胃內的幽門螺桿菌被根除之後，成為新病原體。通常來說，使用時間越久，牙刷上的幽門螺桿菌就越多，正確保管牙刷才可以有效減少牙刷被污染的機會。

牙刷的正確保管方法：使用牙刷後應將其用清水涮洗

乾淨，放到通風乾燥、日光充足的地方。當牙刷毛絲出現捲曲、牙刷頭內出現污染物時，應當及時更換牙刷，2～3個月更換1次為宜。

幽門螺桿菌可以經唾液傳染，因此家人應避免共用牙刷、漱口杯等。佩戴假牙的人應當保持假牙的衛生，用餐後及時清洗，晚上就寢之前把假牙摘下來洗刷乾淨，同時浸泡到冷水之中，早上洗刷乾淨後再放到口中。洗刷假牙時應當放點牙膏，將牙刷順著齒縫刷乾淨，千萬不能用熱水燙，也不能用酒精或其他藥液浸泡，防止假牙變形變質。

為了確保口腔衛生，一定要養成定期去看牙醫、半年洗一次牙的習慣，洗牙可以徹底清除掉牙齒上的菌斑與結石。不過具體的洗牙間隔時間還應遵醫囑，如此才是對牙齒健康最有益的做法。

廚房清潔衛生，細菌「無處遁形」

幽門螺桿菌是引發胃炎、胃潰瘍的重要誘因，沙門菌是急性腸炎的主要病原菌，金黃色葡萄球菌、小腸結腸炎耶爾森菌、空腸彎曲菌等是誘發胃腸疾病的常見有害菌。很多疾病都能由這些細菌進行傳染。因此，在家做飯的時候一定要嚴格做好廚房衛生，防止細菌到處傳播。

對廚房和廁所，以及其他不潔的地方應當進行有效隔離，廚房的門不可以和廁所面對面。廚房必須有良好的供水、排水系統，因為在廚房烹調食物的過程中，材料必須用清水洗滌，清潔廚房衛生也需要用水，用過的污水必須儘快排乾淨，否則廚房裏會繁殖大量細菌。

廚房的地面、天花板、牆壁、門窗等都必須堅固而整潔，防止蟑螂、老鼠躲藏或進出。烹飪廚台、櫥櫃也最好是鋁質或不銹鋼材料，最好不要用木製品，因為木製品易滋生蟑螂。應做好廚房的環境衛生，經常開窗通風，以減少空氣裏的油菸污染，打掃、擦洗地面、窗戶、灶台、桌面、櫥櫃等，保持潔淨的環境。

烹飪的廚台、櫥櫃內側和廚房死角都要注意清掃乾淨，因為這些死角很可能會有食物的碎屑，不及時清理乾淨很容易導致其腐敗變質。

廚房中應當有帶蓋的垃圾桶，要及時清除其中的垃圾，垃圾桶周圍保持整潔。廚房的抹布用過、洗淨後容易藏污納垢，滋生細菌，所以洗淨之後應當放到通風乾燥的地方。對抽油煙機的油垢應當及時清理乾淨，對其排出的油污也要及時清理。

廚房內的食物要清潔、乾淨、衛生、新鮮。將食材進行分類後放到保鮮袋中包緊，或者放到有蓋容器內，分別放到冷藏或冷凍室中，買了魚、肉類食材帶回家後要及時處理、食用，防止反覆解凍、冷凍影響其口感和營養價值，避免將食物暴露在常溫的環境中過久。

容易腐敗變質的食物最好放到0攝氏度以下的冷藏容器中，要將熟食和生食分開貯藏，以免食物的氣味在冰箱裏擴散。可在冰箱裏放些脫臭劑或活性炭，以吸淨臭味。

調味品要放到適當的容器中，使用之後要立即蓋好，所有的器皿、菜餚都不能和地面以及污穢之物接觸。

烹飪之前要保持衣著的乾淨整潔，烹調之前洗淨雙手，烹調的過程中不能抓耳撓腮，更不能朝著食物打噴嚏或者咳嗽，應當背向食物或者用手帕、衛生紙遮住口鼻，同時洗淨雙手。品嚐食物的時候，避免直接用炒勺品嚐，更不能直接用手抓取食物。

加工食物所用的菜刀、砧板、碗、筷、盤、勺等應當生熟分開，防止交叉感染，使用之後應當徹底清洗消毒（最好用沸水燙洗）。不要讓菜板與其他木製廚房用品出現裂縫，若出現裂縫應當及時堵嚴，以免細菌在裂縫中大量繁殖後黏在食物上誘發胃腸疾病。

廚房是每個家庭中最重要的地方，也是養生、防病的重要場所。把廚房的清潔衛生做好，就相當於為健康買了一份保險。

在外就餐，怎樣吃才不傷害胃腸

如今，在外就餐已經成為年輕人的普遍進餐形式，有的是因為懶惰，不願意做飯，但大多數時候在外就餐也是出於無奈；有的在外工作一待就是一整天，在外就餐也是沒辦法。

為了提高工作效率，節約時間，很多人都忽視了在家烹飪。隨著食品安全事件的頻發，很多人看到了在外就餐的潛在危險，但卻無法改變現狀。

如今，有的餐館內的飲食存在高油、高鹽、高調料、主食多、蔬菜少等特點，營養搭配嚴重不合理，導致人體內脂肪含量過多，纖維過少，維生素、礦物質嚴重缺乏，對於胃腸的傷害顯而易見。

很多常年在外忙碌的人非常羨慕那些每天都能在家就餐的人，可是沒辦法，實在抽不出時間從辦公室轉向廚房。既然如此，有沒有什麼方法讓上班族在外就餐的同時避免胃腸受到傷害呢？答案是肯定的。

●正確選擇餐館

選擇正規、衛生條件達標的餐館，儘量選擇價格合理，能基本滿足營養搭配的餐館。其實，很多餐館的食物還是比較健康的，就拿主食來說，除了米飯、白麵饅頭之外，還有小米、玉米、紫米、蕎麥饅頭、粥或烤紅薯等五穀雜糧；除了富含優質蛋白質的牛肉、蛋類外，還包括豐富的蔬菜、菌類等。

選擇飲料時最好以豆漿、白開水、茶水等為主。

●選擇正確的烹調方式

蒸、煮、白灼、清炒、清燉、涼拌等都是比較健康的烹調方式，雖然這些方式烹調出來的菜餚不能滿足口舌之慾，但可以避免高油和高鹽，以及舊油對胃腸的危害。反之，水煮、乾煸、乾鍋、香酥等烹調方式雖然能讓菜味道好，但是食物經過高溫油炸之後，對胃腸的危害是不容忽視的。也可以選擇各種蔬菜製成的素餡包子，或者瘦肉和蔬菜混合餡料的包子。

口味偏重者可以適當喝些酸湯，或者吃些紅燒、燜燉類的菜餚，如燉牛肉、酸辣蔬菜湯等，但是不能忘了搭配一些蒸煮、清炒、清燉、涼拌等清爽少油的菜餚。

●食物比例要合理

通常來說，魚、肉、蛋、豆製品都能為人體提供優質的蛋白質，選擇其中的一兩份就能為人體補充足量的蛋白質。一般來說，一份高蛋白食物配兩三份蔬菜，比如，一份紅燒肉一定要配兩份素菜，而且其中一份素菜一定要是深綠色的葉菜。主食方面也要以清淡為主，可以選擇玉米、芋頭、南瓜、紅薯、紫薯，也可以選擇白米飯或饅頭等。儘量避免吃加了油、鹽、糖、蔥花的酥餅，或蛋炒飯、炒餅等油膩、重口味的食物。

●避免喝餐館提供的免費鹹湯和濃白湯

餐館提供的免費鹹湯和濃白湯一般都加了很多的鹽、雞精、味精、肉類香精，不僅缺乏營養，而且可能含有過多的脂肪、乳化湯粉等，不利於胃腸健康。

●搭配水果、優酪乳，促進營養平衡

一般來說，餐館是不提供水果和優酪乳的。不過這些東西可以自行攜帶。用餐後半小時吃些自帶的水果、優酪乳，既清爽可口，也可以讓胃腸更加舒適。

在外用餐、聚會的時候難免會遇到滿桌子高脂肪、高蛋白質、高鹽、高糖食物的情況，如果午餐吃得偏油膩，那麼晚餐回去後就要吃得清淡些，比如小米粥配清爽小菜、蔬果沙拉等，再喝點優酪乳。如果晚餐吃得比較油膩，最好喝碗山楂湯或是喝一杯優酪乳，再吃點水果。

上班族帶飯，可以這樣養胃腸

午餐一直是多數上班族的一大煩惱，因為飯菜要提前做好再帶到公司，但是有些食物不太適合隔夜吃，比如綠葉蔬菜，可是不吃蔬菜又無法確保營養平衡，究竟怎麼帶飯才能在保證食品安全的情況下兼顧營養呢？

●選擇一個優質的飯盒

帶飯的人群中，我們會發現他們的飯盒的材質、樣式、大小各不相同。但就材質來說，有的是塑料的，有的是不銹鋼的，還有的是玻璃的。

一般來說，飯盒的材質對胃腸和身體健康的影響還是很大的。長時間使用劣質材料製成的飯盒帶飯，裏面所含的致癌物（特別是經過微波爐加熱之後）會散發出有害胃腸健康的物質，甚至會增加胃腸癌的發生概率。很多辦公室都會為員工提供微波爐，方便員工加熱午餐。所以，帶飯的時候一定要注意選擇適合微波爐加熱材質的飯盒，上面必須標注著「微波爐適用」的字樣。

●用微波爐熱飯，主食最好選擇米飯

從微波爐加熱的角度上說，加熱之後的米飯基本可以保持原來的狀態，而饅頭、餅類主食很容易變乾，不宜用微波爐加熱。

裝食物之前，須先將洗淨的飯盒用沸水內外清洗一遍，剛出鍋的米飯裝進去之後要立即蓋上盒蓋，等溫度降到不燙手的程度時再放到冰箱裏冷藏。下次取出來的時候，你就會發現飯盒的蓋子是凹下去的，因為盒內空氣受冷收縮，造成負壓，外面的細菌基本不能進入；如果蓋子是鼓起來的，就是細菌在裏面活動的結果。

●葷素搭配最營養

肉類以不飽和脂肪酸含量相對較高的為主，比如牛肉、羊肉、雞肉、鴨肉。豬肉的飽和脂肪酸含量較高，不宜經常大量食用。帶魚、海鮮最好現吃現做，不宜攜帶，因為經過加熱之後的魚類、海鮮難以保持原有的色、香、味和營養。

素食類以雞蛋、番茄、黑木耳、胡蘿蔔等為主，不宜加入菠菜、油菜等綠葉蔬菜，這些綠葉蔬菜經過加熱之後不僅營養大打折扣，還會因為放置時間較長而產生亞硝酸鹽，影響胃腸健康。蔬菜的烹調最好是七分熟左右，防止加熱的時候進一步破壞其中的營養成分。

此外，涼拌菜、回鍋肉、糖醋排骨等菜餚在加工的過程中受污染的概率比較大，即使冷藏也很容易變質，不宜長時間存放；回鍋肉和糖醋排骨的脂肪含量太高，不利於胃腸的消化吸收。

●帶點水果

帶飯的同時不要忘記帶點水果，比如香蕉、橘子、芭樂、蘋果、石榴等。當然了，如果能帶瓶優酪乳就更好了，能促進消化，有助於胃腸健康。

上班帶的飯最好是當天早上做的飯，實在沒時間也一定要在前一天將要帶的飯裝好，主食和菜分開放到冰箱中冷藏，第二天臨走的時候再取出來。

上班族帶飯一定要以「合理」為原則，而且要考慮到食物的耐熱程度，確保其相對新鮮，並保持其中原有的營養成分；同時切記：營養午餐按1：2：3來分配，即六分之一為肉、魚或蛋類，六分之二為蔬菜，六分之三為主食。

選對小零食，解饞又能養胃腸

很多人都喜歡吃零食，包括老人、孩子、青年男女，尤其是在看電視、看電影等閒暇時刻。

零食一直都備受爭議，有人說適當吃零食能補充能量，但大多數人說吃零食不利於胃腸健康。究竟該不該吃零食呢？

不同零食的營養價值是不一樣的，應選擇對身體有益的來吃。兒童和青少年的胃腸道正處於生長發育的階段，需要的能量和營養素相對成人要多一些，所以要適當補充能量和營養素，這些東西來源於零食。

另外還有中老年人，其本身的胃腸道消化功能減弱，胃液或消化酶的分泌在逐漸減少。那麼在吃正餐的時候，他們要稍微少吃一些，不要吃太飽，也就是常說的「飯要吃七八分飽」。但是由於吃得少，再加上飲食不均衡，很容易缺乏一些營養素。對於中老年人群，建議在正餐之外的固定時間適當選一些富含營養的食物如牛奶、新鮮的蔬菜、水果、堅果作零食吃。那麼究竟什麼樣的零食是既美味又健康的呢？

●不宜選擇高糖、高油、低營養的小零食

辣條、泡麵、糖果等高糖、高油類的零食要慎重選擇，因為此類食物除了熱量外，幾乎不能供給人體其他任何營養物質，且不利於胃腸消化，而且容易誘發胃腸炎、胃腸潰瘍，甚至胃腸癌等疾病。

●選擇天然加工的乾果

紅棗、葡萄乾等零食不但美味，而且營養豐富，對胃腸健康大有益處。其中，紅棗有健脾養胃、滋養腸道的功效，不管是當零食直接嚼著吃，還是泡水代茶飲用，抑或

是熬粥或煲湯，都能起到調養胃腸的作用。葡萄乾營養豐富，而且營養素濃度高，不含膽固醇，有益氣補血、健胃生津、除煩止渴等功效，男女老少皆宜食用。

●堅果

花生、杏仁、炒栗子、核桃、松子等。花生有醒脾悅胃的功效；杏仁以油酸和亞油酸為主要成分，能防腸燥、潤腸通便，經常食用還可以美膚。栗子是健脾胃的佳品，而且富含維生素B_2，經常吃栗子能治好經久不癒的口腔潰瘍。核桃、松子含有豐富的不飽和脂肪酸，有健腦益智、補充營養、潤腸排毒的功效，可以經常食用。

但是要注意，堅果雖好卻不能過量食用，否則過猶不及，反而會加重脾胃負擔。

●配方零食

茯苓餅、龜苓膏、九製陳皮、山楂片、甘草片等都是非常不錯的護腸、養脾胃的佳品。

茯苓餅有健脾益胃、利水減肥的功效，適合久坐而脾胃虛弱、新陳代謝緩慢、易發胖、四肢水腫、小便不利者食用。

經常熬夜加班、易上火或胃火較大易便秘、有痤瘡者，吃些龜苓膏能滋陰清火、養胃清腸、通便。

九製陳皮以陳皮為主要原料，適合運動少、胃腸動力不足、食慾下降、餐後腹脹、易積食、有痰的人，陳皮所含的揮發油有溫和刺激胃腸道的作用，能促進消化液分泌，排出腸道中的積氣，促進食慾。

山楂片等山楂製品有助消化、增進食慾的功效。

甘草片有清熱潤燥的功效，可以緩解口舌乾燥，改善飲食不規律導致的「食火」和大便燥結等。

女性適量選用固元膏、阿膠棗等，不但能健脾益胃，還能補氣養血、美容養顏。

●無糖糕點

糕點味香甜美，讓人難以抗拒，但是由於其含高糖、高熱量的特點，又讓人望而卻步。其實我們還是可以適量選擇糕點的，比如無糖餅乾、全麥低糖麵包、無糖棗泥糕、無糖綠豆糕等。全麥食品富含膳食纖維、礦物質、維生素，不僅營養豐富，而且能促進胃腸蠕動，加速糞便排出，預防便秘。而無糖的綠豆糕有清熱解毒的作用，適用於熱性便秘者食用。無糖棗泥糕是調養胃腸的佳品，經常食用可養胃潤腸、強身健體。

介紹了這麼多大家不難看出，零食也不是一無是處的，關鍵看你怎麼選擇。選對小零食，不但能解饞，而且養胃腸。

飯後鬆腰帶，當心胃下垂

吃撐了到衛生間將皮帶鬆一兩格，讓肚子「放鬆一下」，是不是很舒坦？你有這樣的習慣嗎？這樣做到底好不好？

逢年過節，親友聚會，一桌子的美味佳餚，往往就讓很多人在不知不覺中吃下了很多食物，接著就感覺到腰帶緊得不行。此時很多人都會馬上將腰帶扣鬆一格。

酒足飯飽之後放鬆腰帶看似解放了鼓鼓的肚腩，其實卻是一種放縱和傷害。它會使腹腔內壓下降，無形中逼迫胃部不斷向下，長此以往就可能破壞腹腔內壓平衡，引發胃腸疾病。

人體內臟器官的正常位置，一是靠韌帶拉扯起固定作用，二是靠一定的腹腔內壓對器官起支持作用。在我們進食後，胃腸重量大大增加，此時將褲帶放鬆就會使腹腔內壓下降，對胃腸臟器的支持作用減弱，加重韌帶的負荷。長期如此，韌帶會因負荷過重而鬆弛，引起胃下垂，出現慢性腹脹痛等消化道症狀。

如果鬆腰帶後又去跑步或進行打球等劇烈運動，就會進一步加大消化器官的韌帶負荷，很容易發生腸扭轉而引起機械性腸梗阻，出現較重的腹痛、腹脹、嘔吐等症狀，嚴重時還會危及生命。

如果飯後的確覺得腹部鼓脹難受，可考慮以平躺、靜坐、趴著或慢走來緩解飽脹感，待食物循序漸進自行消化。適當走動可以運氣消氣，但絕不能趕時間快走，只能閑庭信步。因為從消化角度來說，飯後人的胃部正處於充盈狀態，這時血液供應都會往胃部集中，如果匆忙走動，很容易「分流」血液到四肢以支持運動，就可能透支體能，而且勢必會延緩消化液分泌，破壞胃部正常工作，長此以往容易誘發功能性消化不良。

對於平時活動較少、長時間伏案工作的人群，或是體型較胖、胃酸過多者，飯後散步20分鐘有助於促進胃腸蠕動、消化液的分泌和食物的消化吸收，是有利於身體健康的。

日常生活中也要積極預防胃下垂。胃下垂患者不要參加重體力勞動和劇烈活動，可以進行飯後散步，有助身體康復。切勿暴飲暴食，宜少吃多餐；養成良好的飲食習慣；保持樂觀情緒；若已患慢性消化性疾病，應積極配合治療，以減少胃下垂的發生。

當然最好的預防法，還是不要經常吃得過飽，因為它容易引起噁心、嘔吐、反酸等反應，還可能誘發胃炎和導致肥胖。

除了飯後不要鬆腰帶，平常生活中最好也不要使用腰帶。除了有裝飾作用的寬鬆腰帶，大部分的腰帶都會將腰部勒得過緊，還易將胃腸向上、下兩個方向擠壓，向上擠壓可壓迫肝、膽、胰、脾，向下擠壓則會壓迫膀胱、子宮，造成這些器官血流不暢和運作不佳。

尤其是胃腸道這樣的中空器官，食物進入後，要伴隨著胃腸道的蠕動不斷向下推進才能被消化吸收。一旦腰部被勒得過緊，就會影響胃腸道的血液循環，使血液流通不暢，最終導致胃腸功能下降、腹脹、腹痛、腹部不適、消化不良和食慾不振等症狀。

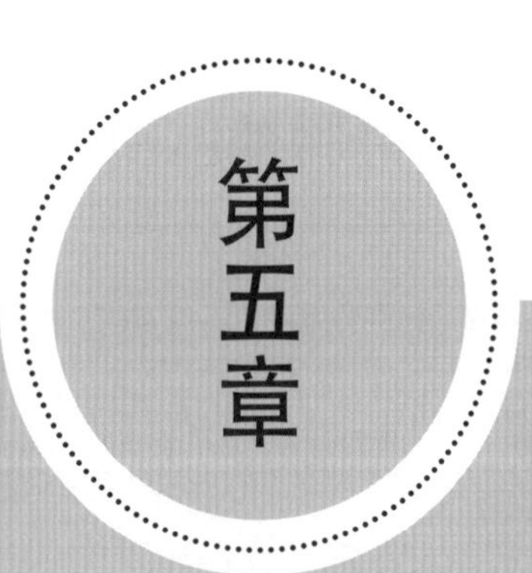

日常養胃食物一覽表，保證健康不能少

小米，開胃腸補虛損必食穀物

在古代，中醫就非常推崇小米養生之法。小米的生命力非常頑強，幾乎在任何土地上都能生長。

儲存一年以上的小米是陳小米，為中醫之良藥。小米味甘、鹹，性涼，入腎經、脾經和胃經，有健脾和胃、補益虛損、和中益腎、除熱、解毒之功，能夠治療脾胃虛熱、反胃嘔吐、消渴、瀉泄等。所以，小米粥能益丹田、補虛損、開胃腸。

小米還是補益的佳品，舉個例子來說，古代女人生產之後都要吃小米粥補養身體。小米粥的粥油就是粥上面的那層皮，為小米的精華，有益氣健脾之功。脾胃虛弱的女性朋友喝粥油有調養之功。

李時珍在《本草綱目》中說：「小米治反胃熱痢，補虛損，開胃腸。」其實，無論是反胃、熱痢還是虛損，都與脾胃功能欠佳有一定的關係，因此小米最主要的功效還是補脾胃。前面我們也提到，小米味甘，而甘入脾；小米色黃，黃也入脾，因此中醫說小米「和胃溫中」。

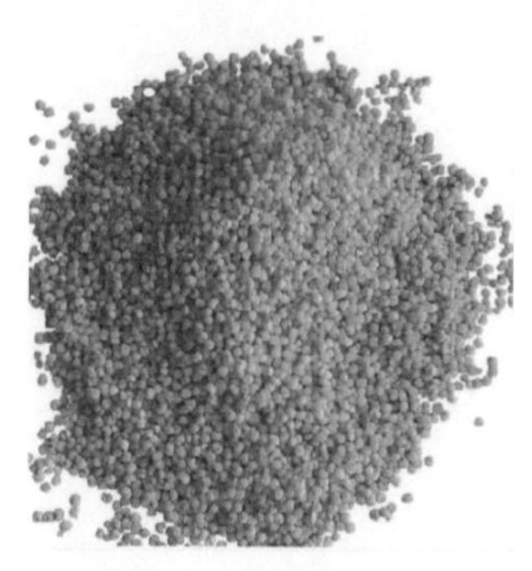

李時珍曾經說過：「粟

（小米）之味鹹淡，氣寒下滲，腎之穀也。」意思就是說，小米性質偏寒，五味上是略帶鹹味。我們都知道，鹹入腎，因此小米還有益腎氣、補元氣的功效，李時珍稱其為腎之穀。

《本草綱目》還說，喝小米湯可增強小腸功能，有養心安神之效。所以長期被失眠困擾的人還可以喝小米粥來改善睡眠狀況，尤其是因胃腸功能不好而失眠者，更宜採用此方。

陝北地區有句俗語：「米脂的婆姨綏德的漢，清澗的石板瓦窑溝的炭。」陝北的米脂是出美女的地方，四大美人之一的貂蟬就是米脂人。陝北地區乾旱少雨，西北風強勁，之所以會出美女，和吃小米有很大的關係。

發芽的小米是一味中藥，有健胃消食的功效。沒糯性的小米叫粟米，有糯性的小米則叫秫米。《黃帝內經》中治失眠的名方——半夏秫米湯，用的就是秫米。但是秫米黏性大，多食滯氣，礙脾胃，不宜多食。

小兒消化不良：

取小米和淮山藥各等量，炒黃，共研細末，加水煮糊，加白糖食用。

脾虛泄瀉：

取小米 50～100 克，淮山藥 15～20 克，大棗 5～10 枚，共煮粥服食。

反胃：

取小米磨成粉，做成梧桐子大小，每次煮熟後服6～10克，加少量鹽吞服。

吃小米的時候要注意以下幾點問題：

①小米性稍偏涼，氣滯者和體質偏虛寒、小便清長者不宜過多食用。

②情志不暢會導致一時「氣滯」。如果是因疾病而導致的氣滯體質，可能會出現長期胸悶喜嘆息，情緒波動時易腹痛腹瀉、噯氣，女性乳房脹痛，甚至咽部有異物梗阻，這類人是不適合吃小米粥的。

③虛寒體質最典型的特徵就是怕冷，這類人到了冬季就把自己裹得跟粽子似的，手腳冰涼，背部發冷，大便稀薄，如果你出現了上述症狀，也不合適吃小米粥。如果非要吃小米粥，必須加上一兩片生薑。

④熬小米粥的時候一定要吃米油，滋補效果非常好。

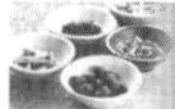

簡易食譜

小米蓮藥粥

【食材】小米50克，山藥12克，蓮子肉、雞內金各6克，白糖適量。

【烹調】將山藥、蓮子肉、雞內金一同研細後放入鍋中，和淘洗乾淨的小米一同熬煮成粥。

【功效】健脾消食，養胃。

糯米，胃寒腹瀉要常吃

糯米是糯稻脫殼的米，中國南方稱其為糯米，北方則多稱其為江米。糯米多用於製作黏性小吃，如糯米粽子、八寶粥、元宵、年糕，釀酒用的醪糟也是用糯米製成的。

從中醫的角度上說，糯米性溫，味甘，入脾、腎、肺經，具有益氣健脾、生津止汗等作用，非常適合脾虛、胃寒、夏季經常腹瀉者作為滋補品。《本草綱目》中提到：「糯米黏滯難化，小兒、病人最宜忌之。」《本草經疏論》中有記載：「（糯米）補脾胃、益肺氣之穀。脾胃得利，則中自溫，力便亦堅實；溫能養氣，氣順則身自多熱，脾肺虛寒者宜之。」

脾虛自汗：

取糯米、小麥麩各適量，一同炒焦，研為細末。每次取10克左右，用米湯送服。

寒性腹痛：

取糯米適量，炒熱，放入布袋中，敷在患處，取小茴香10克左右，研磨，溫酒送服。

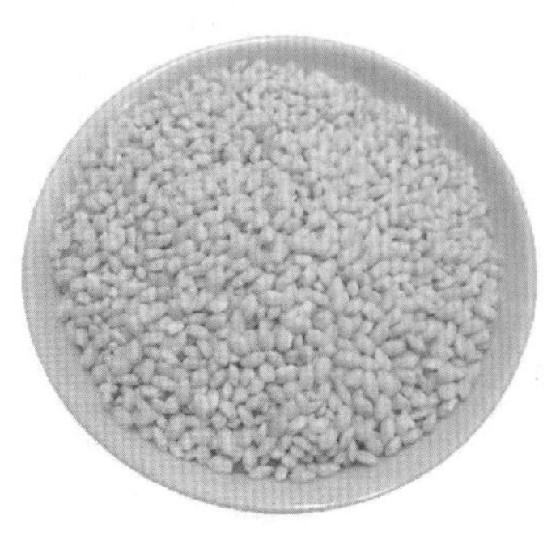

慢性胃炎：

取糯米做成稀飯，煮至極爛，每日食之。

慢性結腸炎：

取糯米500克、淮山藥50克，共炒熟，研成細末，於每日早晨取20～30克，加白糖、胡椒末少許，開水沖服。

盜汗：

取糯米50～150克，洗淨，倒入飯盒內，加適量黃酒，蒸熟後食用，每晚1次，服後即睡，連用1週可癒。

乏力疲勞：

糯米500克，黃酒1000毫升，雞蛋2個，將三者放入碗中隔水蒸熟，每日分多次食用，必要時1週後再吃，療效甚佳。

用糯米釀酒或泡酒，飲用得當能起到滋補健身、治病的功效，比如著名的「杜仲糯米酒」就是用糯米、杜仲、當歸等共同泡製而成，有舒筋活血、美容養顏、溫胃祛寒等功效。

【製作方法】杜仲、枸杞子、當歸各15克，糯米20克，白糖50克，加入白酒500毫升，密封，放在陰涼處存1個月即可。每天服2次，每次取15～20毫升，適用於身體虛弱、氣短乏力、面容憔悴、胃寒腹痛者。

吃糯米的時候要注意以下幾點問題：

①糯米煮爛之後適量食用有助於養脾胃，但是冷糯米飯、未煮軟的糯米飯則不容易消化，應當儘量避免食用。

②消化功能不好的人，如老年人、兒童，可以食用圓粒糯米，因為圓粒糯米比長粒糯米容易消化。不過也要注意，一次不能吃太多糯米。

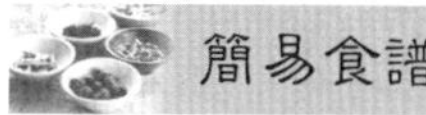

簡易食譜

山藥糯米糊

【食材】熟糯米粉500克，山藥粉60克，白糖適量。

【烹調】將糯米粉、山藥粉共和勻，每日早晨取4匙，加適量白糖和水煮成糊狀，當早餐食用。

【功效】適用於慢性腹瀉。

蕎麥，開胃寬腸又消食

蕎麥又稱烏麥、莜麥、花蕎、甜蕎、蕎子，性平、寒，味甘；主要功效為：開胃寬腸，下氣消積；可治絞腸痧，胃腸積滯，噤口痢疾，慢性泄瀉，赤游丹毒，癰疽發背，瘰癧，湯火灼傷等症疾；有充實胃腸、增長氣力、提精神、脾積止瀉、消熱腫風痛、除五臟滓穢、除白濁白帶的功效。

蕎麥全株可入藥，對治療視網膜出血、肺出血、高血壓等病症有很好的效果。苦蕎富含蛋白質和芸香素，但其蛋白質的黏性差，比小米、大米等穀類作物要容易消化吸收。蕎麥含有19種氨基酸，特別是

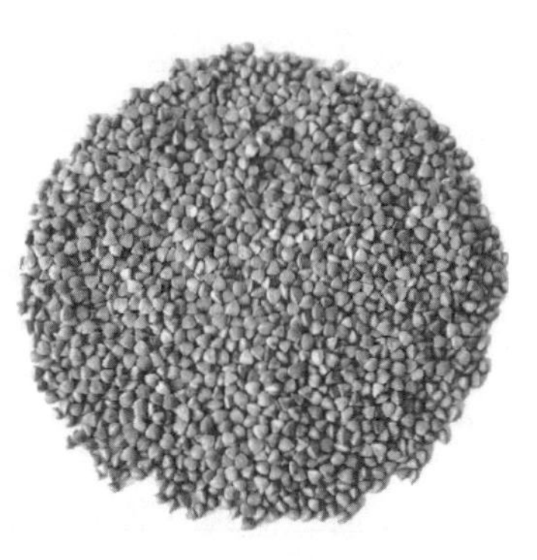

富含人體必需的8種氨基酸；此外它還含有組氨酸和精氨酸，對兒童的生長發育具有重要作用；它還富含維生素類、膽鹼等營養成分，對人體有不錯的保健功效，也可防治一些疾患的發生。

經常吃蕎麥不容易長胖，因為蕎麥富含植物蛋白質，不容易在體內轉化成脂肪；蕎麥中的膳食纖維含量豐富，能促進排便，預防便秘的發生。

蕎麥可以製成蕎米粥、蕎米飯、蕎麥片，也可以將蕎麥研磨成蕎麥粉，製成麵條、蕎酥、涼粉、烙餅、糕點、灌腸等，口味獨特。此外，蕎麥還能釀酒，酒香清純，經常適量飲用能強身健體。

絞腸痧痛：

取蕎麥麵一撮。炒黃，水煎服。

痢疾：

取蕎麥麵6克(炒)，加砂糖用水調勻，頓服。

腹瀉：

取蕎麥麵作飯食之，連用三四天可癒。

疝氣：

取蕎麥麵適量、生川烏15克、白胡椒9克，共研細末，用燒酒拌成泥狀，包紮在腳心。

吃蕎麥的時候要注意以下幾點問題：

①蕎麥雖好，但是提醒大家注意一點，忌一次性食用大量蕎麥，以免發生消化不良。《本草圖經》中說：「蕎麥不宜多食，亦能動風氣，令人昏眩。」

②脾胃虛寒、消化不良、經常腹瀉者忌食蕎麥。《得

配本草》有云：「脾胃虛寒者禁用。」

③蕎麥口感較粗糙，不宜單獨食用，與大米搭配，能緩解粗糙的口感；更重要的是，蕎麥中賴氨酸含量較低，大米中的賴氨酸含量較高，二者搭配可以營養互補。

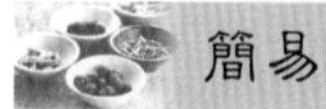

簡易食譜

蕎麥胡蘿蔔粥

【食材】胡蘿蔔20克，馬鈴薯半個，蕎麥100克，醬油、鹽各適量。

【烹調】將胡蘿蔔、馬鈴薯洗淨，胡蘿蔔切片，馬鈴薯切塊；蕎麥米淘洗乾淨後放到鍋中，倒入適量清水，先煮20分鐘，之後放入馬鈴薯、胡蘿蔔繼續熬煮至熟，調入醬油、鹽即可。

【功效】消積食，止瀉，降氣寬腸。

生薑不離，胃腸不寒

生薑自古以來就是民間常用良藥，素有「一片生薑勝丹方，一杯薑湯保健康」「冬吃蘿蔔夏吃薑，不用醫生開藥方」「上床蘿蔔下床薑」的說法，可見生薑在人們心目中的地位。《金匱要略》上有記載：「半夏、生薑汁均善止嘔，合用益佳；並有開胃和中之功。」

天氣炎熱的時候，涼拌菜、冷飲、雪糕、冰鎮西瓜等成為夏季的熱銷品。這些生冷寒涼的食物的確清涼爽口，但會讓脾胃遭罪，被寒濕與濕熱雙重夾擊，讓人出現頭暈噁心、胸悶嘔吐、心悸、食慾下降等症。此時，脾胃需要溫中燥濕，而生薑剛好有這樣的功效。

從中醫的角度上說，薑氣芳香，性質辛辣，能溫中燥濕。適量吃點生薑能促進人體排汗，進而降溫提神。夏季做菜時，可適當加些生薑，有助於清除胃腸之寒。

女性孕早期如果覺得噁心、嘔吐，可以適當喝些生薑水，能緩解孕吐現象。薑還是很多中藥方劑的常用藥，一般分為生薑、乾薑。

生薑性微溫，味辛，入脾、胃、肺經，可發汗解表、溫中止嘔、溫肺止咳、解毒，主治外感風寒、胃寒嘔吐、風寒咳嗽、腹痛腹瀉、中魚鱉毒等。乾薑重在溫煦，能溫中散寒、回陽通脈、燥濕消痰，用於脘腹冷痛、嘔吐泄瀉、咳嗽有痰等。

民間素有「生薑治胃，乾薑治脾」之說，意思是說，生薑有發散的作用，其藥效在表發揮得比較徹底，因此治療腑病較強，對於脾胃而言，生薑更適合治胃病；乾薑比較緩和，其藥性可以逐漸滲入「裏」，即臟病，對脾的影響更大。因此，食用生薑的時候，應當根據病症進行選擇，同時遵照醫囑進行用藥。

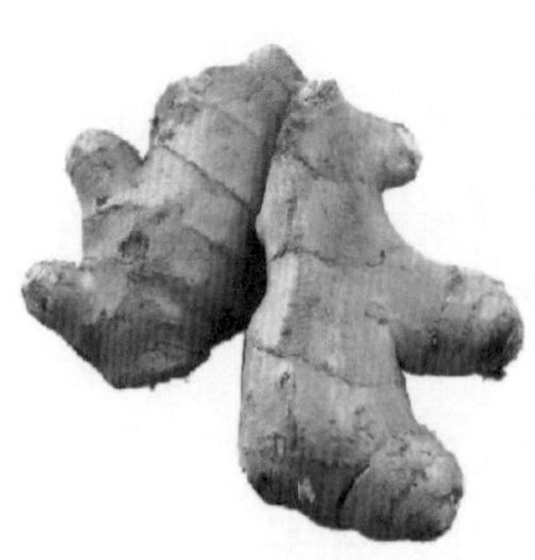

妊娠嘔吐不能進食：鮮牛奶200克，生薑汁10克，白糖

20克。將鮮生薑洗淨，切片，加水少許，搗爛取汁，與鮮牛奶、白糖同入鍋中，煮沸後即可。每日2次，溫熱服用。

胃寒：

紅棗10枚，生薑5片，紅糖適量。將以上食材煎湯代茶飲，每日1次。

寒性腹瀉：

乾薑（泡）適量，研末，取1克，溫水沖服，每日1劑。

胃病發作：

取生薑、桂皮各12克，加水適量煎湯服下，每日2次。

胃、十二指腸潰瘍：

取生薑25克，切碎，放在一個豬肚中，加水用文火燉爛，分數次食用。

吃生薑的時候要注意以下幾點問題：

①有些人不宜吃生薑。凡屬陰虛火旺、目赤內熱者，或患有癰腫瘡癤、肺炎、胃潰瘍、膽囊炎、肺膿腫、肺結核、腎盂腎炎、糖尿病、痔瘡者，都不宜長期食用生薑。

②晚上儘量不要吃薑。俗話說得好：晚上吃薑，像吃砒霜。薑是宣發陽氣的，夜晚人體應該養陰，收斂陽氣，吃薑反而適得其反，違背天時。此時吃薑會讓人興奮，無法安睡；刺激神經，影響心臟功能；鬱積內火，耗肺陰，傷腎水。

③不要吃腐爛的生薑。腐爛的生薑會產生毒性很強的物質，會讓肝細胞變性壞死，誘發肝癌、食管癌等。那種

「爛薑不爛味」的說法並不科學。

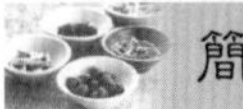

簡易食譜

薑韭牛奶汁

【食材】牛奶250毫升，薑30克，韭菜150克。

【烹調】將韭菜、生薑洗淨後搗碎，攪打成汁，倒入鮮牛奶中，加熱煮沸即可。

【功效】溫養胃氣、降逆止嘔，適用於小兒脾胃虛寒、噁心嘔吐、不思飲食、噎隔反胃等症。

吃肉要吃蒜，營養才全面

從中醫的角度上說，大蒜味辛，性溫，有暖脾養胃、行氣消積、辟除陰邪、殺蟲解毒等功效。《日華子本草》中說其「健脾，治腎氣」。《隨息居飲食譜》中論述大蒜的功用時說：「生者辛熱，熟者甘溫，除寒濕，辟陰邪，下氣暖中，消穀化肉，破惡血，攻冷疾，治暴瀉腹痛，通關格便秘，辟穢解毒，消痞殺蟲。外灸癰疽，行水止衄。」《本草綱目》中有記載：「蒜入太陽、陽明，其氣薰烈，能通五臟，達諸竅，去寒濕，辟邪惡，消癰

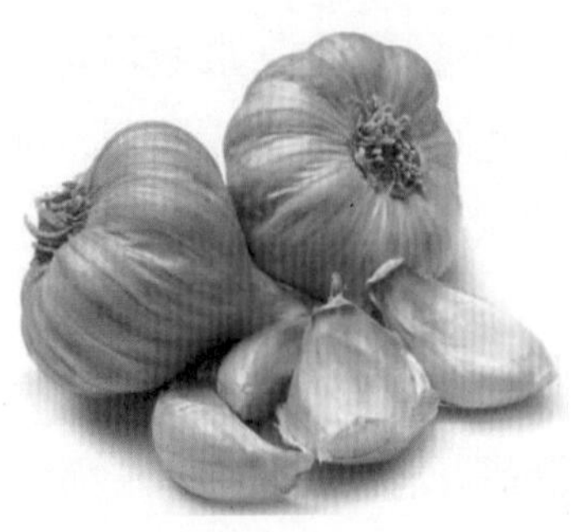

腫，化癥積肉食，此其功也。」

唐代蘇敬等人編著的《唐本草》中也稱大蒜有「下氣、消穀、化肉」等功效。肉類食物味道鮮美、營養豐富，但難以被消化，如果在吃這些美味佳餚時吃幾瓣大蒜，可以促進身體氣血暢通，增強胃腸功能，加速消化過程。

大蒜入藥最早記載於漢末的《名醫別錄》，史書上有記載，一個人患咽塞呻吟，嗜食而不下，家人用車載去秋衣，在路上遇到了出診歸來的華佗，華佗詢問病情後，對患者說：「前面有個賣炊餅的小店，取些蒜齏，三升飲之，病當自去。」

那個患者服了醋製蒜泥後，吐出一條寄生蟲而病癒。雖然此說法有待考證，但可以看出以蒜入藥由來已久。

急性胃腸炎：

大蒜100克，醋150克。將大蒜搗爛如泥，加入米醋調勻服用。

胃痙攣：

將羊肉去油脂，與大蒜同燉，喝湯，吃肉同食大蒜。

噁心、嘔吐：

取大蒜150克，煮熟，將蜂蜜以開水沖服，同食大蒜。

暖胃治脹瞞：

大蒜100克，黃鱔250克。將黃鱔洗淨宰殺，剔骨切片，與大蒜切片同炒。

慢性胃炎、胃痛：

生薑、大蒜各100克，醋500克。將大蒜、生薑洗淨切片，放入食醋浸泡30天以上。遇胃酸症取醋汁飲用。

食積腹脹：

大蒜30克，神麴15克。將二者水煎，加入一小杯白酒飲服。

吃大蒜的時候要注意以下幾點問題：

①腹瀉時忌食蒜，防止腸壁刺激更甚，使血管進一步充血、水腫，從而使更多的組織液湧入腸內，加重腹瀉。

②忌空腹食蒜，以防引起急性胃炎。

③忌過量食蒜，成人每日吃生蒜二、三瓣，熟蒜四、五瓣即可，小孩減半，多食也無益。

④忌長期食用，大蒜有讓腸道變硬的作用，會增加便秘的發生概率，而且能殺死大量的腸內常在菌，甚至由此引發某些皮膚病。

⑤有些人對大蒜有特殊的反應，如食用後有不適感，則應忌食。

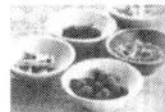

簡易食譜

草魚燉豆腐

【食材】豆腐500克，草魚1000克，青蒜25克，白糖、雞油、雞湯、醬油各適量。

【烹調】先將草魚刮鱗、去鰓、除內臟，洗淨，切段；豆腐切成小方塊；青蒜洗淨，切段備用。將鍋內加入適量雞油，燒熱，把魚放入，再加入料酒、醬油、糖和雞湯燉之。待魚煮熟，放入豆腐，先用武火燒沸後，改用文火燜5～10分鐘，放入青蒜即可。

【功效】補中，平肝，祛風，開胃消食，利水，消腫，防癌。

紅薯，養胃舒腸經常吃

中醫認為，紅薯入脾、腎二經，可滋補脾胃、開胃消食，還可滋補腎陰，讓人的身體變得強壯。《隨息居飲食譜》中說紅薯：「食補脾胃，益氣力，禦風寒，益顏色。凡渡海注船者，不論生熟，食少許即安。」《本草綱目》中記有：「甘藷補虛，健脾開胃，強腎陰。」《本草綱目拾遺》中說紅薯能補中、和血、暖胃、肥五臟。《金薯傳習錄》中說紅薯有6種藥用價值：治痢疾和瀉泄；治酒積和熱瀉；治濕熱和黃疸；治遺精和白濁；治血虛和月經失調；治小兒疳積。

紅薯對胃腸有改善和調節的作用，主要體現在以下兩個方面：紅薯富含膳食纖維、果膠等成分，能保護胃腸黏膜，促進胃腸蠕動，預防、緩解便秘；飲酒過多、飲食不節導致脾胃受傷引起腹瀉的時候，吃烤紅薯能緩解不適。無論是脾胃功能差的人還是胃腸積熱、易便秘，或脾胃虛寒、吃寒涼食物腹瀉者，都

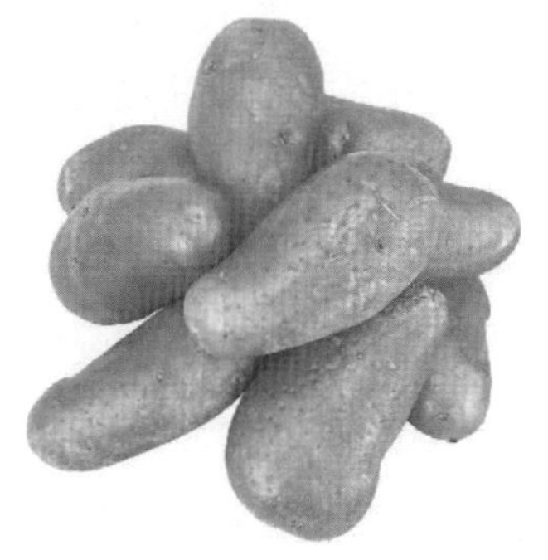

可以由吃紅薯來輔助食療。

紅薯富含澱粉，容易產生飽腹感，而且它在胃腸內停留的時間較長，可以幫助人體控制熱量的攝入。紅薯還有補氣和血的作用，而且性質平和，不易生濕熱，面色蒼白的女性堅持長期食用適量的紅薯能改善面色，讓肌膚更加紅潤。平時可以用紅薯加紅糖煮水喝，也可以煮熟之後直接食用，還能用來熬粥或是做甜點等。

有這樣一則有關烤紅薯的典故：

乾隆皇帝是古代帝王中最為長壽的一個，享年89歲。據傳，一向健康的他在晚年時身體出現了一些小狀況——便秘。他腹脹，不思飲食，心情煩躁。太醫們千方百計地為他治療，但由於乾隆此時年老體衰，怎麼也抵擋不了通便瀉藥的「威猛」。就這樣，乾隆的「難言之隱」一直不見好轉，氣得他幾乎要砍掉那些太醫的腦袋。誰知最後，治好乾隆便秘的竟然是烤紅薯！

一天，他散步路過御膳房，突然聞到一股甜香味，十分誘人。乾隆急忙走了進去，一看是幾個小太監正圍著炭爐邊取暖邊烘烤紅薯。皇上大駕光臨，太監們個個戰戰兢兢，不敢吱聲。只聽皇上說：「是何種佳餚如此之香?」其中一個太監忙叩頭道：「啟稟萬歲，這是烤紅薯的氣味。」並順手呈上了一塊烤好的紅薯。乾隆從太監手裏接過烤紅薯，就大口大口地吃了起來。吃過兩塊後，乾隆覺得烤紅薯皮脆心甜，又軟又香，便吩咐以後逐日進呈。吃了一段時間後，他的便秘竟然不治而癒了。

那麼紅薯對胃腸健康都有哪些功效呢？

脾胃虛弱，氣陰不足，大便無力或秘結，口乾欲飲、視物昏花、夜盲等症：

甘藷150克、粟米100克。將甘藷清洗乾淨，上籠蒸熟，去皮，用刀切成1公分見方的丁塊。把粟米淘洗乾淨，放入鍋內加清水適量，以武火煮沸，再以文火繼續煮。待米快要熟爛時，加入甘藷丁塊一同煮爛成粥，供早晚餐食用。

習慣性便秘：

取紅薯200克、玉米120克，一同熬粥，每日2次，連服5～7天。

血痢：

取紅薯粉以蜜調服。

但是吃紅薯的時候要注意以下幾點問題：

①多食令人腹脹，凡脘腹不適、痢疾腹瀉、身體腫脹者不宜食用。

②紅薯一定要蒸熟煮透再吃，因為紅薯裏的澱粉顆粒不經高溫破壞是很難被消化的。

③紅薯缺少蛋白質、脂質等營養物質，所以和蔬菜、水果及蛋白質含量豐富的食物一起食用，才能確保營養均衡。

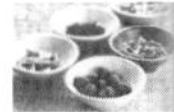

簡易食譜

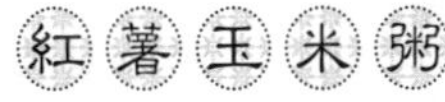

紅薯玉米粥

【**食材**】紅薯200克，玉米糝120克。

【**烹調**】將紅薯洗淨，切成小塊，備用。鍋內加水適量，燒開後撒入玉米糝（邊撒邊攪拌，以防沾黏），煮至六成熟時，加入紅薯塊，再煮至粥熟即成。每日2次，連服5～7日。

【功效】紅薯有補中和血、益氣生津、寬腸潤燥、滋陰強腎等功效。紅薯與玉米均含有較多的纖維素，可加速腸道內糞便的排出。適用於習慣性便秘。

山藥價值高，胃腸不能少

山藥又稱薯蕷、土薯、山薯蕷、懷山藥、淮山、白山藥，最早收錄於《中華本草》之中。藥用來源是薯蕷科植物山藥乾燥根莖。

對於女性朋友而言，山藥是非常好的減肥補益食材。因為山藥是薯類的一種，作為主食食用，讓人產生飽腹感；山藥中幾乎不含脂肪，進而能限制人體對脂肪與熱量的過多攝入，達到減肥的目的。

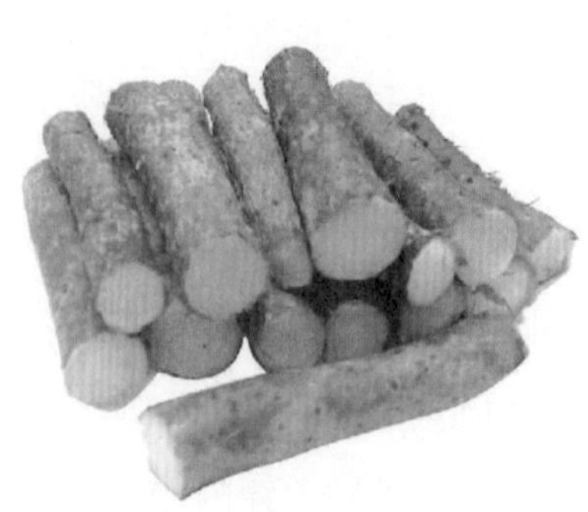

山藥的食用方法很多，可以用於炒菜、燉菜、煲湯，還可以煮粥，甚至直接蒸食。藍莓山藥是常見的佳餚，香糯可口，而且有助消化、開胃、抗衰老、減肥等作用。

取山藥1根，藍莓果醬1大勺，白醋1小勺，將山藥去皮洗淨後放入清水中，倒入少許白醋浸泡15分鐘，將泡好後的山藥放入蒸鍋內，開大火蒸至山藥熟透，最後取出趁熱淋上藍莓果醬即可。

從中醫的角度上說，山藥味甘，性平，無毒，歸脾、肺、腎經。《神農本草經》中說其「主健中補虛、除寒熱邪氣、補中益氣力、長肌肉、久服耳目聰明」；《日華子本草》中說其「助五臟、活筋骨、長志安神、主治泄精健忘」；《本草綱目》中說其「益腎氣、健脾胃、止瀉痢、化痰涎、潤皮毛」；《本草求真》中說其「補脾益氣除熱」「補脾胃之陰」。

山藥是山中之藥、食中之藥。不但可以用於日常烹調菜餚，還可以做成保健食品，有調理疾病的藥用價值。《醫學衷中參西錄》中的玉液湯和滋培湯，用山藥配黃耆，可治消渴、虛勞喘逆；與枸杞子、桑葚等藥食同源的中藥材一同泡茶飲服，能補腎強身，增強抵抗力，有非常好的保健養生功效。

山藥溫補而不驟，味香而不燥，既能補脾氣，又能益胃陰，秉性平和，因此很多名方都加了山藥，如六味地黃丸、薯蕷丸等。對日常生活中的一些常見病症，也可以選擇山藥進行調理，有非常不錯的輔助治療作用。

脾虛腹瀉（包括慢性腸炎，消化及吸收不良）：

山藥250克，蓮子、芡實各120克，共研細粉。每次以2～3調匙，加白糖適量，蒸熟作點心吃。每日1～2次，連續服用。

脾胃虛寒泄瀉：

糯米（炒）30克，懷山藥15克。將兩味共煮粥，熟後加胡椒末少許、白糖適量溫服。每日早、晚餐，溫熱食。

小兒積食不消，吃飯不香，體重減輕，面黃肌瘦：

乾山藥片100克，大米或小黃米（粟米）100克，白糖適量。將大米淘洗乾淨，與山藥片一起碾碎，入鍋，加水適量，熬煮成粥。

但是吃山藥的時候要注意以下幾點問題：

①對山藥過敏的人不宜吃。山藥可能成為變應原，如果對山藥過敏，食用山藥就會出現皮膚紅腫、經常性腹瀉、消化不良、頭痛、咽喉疼痛、哮喘等過敏症狀。

②選擇新鮮的山藥食用。新鮮的山藥肉質呈雪白色，如果山藥的橫切面似鐵鏽，請勿購買；如果表面出現異常斑點也不宜購買，因為這種山藥可能感染過病害；凍過的山藥橫斷面的黏液會化成水，有硬心、肉色發紅，品質差；發芽的山藥不能吃，有毒。

③山藥有收澀作用，因此大便燥結者不宜食用，此外，有實邪者也忌食山藥。

④切好的山藥段或片須立即浸泡在鹽水中，以防止氧化發黑。

⑤山藥不能生吃，因為生山藥含有一定的毒素。

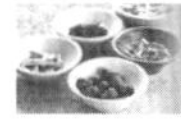

簡易食譜

淮山羊肚湯

【食材】羊肚750克，淮山藥100克，紅棗8枚。

【烹調】將羊肚用開水燙片刻，刮除黑色黏膜，洗淨切塊；淮山藥用清水洗淨；將以上食材一起放入煲內，加清水適量，武火煮沸後，改用文火煲2小時，調味食用。

【功效】滋陰養胃、補腎益肺。適用於肺炎，證見食慾不振、形體消瘦、虛汗多等。

常吃茭白，可解煩熱，調胃腸

茭白是特有的水生蔬菜。唐代以前，茭白被當成糧食作物進行種植，其種子叫菰米或雕胡，是「六穀」（稌、黍、稷、粱、麥、菰）之一。

清代才子袁枚的《隨園食單》雜素菜單中記載了茭白的烹調方法：「茭白炒肉，炒雞俱可。切整段，醬醋炙之尤佳。煨肉亦佳，須切片，以寸為度，初出瘦細者無味。」清人薛寶辰在《素食說略》中也有關於茭白烹調方法的記載：「菰俗名茭白，切拐刀塊。以開水瀹過，

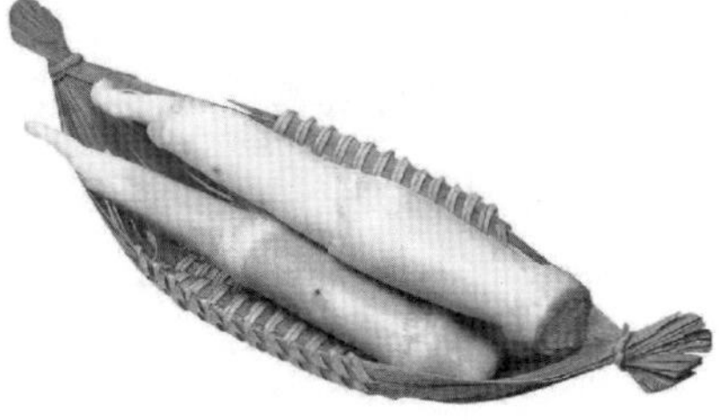

加醬油、醋費，殊有水鄉風味。切拐刀塊，以高湯加鹽、料酒煨之，亦清腴。切茨刀塊，以油灼之，搭茨起鍋，亦脆美。」《調鼎集》的蔬菜部收錄了拌茭白、茭白燒肉、炒茭白、茭白酥、茭白脯、糖醋茭白、醬茭白、醬油浸茭白等做法達八樣之多。

茭白味甘，性寒，入肝、脾、肺經。《本草綱目》中記載，茭白「解煩熱，調胃腸」，還有解毒利尿的功效。在熬豬蹄湯的時候加些茭白，既能改善胃腸道功能，也能提升豬蹄湯護膚美容、除皺抗衰的功效。

大腸積熱之便秘：

茭白30～60克，芹菜30克。水煎服。每日2劑。

小兒風瘡久不瘥：

燒茭白節，末以敷上。

催乳：

取茭白25～50克、通草15克，和豬腳一同煮食。

但是吃茭白的時候要注意以下幾點問題：

①茭白含較多的難溶性草酸鈣，其鈣質不容易被人體吸收，所以不適合陽痿、遺精、脾虛胃寒、腎臟疾病、尿路結石或尿中草酸鹽類結晶較多者、腹瀉者食用。

②茭白性寒能引發舊病，所以胃腸虛寒及瘡瘍化膿者勿食。

③茭白屬於酸性食物，服用磺胺藥時禁食茭白。

④茭白含大量草酸，豆腐含較多氯化鎂、硫酸鈣，如果二者同時進入人體，會生成不溶性草酸鈣，不僅會造成鈣質流失，還可能沉積成結石。

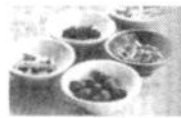

簡易食譜

茭白豆芽

【食材】茭白、綠豆芽各150克，調味品適量。

【烹調】將茭白洗淨，切絲；綠豆芽洗淨。鍋中放素油適量燒熱後，下茭白、綠豆芽，翻炒片刻，而後下食鹽、味精、蔥花、薑末等，炒熟即可，每日1劑。

【功效】清熱通便，適用於熱結便秘及習慣性便秘。

白蘿蔔，調節胃腸促消化

白蘿蔔在飲食和中醫食療領域均有廣泛應用。乾隆年間的《如皋縣志》上有這樣的記載：「蘿蔔，一名萊菔，有紅白二種，四時皆可栽，唯末伏初為善，破甲即可供食，生沙壤者甘而脆，生瘠土者堅而辣。」

白蘿蔔色白，屬金，入肺，性平，味甘、辛，歸肺、脾經，有下氣、消食、除疾潤肺、解毒生津、利尿通便等功效。主治肺痿、肺熱、便秘、吐血、氣脹、食滯、消化不良、痰多、大小便不通暢等症。

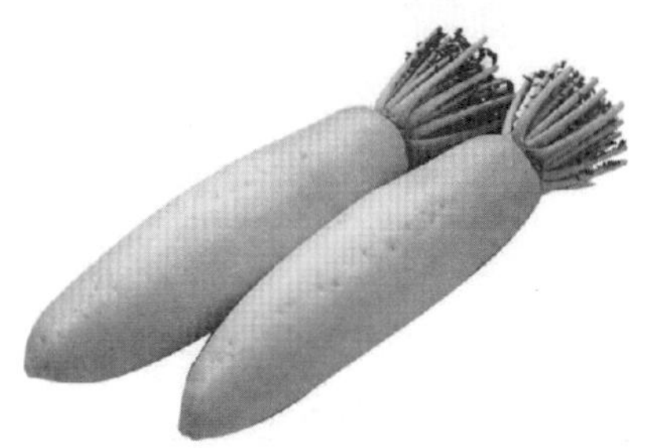

名醫李時珍的《本草綱目》中說蘿蔔能「大下

氣、消穀和中、去邪熱氣」。中國民間有「冬吃蘿蔔夏吃薑」的說法。從中醫的角度上說，冬季主藏，人體之陽氣走向也會和大自然同步藏於體內，所以，冬季時人體內部的陽氣反而最為旺盛。很多人習慣在冬季進補，經常吃溫熱補益的食物，會導致「陽氣在內，胃中煩熱」，出現口腔潰瘍、口臭、大便乾結等症。而白蘿蔔性寒涼而且富含膳食纖維、芥子油、澱粉酶等多種營養物質，有利於改善胃內煩熱的症狀。

便血：

將蘿蔔皮燒存性，荷葉燒存性，蒲黃生用等份為末。每服3克，米湯送下。

痢疾（有積食）：

取萊菔子15克、白芍10克、大黃5克、木香2.5克，以水煎服。

腹瀉：

取蘿蔔2份、蔗糖1份，共搗糊，濾渣取汁。每日3次，每次5～10毫升。

腹痛：

取艾葉、萊菔子各30克，加鹽9克炒熟，包臍上。

細菌性痢疾：

取乾蘿蔔葉90～120克，加水煎濃，當茶頻飲。

但是吃白蘿蔔的時候要注意以下幾點問題：

①蘿蔔性偏寒涼而利腸，脾虛泄瀉者慎食或少食；胃潰瘍、十二指腸潰瘍、慢性胃炎、單純甲狀腺腫、先兆流產、子宮脫垂等患者忌吃。

②蘿蔔屬於寒性食物，人參屬於熱性藥材，二者同食會抵消人參的功效。

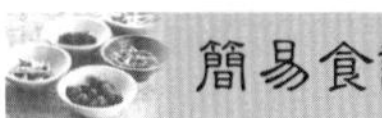

簡易食譜

神麴羊肉蘿蔔包

【食材】麵粉500克，羊肉300克，白蘿蔔（去皮）100克，胡蘿蔔（去皮）50克，蔥末、薑末各15克，藥包1個（內裝神麴20克），料酒、精鹽、味精、五香粉等調味品各適量。

【烹調】先往鍋內放入適量清水，放入藥包燒開，等煎煮至藥汁餘下300克時，揀出藥包不用，藥汁備用。麵粉加水，再加入藥汁275克，和勻揉成麵團。將羊肉、白蘿蔔、胡蘿蔔均剁成末。羊肉末放入容器內，加入餘下的藥汁、薑末、料酒、精鹽、味精、五香粉攪勻，再加入植物油、白蘿蔔末、胡蘿蔔末、蔥末拌勻成餡。然後按照常規過程做成包子，入蒸鍋內用大火蒸熟即成。

【功效】行氣消食，健脾開胃，利水除濕。對腹瀉、腹痛、消化不良等氣鬱患者有一定療效。

偶爾吃點醋，擁有腸道垃圾「清道夫」

「醋」在古代被稱為「酢」「醯」「苦酒」等，已經有3000多年的釀造歷史。從中醫的角度上說，醋入肝、

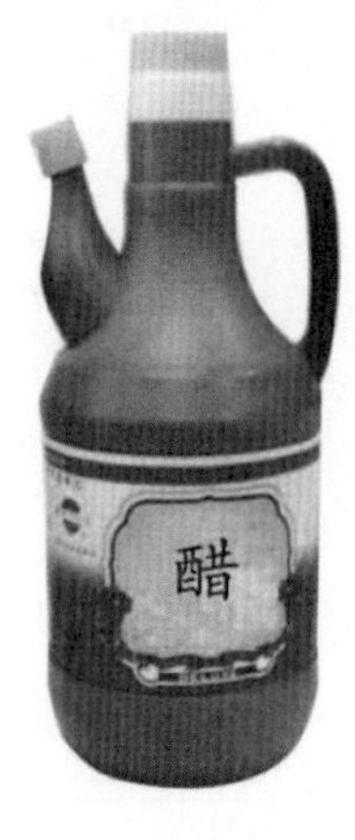

胃經。古代著名醫藥家陶弘景曾有云：「酢酒為用，無所不入，愈久愈良。以有苦味，俗呼苦酒。」《本草拾遺》中說醋：「藥中用之，當取二、三年醋良……破血運，除症塊堅積，消食，殺惡毒，破結氣，心中酸水痰飲。」

中醫典籍《醫林篡要》裏記載，醋有「瀉肝，收心，補肺」的作用，能夠「殺魚蟲諸毒」。夏季各種生物滋生，容易隨飲食進入人體，此時吃涼拌菜的時候加點醋，有殺菌消毒的作用，可以有效避免胃腸道病菌的傳染。胃口不好的慢性病患者和味覺退化的老年人可以適當吃些醋，能調節食慾，改善進食狀況。醋可以刺激胃酸分泌，特別是對於原本胃酸分泌較少者來說，適量吃醋可以促進消化。

嘔吐不止：

生薑一兩，醋漿二合，銀器中煎取四合，連滓呷之。又殺腹內長蟲。

腹中白蟲：

馬齒莧水煮一碗，和精鹽、醋空腹食之。稍停片刻，寄生蟲可出。

蛔蟲症：

花椒6～9克，醋60毫升。煮開後去渣，1次溫服，每日2～3次，連服2～3日。

瘧疾：

新鮮雞蛋3個，陳醋120克。將雞蛋打破調勻，和好陳醋置砂鍋內煎開。待稍冷頓服。

虛寒型慢性胃炎：

生薑100克，米醋250毫升。將生薑洗淨切絲，浸入米醋內，密閉貯存，2～3日即成，每次空腹飲10毫升，每日2次。

治過食魚腥、生冷水菜果實成積者：

將生薑搗爛，和米醋調食之。

胃脘疼痛：

饅頭（去皮）1個，米醋120克。將饅頭切片，以文火與米醋共炒呈焦黃色。每次食10～15克，每日2次。

消化不良：

醋15毫升，細茶葉1～3克。將茶葉和醋置於杯中，加開水沖泡，浸5分鐘，分3次服。

熱瀉黃水：

濃茶1杯，米醋少許。將上兩味調勻，1次服下。每日2～3劑。

但是吃醋的時候要注意以下幾點問題：

①正在服碳酸氫鈉、氧化鎂、胃舒平等鹼性藥時，不宜吃醋，因醋酸可中和鹼性藥，導致其失效。

②使用慶大黴素、卡那黴素、鏈黴素、紅黴素等抗生素藥物時，不宜吃醋，因為這些抗生素在酸性環境中會降低藥效。

③服「解表發汗」的中藥時不宜吃醋。醋有收斂之性，當複方銀翹片之類的解表發汗中藥與之配合時，會促進人體汗孔收縮，破壞中藥中的生物鹼等有效成分，進而

乾擾中藥的發汗解表作用。

④胃潰瘍和胃酸過多患者不宜食醋。因為醋不但會腐蝕胃腸黏膜、加重潰瘍病的發展，而且醋本身富含有機酸，能使消化器官分泌大量消化液，進而增強胃的消化作用，防止胃酸增多、潰瘍加重。

⑤對醋過敏者、低血壓者應忌用。醋會導致身體出現過敏而發生皮疹、瘙癢、水腫、哮喘等症狀。此外，對醋有不適應者應謹慎食用。低血壓患者食醋會導致血壓降低而出現頭痛頭昏、全身疲軟等不良反應。

⑥老年人在骨折治療和康復期間要避免吃醋。因為醋可以軟化骨胳和脫鈣，破壞鈣元素在人體內的動態平衡，促發、加重骨質疏鬆症，使受傷肢體酸軟、疼痛加劇，骨折遲遲不能癒合。

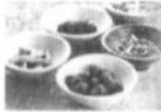

簡易食譜

醋泡薑

【食材】生薑一塊（最好選用鮮薑），米醋或陳醋適量。

【烹調】將生薑洗淨後切片；把切好的薑片放到一個罐子裏，倒入米醋或陳醋；醋倒滿，沒過生薑；取一小塊保鮮膜，折疊成一小塊；把疊好的保鮮膜包裹在罐子口上；蓋上蓋子，密封嚴實。放到冰箱裏一個星期後就可以吃了。每日2～4片，早晨吃最好，長期食用效果更好。

【功效】養胃、減肥、防脫髮，防止慢性病，提升人體陽氣。

蜂蜜，家庭應該常備的潤腸「零食」

蜂蜜是蜜蜂把從開花植物中採集到的花蜜放在蜂巢之中釀成的蜜，蜂蜜含有多種維生素、礦物質、氨基酸等營養物質，以及容易被人體吸收的葡萄糖和果糖。蜂蜜可以直接食用，也可以作藥用，或是用來加工成蜜餞食品等，是非常適合婦女、幼兒、老年人的保健食品。

蜂蜜有滋養、潤燥、解毒、美白養顏、潤腸通便之功，能治療小兒咳嗽。《神農本草經》將「石蜜、蜂子、蜜蠟」列為上品，說其能「除百病、和百藥」，且「多服久服不傷人」。《神農本草經》中說蜂蜜「主心腹邪氣，諸驚癇，安五臟諸不足，益氣補中，止痛解毒，和百藥」。由此可見，蜂蜜對人體的補益之功是非常好的。由於蜂蜜有滋養五臟之功，所以能治療脾胃氣虛導致的食慾下降、納少、消化不良、胃脘隱痛、萎縮性胃炎、胃及十二指腸潰瘍等。

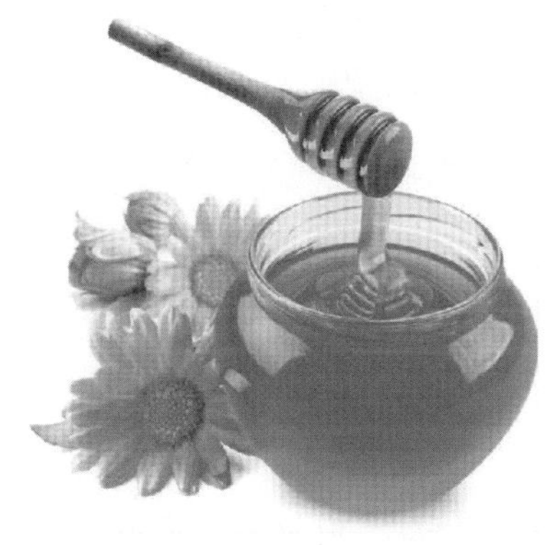

研究表明，蜂蜜對胃腸功能有調節之功，能讓胃酸分泌正常。動物實驗表明，蜂蜜可增強腸蠕動，縮短排便時間。蜂蜜

的食用方法很多，可以直接用溫開水調服，還可以和其他食材搭配製成各種美食。

胃痛：

韭菜子、蜂蜜各30克。先將韭菜子研成細末，再同蜂蜜和為丸。早、晚各服10克。

胃脘隱痛：

馬鈴薯（不去皮）250克，蜂蜜少許。將馬鈴薯洗淨，切成丁，用水煮至成粥狀。服時加蜂蜜。每日晨起空腹食用，連服半個月。

胃及十二指腸潰瘍：

蜂蜜適量。將其熬沸過濾備用，無嘔吐者，空腹日服3次，每次90毫升；有嘔吐者，日服3次，每次30毫升，待嘔吐減輕時，再逐步增至90毫升。可連服2～3個星期。

吐血：

鮮藕節60克，荷蒂10克，蜂蜜少許。將藕節、荷蒂洗淨，加水煎湯，取汁，調入蜂蜜飲服。每日1劑。

細菌性痢疾：

鮮馬蘭嫩莖葉250克。將其洗淨，搗爛絞汁，分2次調蜂蜜食。

老年人便秘：

黑芝麻稈120克。將其切碎水煎，調蜂蜜適量，每日1劑，連服3劑。

陰虛腸燥之便秘：

牛奶250毫升，蜂蜜100毫升，蔥白100克。先將蔥白洗淨，搗爛取汁。牛奶與蜂蜜共煮，開鍋下蔥汁再煮即成。每早空腹服用。

但是吃蜂蜜的時候要注意以下幾點問題：

①不滿周歲的嬰兒不適合吃蜂蜜，因為蜂蜜在釀造、運輸、儲存的過程中很容易被肉毒桿菌感染。

②不可以用開水沖或高溫蒸煮蜂蜜，否則會破壞蜂蜜中的營養物質，改變其風味兒。

③不宜與韭菜同食。韭菜富含維生素C，易被蜂蜜中的礦物質銅、鐵等離子氧化而失去作用。此外，蜂蜜能通便，韭菜富含纖維素，有導瀉的功效，二者同食易引起腹瀉。

④糖尿病患者不能食用蜂蜜。蜂蜜的含糖量非常高，而且所含的是容易被人體吸收的葡萄糖和果糖，能在短時間內使血糖升高。

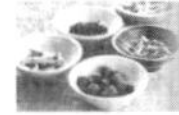

簡易食譜

大山楂丸

【食材】山楂1000克，炒神麴、炒麥芽各150克，蔗糖、蜂蜜各600克。

【烹調】將三藥粉碎為細末，過篩，混勻；蔗糖加水270毫升，再與蜂蜜混合，文火煉至比重約為1：38時，過濾；將糖液與藥粉和勻，製成大蜜丸，乾燥。必要時口服，每次10～18克，每日1～3次。

【功效】消食開胃。適用於飲食積滯、腹脹腹痛、四肢無力、面色不榮、嘔吐臭穢者。

馬齒莧，腸道的「守護神」

提起馬齒莧，很多人都非常熟悉，它就生長在馬路邊、池塘邊、菜地裏，可以用來做湯、做餡料，也可以涼拌或者炒著吃。馬齒莧長得不高，大概30公分，大部分都趴在地上，葉子小而圓，莖紅兒圓，肉質肥厚，夏季開黃色的小花，容易辨認。

新鮮的馬齒莧口感脆嫩，吃起來和莧菜差不多，滑滑的，有些酸。作為蔬菜來說，馬齒莧的味道並不怎麼好，但它的保健價值很高。

《滇南本草》中說馬齒莧：「益氣，清暑熱，寬中下氣，潤腸，消積滯，殺蟲，療瘡紅腫疼痛。」馬齒莧性寒涼，可以清除心、肝、肺、大腸之熱。本節主要介紹的是它在腸道方面的健康作用。

馬齒莧既能解毒，又能消炎，還可以祛熱，對腸道病屬熱症基本都能調養、治療。哪些腸道病屬熱症呢？如痔瘡出血、細菌性痢疾、腸道息肉、實熱便秘等。簡而言之，大部分腸道病都屬於這個

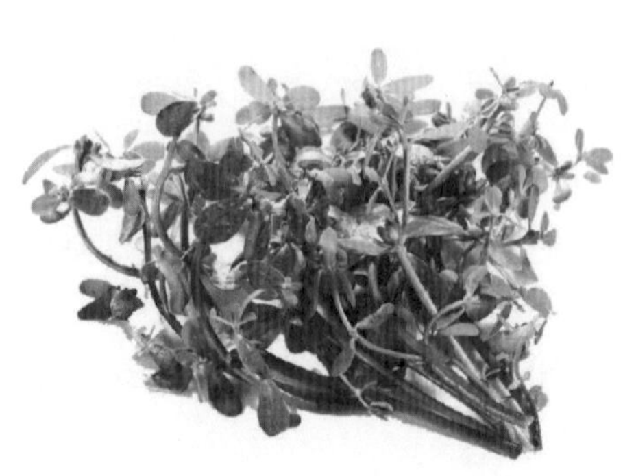

範疇，受寒引起的腹瀉、脾虛引起的長期大便溏稀除外。馬齒莧對於急性腸道病的治療效果顯著，特別是調理細菌性腸炎和細菌性痢疾的效果非常好。

慢性腹瀉：

馬齒莧、車前子、赤石脂各30克，土茯苓、生大黃各20克，老鸛草、生地榆、炒扁豆各15克，肉桂10克。將上藥水煎取液150毫升。取本品每晚睡前保留灌腸，每日1劑，15日為1個療程，共用2個療程。

白喉及小兒腹瀉：

用鮮馬齒莧煮湯或加適量白糖水煎服，可治白喉及小兒腹瀉。

痢疾，腸炎，腹痛，膿血大便：

取鮮馬齒莧200克洗淨，先將綠豆50～100克煮至爛熟，再加入馬齒莧同煮熟食用。

細菌性腸炎和痢疾：

取馬齒莧放入沸水鍋中焯2分鐘，撈出，過涼水，拌蒜泥、麻油當涼菜吃，之後將焯過的水加適量白糖喝下即可。此方可促進腸道蠕動，排出毒素。雖然可能會暫時加重腹瀉症狀，但並不用過分擔心。如果是單純受涼導致的一般性腹瀉則不宜採用此方。

吃馬齒莧的時候要注意以下幾點問題：

①腹部受寒引起腹瀉者、孕婦（馬齒莧性滑利，有滑胎作用）、正在服用含鱉甲成分的中藥者，均應避免攝入馬齒莧。

②馬齒莧味酸不宜久煮，煮久後其味更酸。

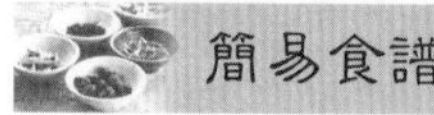

簡易食譜

馬齒莧綠豆湯

【食材】馬齒莧、綠豆各60克，精鹽或白糖適量。

【烹調】將馬齒莧洗淨，切碎，綠豆淘洗乾淨；綠豆加適量清水，置武火煮沸，改文火煎煮，八成熟時放入馬齒莧同煮湯；至綠豆熟透加精鹽或白糖調味即成。

【功效】馬齒莧有較好的清熱止痢作用，綠豆可清熱解毒，適用於急性菌痢初期出現腹痛、腹瀉、大便膿血、口乾、口苦等症狀的輔助治療。

食慾不振沒胃口，山楂可以助消化

山楂，又稱紅果，顆粒小巧，果肉不多，不過酸味明顯，吃一顆就能醒神，更是開胃的絕佳水果。

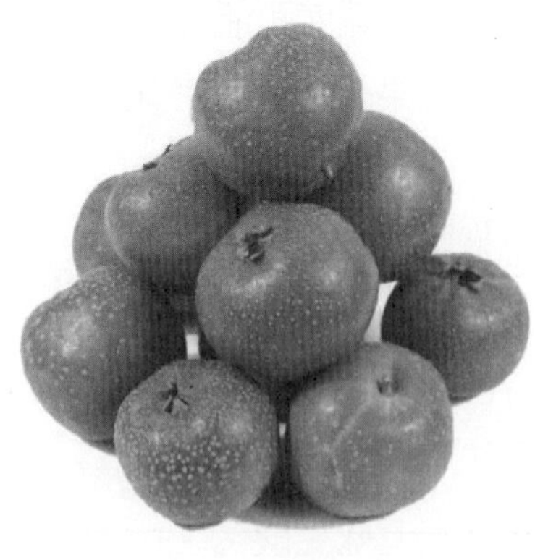

山楂也是一味中藥，《本草綱目》中說山楂「化飲食，消肉積，癥瘕，痰飲痞滿吞酸，滯血痛脹」，意思就是說山楂能消食、除油去膩、活血理氣、化瘀止痛。《日用本草》中說山楂可「化食積，行結氣，健胃

寬膈，消血痞氣塊」。《滇南本草》中說山楂可「消肉積滯，下氣；治吞酸，積塊」。《本草求真》中說：「山楂，所謂健脾者，因其脾有食積，用此酸鹹之味，以為消磨，俾食行而痰消，氣破而泄化，謂之為健，止屬消導之健矣。」

山楂味酸甘，性微溫，入脾、胃、肝經，有健胃消食、活血化瘀之功。山楂可健脾胃、消食積，可用於治療油膩肉積導致的消化不良、腹瀉腹脹等症。

近代研究表明，吃過山楂之後，胃中酶類物質的量會增加，能促進消化；山楂中所含的脂肪酶可以促進脂肪食物消化，所以在燉肉時加幾片山楂不但能促進肉的熟爛，還有利於消化。

逢年過節，餐桌上擺滿了美食，有的人很難控制飲食，想要吃得清淡些就更難了，節後往往會胖好幾斤。山楂非常適合此類人群食用，既開胃消食，又能消除多餘的脂肪。冬天生吃山楂可能會刺激胃腸，損害牙齒，所以最好把山楂蒸熟再吃：山楂洗淨後去核，放到碗內，放入兩三塊冰糖，之後放到蒸鍋上蒸15～20分鐘即可。

慢性胃炎：

黃連500克，米醋50毫升，白糖500克，山楂1000克。將上藥加水4000毫升，混合浸泡7日，即可服用。每日3次，每次50毫升，飯後服。

胃下垂：

黃耆、蘇枳殼各15克，山楂9克。將上藥混合，每日1劑，水煎2次，早晚分服。

食滯呃逆：

將山楂洗淨去核，搗爛取汁，每次服15～20毫升，每日3～4次。

傷食腹瀉：

山楂30～50克，蘿蔔120克，白糖適量。按常法煮湯服食。每日1～2劑。

急性腹瀉：

萊菔子15克，山楂20克，生薑3片，紅糖15克，大米250克。先將萊菔子、山楂、薑片加水適量煎煮40分鐘，去渣取其汁液，放入淘洗乾淨的大米煮作粥，臨熟時下紅糖調味。每日分3次服用，可連服5日。

食肉不消：

取山楂肉200克，用水煮食，並飲汁。

胃脘脹滿：

取山楂15～30克，陳皮、法半夏各12克，茯苓15克，木香、甘草各6克，白芍10克。將上藥用水煎，早晚溫服。

腸風下血，用寒藥、熱藥無效者：

獨用山楂，乾者為末，艾湯調下，應手即癒。

腸風：

將酸棗並肉核燒灰，米飲調下。

吃山楂的時候要注意以下幾點問題：

①山楂雖然有開胃瘦身之功效，但只消不補。所以脾胃虛弱、胃酸過多者不宜多食。《本草綱目》中說：「（山楂）生食多，令人嘈煩易飢，損齒，齒齲人尤不

宜。」所以即使是健康的人也要適量食用山楂，飯後吃2～3顆就可以了。吃過山楂鮮果之後要及時漱口、刷牙，防止傷害牙齒。

②山楂有促進婦女子宮收縮的作用，孕婦多食山楂，可能會引發流產，所以不宜多食。

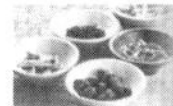

簡易食譜

助胃健脾湯

【食材】山楂片、炒麥芽、薏苡仁各9克，芡實12克，瘦肉150克，紅糖少許。

【烹調】將瘦肉洗淨切塊，各藥一同裝入紗布袋內，一起放入砂鍋中，加水後用文火煎煮至肉爛熟，去藥袋，加調料和紅糖即成。喝湯吃肉。

【功效】健脾胃、助消化。適用於食慾不振。

常吃鯽魚，健脾利濕益胃腸

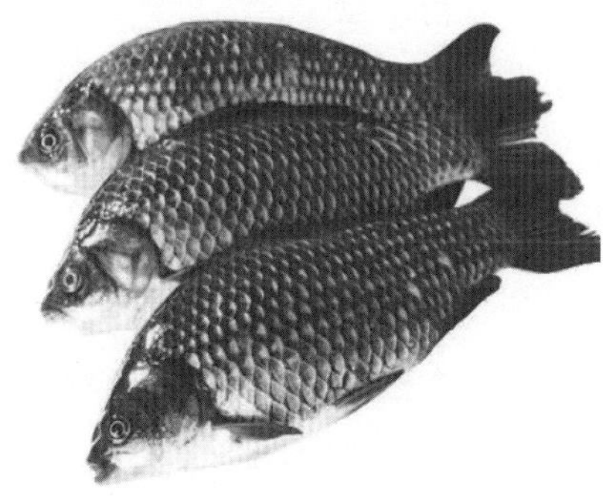

鯽魚又名鯽皮子、肚米魚，肉質鮮嫩，營養豐富。李時珍說：「鯽喜偎泥，不喜雜物，故能補胃。冬月肉厚子多，其味尤美。」鯽魚的烹調方法多樣，可以做湯、熬粥、炒菜，也可以炸成乾來食用。

從中醫的角度上說，鯽魚味甘，性平、微溫，常被用來治療女性產後乳汁不足。唐代中藥學家陳藏器說鯽魚「頭主咳嗽，燒為末服之。肉主虛羸，五味熟煮食之。膾亦主赤白痢及五野雞病」；《食醫心鏡》有記載，鯽魚「治脾胃氣冷，不能下食，虛弱無力」。

鯽魚渾身是寶，鯽魚子有補肝養目的功效；鯽魚腦有健腦益智的功效，而且將其放在竹筒裏蒸過之後滴入耳內能治療耳聾；將鯽魚骨燒成灰後塗在被蟲子咬過的潰瘍處，有助於傷口癒合；鯽魚膽汁塗在創口上能止痛。

嘔吐：

活鯽魚1尾，蒼朮20克，綠礬（皂礬）10克。將鯽魚去腸雜，不動魚鱗，將蒼朮及綠礬填入魚腹，用黃泥裹封，燒乾存性研末。以米湯送服，每次5克，每日2次。

慢性胃炎：

鯽魚1～2條，糯米50～100克，調料適量。將鯽魚去腸雜，洗淨，與糯米同入鍋，加水煮粥，粥熟後去掉魚刺，加入調料即可食用。每日1劑。

胃下垂：

鯽魚500克，黃耆40克，炒枳殼15克。將鯽魚洗淨，同上述兩味中藥加水煎至魚熟爛。食肉飲湯，每日2次。

脾胃虛寒之慢性腹瀉，慢性痢疾等：

大鯽魚1000克，蓽撥、砂仁、陳皮各10克，大蒜2頭，胡椒10克，泡椒10克，蔥、鹽、醬油各適量。將鯽魚去鱗和內臟，洗淨，在魚腹內裝入陳皮、砂仁、華撥、蒜、胡椒、泡椒、蔥、鹽、醬油。鍋內放入油燒熱，將鯽魚放入鍋內煎，再加水適量，燉煮成羹即成。空腹食之。

小腸疝氣：

每頓取鯽魚1個，同茴香煮食。

脾胃虛弱，慢性腹瀉，肛痛：

大鯽魚1000克，小椒末6克，草果末3克，將上述三味加水同煮至魚熟。

但是吃鯽魚的時候要注意以下幾點問題：

①內熱者注意不要吃鯽魚。陽虛體質和素有內熱者忌食，易生熱而生瘡瘍者忌食，感冒發熱期間不宜多吃。

②痛風患者不宜吃魚，魚類含有嘌呤類物質，會加重病情。

③出血性疾病患者不宜吃魚，如血小板減少、血友病、維生素K缺乏等。魚肉中所含物質會抑制血小板凝集，加重出血症狀。

④肝硬化患者不能吃魚。肝硬化時機體難以產生凝血因子，再加上血小板偏低，容易引起出血。

⑤結核病患者也不能吃魚。服用異菸肼時如果食用某些魚類容易發生過敏反應，如噁心、頭痛、皮膚潮紅、眼結膜充血等。

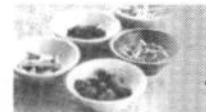

簡易食譜

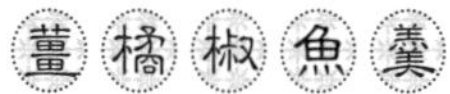

薑橘椒魚羹

【食材】生薑30克，橘皮10克，胡椒3克，鮮鯽魚1

尾（約250克），精鹽適量。

【烹調】將鮮鯽魚去鱗，剖腹去內臟，洗淨；生薑洗淨，切片，與橘皮、胡椒共裝入紗布袋內，包紮好後填入魚腹中，加水適量，用小火煨熟即成；食用時，除去腹中的藥袋，加精鹽少許，可單食。

【功效】溫胃散寒。適用於胃寒疼痛、虛弱無力、食慾不振、消化不良、蛔蟲性腹痛等症。

食療勝似藥，常見胃腸病食療方

鱔魚大蒜湯，專治胃脹食慾不佳

胃脹是中醫病名，主證是脹滿、胃脘痛。胃脹的發生和生活作息不規律、飲食不衛生有很大的關係。從中醫的角度上說，胃主受納，胃的舒張和收引能完成食物的消化。反之，胃舒張和收引失調，擴張甚於收引，胃脹乃成。之所以胃擴張而不收引，和臟腑傷損有很大的關係。明代名醫張景岳曰：「積勞積損及憂思不遂者，乃有所病。」所以胃脹常見於慢性疾病損傷的患者，外感寒濕，內傷飲食，情志失調多為其誘因。

●病例分析

最近一段時間，劉女士發現自己8歲的兒子小東吃飯時總是無精打采的，總是說自己不餓。一到晚上胃裏還會發出「咕嚕咕嚕」的聲音。劉女士不敢懈怠，趕忙帶著兒子去樓下的中醫診所就診。

醫生對小東進行了一番檢查，對劉女士說：「孩子無大礙，就是有點受寒胃脹，是不是最近著涼了？」劉女士想了想回答道：「前兩天孩子吵著要吃紅薯，我給烤了一塊紅薯，他拿著紅薯就跑出去玩了，好像就是從那天之後他就不怎麼愛吃東西了。」

醫生點了點頭，繼續說道：「我給你推薦一個食療方

——鱔魚大蒜湯，回去之後給孩子做著吃，很快就能痊癒。」同時囑咐劉女士回家之後儘量讓小東吃些清淡好消化的食物，做好防寒保暖工作。

鱔魚大蒜湯

【材料】大蒜1頭，鱔魚2～3條，香菜或小蔥1～2棵，色拉油、食鹽、黃酒、麻油、高湯各適量。

【做法】將大蒜掰散、去皮後用刀拍扁；黃鱔宰殺，剖開，去除內臟，洗淨血污，切成片狀；香菜或小蔥洗淨後切碎。將鍋置於火上，倒入少量色拉油，放入蒜瓣炒香後加高湯或清水。放入鱔魚片，大火燒沸後轉小火煮至魚肉熟透，調入少許食鹽、黃酒、麻油即可。

【用法】每日1劑，可分次佐餐溫服。醫生囑咐劉女士，如果按此方連續食用2天不見效，再帶小東過來就診。劉女士連聲答應，回家之後按照醫生的囑咐每天給小東燉鱔魚大蒜湯喝，第二天症狀就有所緩解，一個星期之後胃脹的症狀就消失了。

●藥膳解析

黃鱔是大補之品，民間素有「小暑黃鱔賽人參」的說法。從中醫的角度上說，黃鱔味甘性溫，這一點和人參相符。而且黃鱔可以作用於肝、脾、腎經，除了能補益氣血、滋補強身，還可以溫腎健脾、補肝理氣，驅除人體十二經絡之風邪，除去腹內冷氣，治療腸鳴和寒重氣血閉阻不通等，非常適合胃脹患者服食。

從現代醫學的角度上說，黃鱔含有一種特殊的物質——鱔魚素，能清熱解毒、涼血止痛、健脾潤腸、調節血糖等。

大蒜可暢通人體氣機，增強胃腸功能、促進消化，讓食物營養更易被人體吸收和利用，同時還能治療飲食積滯、脘腹冷痛等腸道疾病。將黃鱔和大蒜合用，不但能調理胃腸，還能補虛強身，可謂「一箭雙雕」。

仙人掌豬肚湯，調養糜爛性胃炎

糜爛性胃炎分為急性糜爛性胃炎、慢性糜爛性胃炎兩種。其中，急性糜爛性胃炎是以胃黏膜多發性糜爛為主要特徵，又稱急性胃黏膜病變或急性糜爛出血性胃炎，為上消化道出血的重要病因之一，約占上消化道出血的20%。慢性糜爛性胃炎又稱疣狀胃炎或痘疹狀胃炎，通常症見飯後飽脹、反酸、噯氣、無規律性腹痛、消化不良等。

糜爛性胃炎屬於胃腸疾病中比較嚴重的病症，若治療不及時，會導致病情惡化，而且糜爛性胃炎自身危害比較大，會嚴重影響患者的生活和工作。

●病例分析

嚴女士是一名小學教師，已經40歲，工作壓力並不大，也比較注重飲食營養，卻沒想到自己前段時間經常胃痛，痛起來如同針扎一般。後來到醫院檢查，結果顯示胃黏膜充血，胃竇出現了多個疣狀突起，而且有紅疹樣改變，被確診為慢性糜爛性胃炎。

嚴女士覺得奇怪，不知道自己為什麼會得這樣的病。經過醫生的仔細詢問才發現病因，嚴女士從20歲開始就有吸菸的習慣，一開始每天抽半包，到現在已經增加到了近兩包。

雖然大多數人都知道吸菸不利於肺部健康，甚至會誘發肺癌，但卻很少有人知道長期吸菸還會導致糜爛性胃炎。因為菸中的尼古丁會刺激胃黏膜，引起黏膜下血管收縮、痙攣，導致胃黏膜缺血、缺氧。

臨床研究表明，長期吸菸會誘發糜爛性胃炎、萎縮性胃炎、潰瘍病等疾病。

醫生告訴嚴女士，糜爛性胃炎一定要及時控制，否則很容易在此基礎上誘發潰瘍。嚴女士聽了醫生的話之後，決定戒菸，並趕忙問醫生用什麼方法能治好胃病，醫生建議嚴女士服用抑酸護胃的西藥，不過這種方法只能用來緩急，卻不能根治。

醫生讓嚴女士先服幾天西藥緩急，之後用中藥、食療方進行調養。透過檢查，醫生發現嚴女士舌色偏紫，有瘀斑，脈弦澀。

中醫將此類情況歸屬於瘀血型胃痛的範疇，常見症狀為腹痛拒按，痛處固定，痛如針刺一般，夜間疼痛會加重，甚至會輻射至胸背，還可能出現嘔吐、便血等症狀。根據嚴女士的情況，醫生給她開了仙人掌豬肚湯。

仙人掌豬肚湯

【材料】仙人掌30～60克，豬肚1個。

【做法】將仙人掌裝入豬肚內，放入鍋中，倒入適量清水，用小火燉至爛熟。

【用法】喝湯，吃豬肚。每日1次，連服3～7次。嚴女士回去之後在服藥的同時配合服食此藥膳，1個星期之後，胃痛症狀就消失了。

●藥膳解析

仙人掌性寒，有行氣活血、健胃止痛、清熱解毒、散瘀消腫等功效。此外，仙人掌還能鎮咳，對於嚴女士這種常年吸菸導致的肺熱咳嗽有很好的療效。仙人掌搭配性溫的豬肚，不僅可以讓整個湯不至於太過寒涼，還有非常好的補益作用。豬肚營養豐富，且易於被人體消化吸收，有補虛損、健脾胃、促進胃黏膜修復的功效。此湯能行氣活血、健脾益胃，適用於氣滯血瘀、胃痛年久不癒之證。

茴香豬肚湯，調理胃病效果佳

胃病困擾著很多人。據調查結果顯示，中國約有1.2億人患有胃病，這個數據還在不斷擴大，且有低齡化趨勢。台灣因胃病就醫人數高達469萬7千多人，平均一年吃下185公噸的腸胃藥，光胃藥市場每年高達4億元銷售金額。

胃病有不同的種類和表現：有的胃酸分泌過多；有的胃酸分泌過少；有的分泌失調，時多時少。不過除了胃火熾盛，只要是慢性胃病，其實都可以用茴香豬肚湯來調治。

●病例分析

陳女士今年三十出頭，從十幾歲開始就患上了胃病，一到秋天、天氣轉涼的時候，胃病就會發作，如今更是如此。她到診所詢問醫生，發現主要症狀包括：胃痛，喜暖怕涼，患胃病多年、反覆發作。醫生給她開了些治療胃病的藥後，又向她推薦了一款藥膳——茴香豬肚湯。

茴香豬肚湯

【材料】小茴香籽30克，生首烏60克，豬肚1只。

【做法】將小茴香籽和生首烏放到豬肚內，用棉線將豬肚縫合，加冷水下鍋，開大火燒沸，之後轉小火燉熟即可。

【用法】吃豬肚喝湯，如果不怕苦可以連生首烏一起吃。小茴香籽不能吃。1只豬肚分兩天吃完。每個星期燉1次，直到身體感覺舒適為止。通常而言，胃病患者連續吃3個星期就能感覺到明顯效果。

陳女士回家之後遵醫囑嚴格用藥，並且每週服用茴香豬肚湯，約3個星期之後，就覺得胃裏舒服多了，天氣涼的時候胃痛也不怎麼發作了。

●藥膳解析

此方中的生首烏有去毒消腫、促進潰瘍癒合、補虛補血、調節胃功能等作用。豬肚能提供營養、補中益氣；調和藥性、保護胃腸；引藥歸經，豬肚是入胃經的，能使茴香和生首烏的藥性直達病灶。

西醫認為慢性胃炎是幽門螺桿菌感染所致，而茴香、生首烏都有殺菌的作用。而中醫認為長期的慢性淺表性胃炎多為寒涼傷胃、脾胃虛寒、肝氣犯胃等因素共同作用所致。茴香既能發散寒氣，又能溫煦脾胃；生首烏入肝經，能祛肝風、補肝血。

肝氣之傷，多由不良情緒所引起。絕大多數的胃病都和情緒有很大的關係，其中胃神經症最為典型，沒有明顯的器質性病變，一生氣或緊張就會引發胃痛，此即為肝氣犯胃。多數胃病其實就是心病，所以調理的過程中一定要保持愉悅的心情，不能生氣，否則即使用再好的藥都無濟於事。

再來說一下何首烏，何首烏分生品和黑豆汁蒸製過的製首烏兩種。二者的作用是有差異的，不能相互代替。製首烏的主要作用是補益，而生首烏還有祛風解毒、潤腸通便的作用。

此藥膳宜選用生首烏，因其在此藥膳方中不僅起補的作用，也起到「泄」的作用，製首烏沒有此功效。

不過要注意一點，「是藥三分毒」，本來起的是補益作用，用過量了就是毒，甚至可以致命，何首烏也是如此。對養肝的人來說，服藥過量會傷肝，所以要嚴格控制藥膳中的中藥材用量。

胡椒紫蘇生薑水，專治傷食嘔吐

現在的年輕人飲食常沒有規律，沒有顧忌，遇到喜歡吃的就大吃特吃，對不喜歡的食物寧願餓著也不吃。豈不知這樣做很容易傷食傷胃。

傷食是中醫術語，主要指由於飲食過量、生冷不均、雜食相剋而導致食物滯納在胃，無法消化，使脾胃功能減退而出現腹脹腹痛、吞吐不適的病症。

●病例分析

小張是某公司的銷售部經理，經常代表公司參加各種應酬。前段時間，小張陪客戶去吃火鍋，席間吃了很多涮羊肉，又喝了很多冰鎮飲料和啤酒，生意談成了，小張不禁又多喝了幾杯。晚上十點多時，小張突然感覺腹脹難受，跑到衛生間一頓狂吐，吐後自覺胃部舒適很多。

第二天起床後小張又喝了一杯冷水，隨後一整天看到食物就覺得噁心，而且胃虛脹冷痛，常吐清水。家裏人趕忙帶著他去看醫生。醫生得知小張是吃了生冷食物後開始胃部不適，他告訴小張，人的胃向來喜歡溫暖，先熱後冷讓胃難以承受，於是出現短暫性的「感冒」。醫生又說，對於這種受寒所致的傷食嘔吐，治療時應當溫中散寒，於是給他推薦了一個食療方——胡椒紫蘇生薑水。

胡椒紫蘇生薑水

【材料】白胡椒、紫蘇、生薑各5克。

【做法】將上述材料洗淨後放入鍋中，加水煎汁，過濾去渣，分2次飲用。

【用法】每日1劑，連服1～3劑。回家之後，小張就開始煎服此方，服1日後看到食物就有食慾了，但醫生建議他暫時清淡飲食，儘量吃些溫熱、易消化的食物，小張這才管住自己的嘴，沒敢吃油膩的東西。之後繼續調養了幾天，小張的胃口就恢復如初了。

●藥膳解析

紫蘇味辛，性溫，歸肺、脾經，有行氣和胃的作用，常用於胸腹脹滿證，和油膩食物一起吃有助於消化吸收，喝酒後吃些紫蘇，可起到解酒的目的。紫蘇還可解表散寒，用於風寒感冒。紫蘇在日本比較受歡迎，凡有生食料理的店鋪，都會提供新鮮或醃漬的紫蘇葉作為佐食。這主要是因為紫蘇有解魚、蟹毒的功效，食魚、蟹後引起的吐瀉腹痛症狀都可吃它來緩解。

胡椒紫蘇生薑水不僅適用於寒凝氣滯型嘔吐，還適用於潰瘍病屬寒凝氣滯者，常見的症狀是胃脘冷痛、口淡泛涎、不思飲食、噁心嘔吐。

胡椒有溫中下氣的功效，可治寒痰食積、脘腹冷痛、反胃、嘔吐清水等症。藥理研究發現，胡椒的主要成分是胡椒鹼，也含有一定量的芳麻油、粗蛋白、粗脂肪及可溶性氮，能去腥、解油膩、助消化。此外，胡椒有防腐抑菌的作用，且性溫熱，對胃寒所致的胃腹冷痛、腸鳴腹瀉有很好的緩解作用，可治療風寒感冒。

生薑也是治療胃寒的常用藥，與胡椒搭配在一起，可溫中理氣、止嘔，治療傷食嘔吐效果最好。

三者搭配，能溫中暖胃，行滯消食，有效治療傷食、胃寒引起的嘔吐。

砂仁橘皮佛手柑粥，調治淺表性胃炎胸悶腹脹

淺表性胃炎其實並不算嚴重的胃部疾病，它只是一種慢性胃黏膜淺表性炎症，不必太過緊張。淺表性胃炎在臨床上比較常見，占慢性胃炎的80%，多發生在31～50歲的人群身上。

很多人雖然患病多年卻不自知，主要是由於大部分患者沒有症狀或症狀比較輕微，只是出現了不同程度的消化不良、進食後上腹不適，因此很容易忽略病情。此病多和飲食不節有關，患者發病的時候一般會有上腹隱痛的症狀，空腹時通常無不適感，進食後會感到不適；患者常因進食冷、硬或辛辣等刺激性食物而疼痛，或者由於寒冷、情緒不佳而使病情加重。

從中醫的角度上說，此病多為情志不舒、肝氣鬱結、氣機鬱滯，或飲食不節、過飢過飽，導致積滯不化、胃內壅塞引起的疼痛。久病會導致脾胃虛弱，如果此時受涼，就會誘發胃痛。

慢性淺表性胃炎與其他胃炎一樣，在中醫上有虛證、實證之分，可以分為胃陰不足、肝鬱氣滯、濕熱中阻、脾胃虛寒、胃絡瘀阻等類型，治療時要辨證用藥。

●病例分析

曹女士前幾年得過急性胃炎，因為當時沒能徹底治癒，病情反覆發作，逐漸發展成慢性淺表性胃炎，經常腹脹、胃痛、噯氣，雖然吃了不少胃藥，但病情始終未能好轉。後來在朋友的建議下去看了中醫。

醫生見她舌苔厚膩、脈弦滑，而且曹女士自述胃脘飽脹、噁心、噯腐吞酸，有的時候甚至會嘔吐出不容易消化的食物，吐後胃痛症狀減輕，遇到心煩氣躁的事情時症狀會加重。

醫生結合曹女士過往的病史和如今的症狀、脈象進行了分析，判斷為氣滯型胃痛，給她推薦了一款行氣健胃粥——砂仁橘皮佛手柑粥。

砂仁橘皮佛手柑粥

【材料】砂仁3克，橘皮、枳殼、佛手柑各6克。

【**做法**】將上述藥材水煎，濾汁去渣，加粳米100克及適量水，共煮成粥。

【**用法**】早晚分兩次服食，連服5～7日。曹女士回去之後堅持服食此粥1週之後，腹脹、噯氣的症狀就得到了緩解，食慾也開始逐漸增加。醫生還囑咐她，等病情好轉之後，一定要避免吃辛辣刺激之品，同時放鬆心情，避免焦慮、緊張等。

●藥膳解析

氣滯型胃痛主要表現為食積引起的消化不良，或情緒不佳而致的肝氣鬱滯，治療時應當從理氣和胃、消食化滯、疏肝健脾著手。

此方中的砂仁味辛，性溫，主要作用於人體的胃、腎和脾，能夠行氣調味，和胃醒脾。現代藥理研究表明，砂仁可以增強胃腸平滑肌蠕動，促進胃消化酶的分泌，卻不會刺激胃酸分泌，調節胃動力，所以能廣泛應用在消化系統疾病的治療上。

橘皮性溫，有理氣調中、燥濕化痰之功效，能治胸腹脹滿、不思飲食、嘔吐打嗝、咳嗽痰多等症；枳殼行氣導滯，可治脾胃氣滯、脘腹脹滿、食少吐瀉；而佛手柑有理氣化痰、止嘔消脹、疏肝健脾等功效，對一般的消化不良、胸腹脹悶都有顯著的療效。三者搭配熬粥，能有效疏肝導滯、開胸順氣、調中等。

五仁粥養胃潤腸，緩解中老年人習慣性便秘

中老年人由於容易被疾病困擾、身體虛弱或壓力大等因素，經常受便秘困擾，而且持續時間長，甚至1個月以上排便困難。這種症狀有時會持續好幾年。這種長期性的慢性功能性便秘，醫學上稱之為習慣性便秘。

此外，習慣性便秘並不僅僅侷限於功能性便秘，還包括結腸性便秘和直腸性便秘。

●病例分析

陳先生被便秘困擾快2年了，常常1週才排便1次，大便並不乾硬，只是排便很困難，常常排便結束之後累得氣喘吁吁。後來他經朋友介紹去看中醫，經醫生診斷，確定是臟腑功能下降、氣血不足、腸道不潤、腸道蠕動功能減弱所致。醫生沒給他開藥，而是開了個食療方——五仁粥，囑咐他回家之後每天熬製服食，連續服用1週之後再來複診。

五仁粥

【材料】黑芝麻（炒）5克，核桃仁2個，松子仁、桃仁（去皮、尖，炒）、甜杏仁各10克，大米100克。

【做法】將黑芝麻研碎；核桃仁、松子仁、桃仁、甜杏仁分別洗淨；大米淘洗乾淨。將以上食材一同放入鍋中，倒入適量清水熬煮成粥即可。

【用法】每日1劑，可以分次溫服。

一週之後，陳先生的便秘症狀已經有所改善，排便也不費力氣了，醫生囑咐他繼續服食此方，以鞏固療效。

●藥膳解析

此方中的黑芝麻是滋補佳品，而且有一定的藥用價值。從中醫的角度上說，黑芝麻味甘性溫、滋養五臟、補益精血、潤燥通便、烏髮養髮。

核桃仁味甘而性溫，歸腎、肺、大腸經，被譽為「長壽之品」，被中老年人視為保健佳品，能補腎溫肺、潤腸通便、補虛強身。此外，現代藥理學研究表明，核桃仁富含優質蛋白質、脂肪、礦物質、維生素，有非常好的養肝補腎、補氣養血、潤肺滑腸等功效，經常食用可以輔助治療便秘。

松子仁的營養價值和藥用價值都非常高。從中醫的角度上說，經常吃松子仁可以補腎益氣、養血潤腸、通便，適用於血虛及腸燥便秘的防治。

現代醫學表明，松子仁富含脂肪，有助於治療習慣性便秘，而且因為松子仁脂肪的主要成分是亞油酸、亞麻酸等不飽和脂肪酸，因此老年人經常吃松子仁有助於防治心血管疾病。

核桃仁有破血化瘀、潤燥滑腸的功效。現代藥理學研究表明，核桃仁有顯著的抗凝功效，可以抑制血液凝固，進而行血化瘀。核桃仁含有45%的脂肪，能增強腸道潤滑性，促使大便快速排出。也正是因為如此，臨床上才會視核桃仁為潤下劑，經常用其治療老年及虛弱者的虛性便秘。

甜杏仁味甘性平，質滋潤，有滋陰潤肺、寬胃潤腸、通便導滯等功效。現代醫學指出，杏仁因富含脂肪、碳水化合物、蛋白質、胡蘿蔔素、B群維生素、維生素C等營養元素，在潤腸通便的同時可以為人體提供營養素。

將上述五種食材搭配在一起，能補養五臟、補足氣血，並能活血化瘀、潤腸通便。不管是老年人還是體虛所致的習慣性便秘，都可以服食五仁粥來改善。

馬齒莧綠豆湯，治療大腸濕熱型痢疾有奇效

大腸濕熱證是指濕熱侵襲大腸而表現出的證候。主要為外感濕熱之邪，或因飲食不節等因素所致。

大腸濕熱導致的痢疾主要發生在夏秋季節，為濕熱之邪內傷脾胃，使得脾失健運，胃失消導，更挾積滯醞釀腸道導致的，屬中醫腸闢、滯下範疇。濕熱侵襲大腸會表現出裏急後重，或大便膿血，肛門灼熱，小便短赤等。

●病例分析

小韓今年二十出頭，在餐館當服務員，由於工作繁重，飲食無忌，也沒有固定的吃飯時間，再加上暑熱太重，就出現了腹瀉。第二天雖然腹瀉止住了，但是他的肚子還是很疼，在同事的幫助下來到醫院就診。

他自述腹瀉之後不思飲食，小便短赤，裏急後重，舌苔黃膩，脈滑數。經過一番診斷，醫生確診為典型的濕熱之象，主要為飲食不潔，損傷胃腸，濕熱之邪乘虛而入導致的。

於是醫生給他開了2劑中藥，囑咐其回去之後按方服藥，過兩天再來複診。第三天患者去複診時腹痛的症狀已經消失。把脈後醫生又給他開了3劑中藥，同時囑咐他回去之後熬些馬齒莧綠豆湯來喝。

馬齒莧綠豆湯

【材料】馬齒莧、綠豆各60克。

【做法】將乾馬齒莧洗淨，綠豆淘洗乾淨，一同放入鍋中，倒入適量清水，開大火煮沸5分鐘後轉成小火繼續煮半小時左右，過濾留汁。

【用法】分次服下，每日服1～2次，連服3日。小韓在服藥的同時每天喝些馬齒莧綠豆湯，一週之後，腹瀉的症狀消失，再次復診，病情痊癒。

●藥膳解析

馬齒莧有清熱利濕、解毒消腫、消炎、止渴、利尿等功效，和有清熱解毒之功的綠豆同食，能起到很好的清熱利濕之功，非常適合濕熱泄瀉或熱毒血痢的患者服用。

從中醫的角度上說，痢疾的發生主要為外受濕熱、疫毒之氣，內傷飲食生冷，傷及脾胃和臟腑導致的，治療時應當注意辨證施治，或是用藥膳進行調理。

出現痢疾的時候，除了按照醫囑服藥，用藥膳調理之外，還應當注意合理膳食，儘量吃些軟爛、容易消化的食物，喝些果蔬汁、淡鹽開水，必要時可以禁食一天。生冷油膩、辛辣刺激之品都不能吃了，以減輕胃腸負擔，防止刺激胃腸。治療加護理，痢疾即可早日痊癒。

澀腸止瀉的石榴皮蜜膏，常腹瀉就用它

自古就有「多事之秋」的說法，此說法並非空穴來風，因為一到秋季，人就很容易生病。

秋季時，很多人還習慣著夏季的溫度，喜歡喝冷飲、吃涼食，容易導致胃腸道功能下降，進而出現腹瀉。此時應當注意規律飲食，以溫熱、清淡、細軟的飲食為主，同時根據天氣變化增減衣物。

●病例分析

許多人都吃過石榴，但你有注意過石榴皮嗎？吃完石榴之後將保留下來的石榴皮製作成「石榴皮蜜膏」，有助於防治腹瀉、下痢等症，效果非常好。

剛入秋，李老師家的濤濤就開始腹瀉，症狀不嚴重，但是服藥也不見好。眼見孩子的臉都有些消瘦了，李老師帶著濤濤去了社區裏的診所，那裏的醫生給濤濤做了簡單的檢查，確定是受寒導致的腹瀉，囑咐李老師回去後多給濤濤穿些衣服，做好保暖。

之後醫生向李老師推薦了石榴皮蜜膏，囑咐她回家後做給濤濤吃，有助於改善孩子的病情。

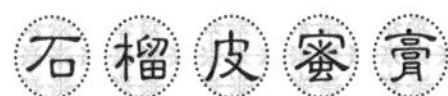

【**材料**】新鮮石榴皮1000克，蜂蜜300克。

【**做法**】將石榴皮洗淨後切碎，放入鍋中，倒入800毫升左右的清水，用大火煮沸後轉小火繼續煎煮30分鐘；取藥汁，再加水800毫升，用同樣的方法煎取藥汁；過濾掉藥渣後，將兩次的藥液合並，再次倒入鍋中，熬至黏稠後關火。晾溫後調入蜂蜜拌透，至完全晾涼後裝瓶即可。

【**用法**】每次取1～2勺，用沸水沖服，每日服2次，一週為1個療程。

李老師回家後開始控制濤濤的飲食，不讓他吃生冷食物，即使是水果也會加熱後再讓他吃，同時給他熬製了石榴皮蜜膏。孩子連服了一週左右，腹瀉症狀就得到了緩解，濤濤又和以前一樣活蹦亂跳了。

●藥膳解析

中醫認為，石榴皮性溫，味酸、澀，可以作用在肺、腎、大腸經，有溫中散寒、燥濕澀腸的功效。

現代醫學也表明，石榴皮煎液對細菌性痢疾、阿米巴痢疾有非常好的療效。而且石榴皮富含鞣制，它們在和黏膜、創面接觸後，可以將局部蛋白質沉澱或凝固，在表面形成一個比較緻密的保護層。因此，本方對腸炎、闌尾炎也有一定的功效。

蓮肉止瀉粥，專治老年人「五更瀉」

「五更瀉」又叫「雞鳴瀉」「腎瀉」。其病因為腎陽不足、命門火衰、陰寒內盛、脾陽虛弱，導致吃下去的食物在未經脾的運化和小腸吸收的情況下直接下注於大腸導致的。尤其對於上了年紀的人而言，腎氣變得虛弱，腎陽逐漸衰弱，很容易發生「五更瀉」。

腎為先天之本，脾為後天之本，二者是互助互濟的關係，一旦腎陽不足，脾陽也會跟著減少，進而發生腹瀉。所以，此類患者除了要注意腹部保暖、忌食生冷之外，採用適當的食療方法也是有必要的。

●病例分析

60歲的秦大媽從5年前開始，每到凌晨5點左右便出現腹瀉的症狀，受涼的時候病情會加重。她的女兒今年40歲，也出現了這個症狀。秦大媽心想，這種病肯定是有遺傳性，也就沒放在心上。直到有一次她因為高血壓去醫院拿藥，和一位老中醫無意間交談，才得知自己是患了「五更瀉」。那位老中醫給秦大媽推薦了蓮肉止瀉粥，囑咐她回去之後堅持服食，並注意防寒保暖。秦大媽牢記心裏，回去之後便開始嘗試。

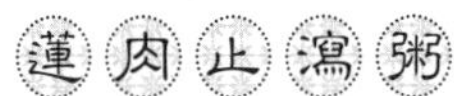

【材料】去芯蓮子20克，肉桂3克，豬苓10克，大米50～100克，紅糖或白糖適量。

【做法】將去芯蓮子、大米一同淘洗乾淨後放入鍋中，倒入適量清水進行熬煮；肉桂、豬苓一同研成粉末；等到粥開鍋後加入藥末，繼續熬煮至粥成，最後調入紅糖或白糖即可。

【用法】每日1劑，可分次代餐溫服。連續服用一段時間之後，秦大媽的「五更瀉」症狀得到了顯著緩解，她終於不用天天起早去廁所了。

●藥膳解析

蓮子性平，味甘、澀，入脾、腎經，有大補元氣、補腎健脾、強健體質、澀腸止瀉的功效，尤其適用於脾腎陽虛之大便溏泄及久泄、久痢，以及身體虛弱者進行調養和補益。現代醫學表明，蓮子含有大量棉籽糖，有非常好的滋補調養作用，尤其適合久病、女性產後和年老體虛者。

肉桂有溫裏的作用，能補元陽、溫暖脾胃、通血脈，非常適合命門火衰導致的肢冷脈微、飲食減少、腹痛腹瀉等病症。

從中醫的角度上說，腹瀉的發生和人體濕氣太重有關，所以，治療腹瀉應當從利水滲濕著手。而中藥豬苓剛好以利水滲濕為主，和茯苓、白朮等利濕藥相比，它可以入脾、胃、肺、腎、心經，能消水腫，治療泄瀉。

蓮子、肉桂、豬苓三者搭配在一起，可通補五臟，療體虛，治療五更瀉。

烏梅白糖湯，專治醉酒引起的胃腸不適

飲酒是傳統文化，自古以來，無論是皇宮貴族，還是平民百姓，都和酒有著千絲萬縷的關係。詩仙李白無酒便無靈感，詩聖杜甫也是無酒不歡，就連大教育家孔子都曾說過：「夫酒無量不及亂。」但是你知道嗎？飲酒過量不僅會誤事，還會傷及胃腸。

喝醉酒之後，人會出現面紅、頭暈、頭痛、口乾口渴、神志不清、噁心嘔吐等症狀，現代醫學稱其為「酒精中毒」。民間有不少老偏方都能緩解酒精對人體的傷害，如果實在推不開應酬要喝酒，不妨試一試。

●病例分析

小張是某公司的業務員，因常年在外應酬，已經練出了一定的酒量。但他喝多後的感覺實在是太難受了，每次飲酒過量之後都會嘔吐一番，感覺苦膽都要吐出來了，第二天醒來頭痛欲裂，嘴裏乾苦。家裏人經常勸他換個工作，總這樣喝酒身體遲早要出問題，小張開始逐漸減少了飲酒量，飲酒之前適當吃些食物，並且從老中醫那得到了一個解酒、護胃腸的偏方——烏梅白糖湯。

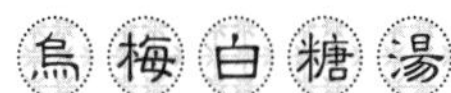

【材料】烏梅3～6顆，白糖20克。

【做法】將烏梅放入鍋中，倒入400毫升清水，用大火燒沸後轉小火煎煮3分鐘，加入白糖繼續煮2～3分鐘即可。

【用法】每日1劑，代茶頻溫服。

後來只要是條件允許，小張出去應酬之前都會帶上一杯烏梅白糖湯，喝酒前後喝上一些。慢慢地，醉酒的次數減少了，小張感覺自己的胃也比以前舒服多了。

●藥膳解析

從中醫的角度上說，烏梅味酸、澀，性溫，可以作用在肝經、脾經、肺經、大腸經，有生津止渴、澀腸止瀉的功效，可用來治療久瀉、痢疾、便血、尿血、血崩、嘔吐等病症。

現代醫學研究表明，烏梅可以解酒精毒、保肝護胃，而且能防止食物在胃腸內腐化。烏梅含有大量蘋果酸、兒茶酸，不僅可以生津止渴，刺激胃酸分泌和胃腸正常蠕動，增加食慾，還可以將適量水分引入大腸，加速糞便排出，進而防治便秘。可見，烏梅有非常好的解酒效果。對長期胃腸功能不好或病後食慾差、二便不利者來說，每天吃1～2顆烏梅可以幫助胃腸功能迅速恢復。

白糖味道甘甜，有滋陰瀉火、解毒醒酒、和胃養腸、降濁怡神的功效。白糖和烏梅搭配應用，可酸甘化陰、溫升寒降，能調理肝膽脾胃之氣。此外，現代醫學表明，白糖還可以抑菌防腐，常在飲食中加入白糖，也能達到保護胃腸的目的。

救必應煲豬瘦肉湯，專治脾胃濕熱胃脘痛

現代人中有很多深受胃痛困擾，因為他們的生活極為不規律，飲食不節。在這種情況下，胃飽受著「摧殘」，發生胃痛也就不是什麼稀罕事了。由於胃痛十分常見，所以很多人並不把它當回事，隨便買點藥吃，或者乾脆忍忍就算了。

要知道，這種做法對自己的健康是不負責任的，拖延病情只會讓病情越來越糟，甚至會導致更嚴重的後果。引起胃脘疼痛的疾病很多，所以胃痛時應當及時就醫，以免引發更嚴重的後果。

●病例分析

蔣先生患胃痛已經好幾年了，胃痛症狀時不時發作，他之前一直沒放在心上，不是隨便服點止痛藥就是忍過去。但最近一段時間，他的胃痛發作更為頻繁，而且疼痛更加嚴重，蔣先生只好去醫院就診。他自述去年夏天的時候喝了幾次冰鎮啤酒，導致胃痛症狀更加嚴重，服用溫中散寒藥之後沒什麼效果。

蔣先生的主要症狀是：胃脘壓痛，噯氣反酸、口乾口苦，睡眠和二便基本正常，舌紫暗，舌苔薄白，脈弦滑，很明顯是胃氣壅滯、濕熱內蘊之徵，應當從清熱養胃陰、理氣、活血化瘀著手治療。

醫生給他開了一個療程的藥方。再次複診的時候，蔣先生的症狀已經明顯好轉，醫生囑咐他繼續服藥的同時，推薦了一個食療方——救必應煲豬瘦肉湯。

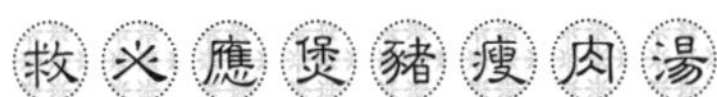

【材料】救必應15克，土茵陳12克，新鮮豬瘦肉200克。

【做法】將救必應、土茵陳用清水洗淨；豬瘦肉洗淨切成片。將上述食材一同放入砂鍋內，倒入適量清水，開大火煮沸之後轉成小火繼續煲1小時左右，調味即可。

【用法】每日1劑，喝湯吃肉。

連續配合藥膳治療1個月之後，蔣先生的胃痛症狀基本消失了。

●藥膳解析

此湯之中的救必應性寒、味苦，歸肺經、肝經和大腸經，是常見的清熱燥濕藥；土茵陳歸肺經和脾經，能清暑解表、利水消腫；豬瘦肉能滋養臟腑，補中益氣。三者同用，即有清熱止痛的作用，又可以有效治療脾胃濕熱導致的胃痛。

胃痛患者的病程通常較長，剛開始可能是攝入生冷食物，或飲食不規律等傷及脾胃，導致受納和運化之功減弱，久而久之，水穀運化不佳，水化成濕，穀反為滯，濕濁蘊積成熱，最終導致濕熱內蘊。

脾胃濕熱的病因病機可以分成多種，不過脾胃的功能狀態起著決定性的作用。雖然臨床的胃痛誘因很多，但歸根結底是脾胃虛弱導致的，脾胃虛弱無法完全運化水穀，時間久了就會濕滯化熱。某些疾病也會導致脾胃功能失調，進而生濕熱。

濕熱壅滯脾胃導致的胃痛會表現出脘腹脹痛、不思飲食或噁心嘔吐、口乾口苦、身重體倦，出現此類症狀時應當及時就醫，在醫生的建議下調理自己的脾胃。

胃病的病程一般都比較長，治癒期也是比較長的，應以治為輔，以養為主，儘量吃些清淡的食物，少吃肥甘厚味、辛辣刺激之品，合理膳食、規律三餐，戒菸限酒，同時注意不能邊運動邊吃東西，也不要迎著寒風冷氣進食。

胡椒豬肚湯，溫中理氣治胃痛

胃痛又稱「胃脘痛」，是指上腹部近心窩處發生疼痛的病症，常包括現代醫學中急性胃炎、慢性胃炎、消化性潰瘍、胃神經症、胃下垂等疾病。胃痛的原因很多，有因胃氣虛弱、不易消磨食物而引起；有因飲食不當或精神因素而引起等。對於精神因素引起的胃痛，除伴有熱證的患者，都可以用豬肚進行調治。

●病例分析

孫先生是某公司的部門經理，每天要處理的事情很多，整天忙得不可開交，飲食也變得隨意起來。早餐不吃或者隨便吃點麵包，午餐就是泡麵、火腿，或者叫個外賣，晚上回到家，妻子做了可口的飯菜，他又開始大快朵頤。到了夏季，冰鎮啤酒加燒烤成了他的最愛。

沒過多久，孫先生就感覺自己的胃出了問題，經常胃痛，尤其是飯後。

一開始他還沒在意，但是後來胃痛頻發，已經影響到了正常的工作，他才開始重視這個問題。後來，孫先生在朋友的建議下去看中醫，被確診為胃寒。除了開些胃藥，醫生還給孫先生推薦了一個食療方——胡椒豬肚湯，囑咐他回去之後堅持服食。

胡椒豬肚湯

【材料】豬肚1個，白胡椒5克，生薑3克，食鹽、料酒、醋各適量。

【做法】將豬肚內外洗淨後放入鍋中，生薑、白胡椒用刀面研碎後放入鍋中，加入少許料酒；倒入1000毫升清水，煲1～2小時後關火，調入少許食鹽，將豬肚撈出，切成條狀即可。

【用法】每日1劑，分次溫服。

回家之後，孫先生將這個食療方告訴給自己的妻子，囑咐她以後每天給自己的菜譜裏加上這道湯。連續服食半個月左右，孫先生明顯感覺胃痛發作次數減少了。

●藥膳解析

從中醫的角度上說，白胡椒味辛、性熱，氣味芳香，有調氣止痛、散寒溫胃等作用，對於氣鬱或虛寒胃痛者而言，是非常理想的選擇。

中醫上有「以形補形」之說，而用豬肚養胃剛好符合這個原則。豬肚味甘，性溫，歸脾、胃經，有補虛損、健脾胃的功效，能治療虛勞羸瘦、勞瘵咳嗽、脾虛食少、消渴便數、泄瀉、水腫腳氣、婦人赤白帶下、小兒疳積等症。

白胡椒和豬肚搭配，能治療脾胃虛寒。症見胃脘冷痛，得溫則舒、腹痛嘔吐、飲食減少、四肢不溫、形寒怕冷，亦用於胃潰瘍、十二指腸潰瘍屬脾胃虛寒等。

枳實白朮粥除濕消炎，慢性胃炎就找它

很多人出現胃痛、胃脹的時候都不怎麼在意，隨便吃點止痛藥或胃藥不了了之，豈不知，自己很可能已經患上了慢性胃炎。

慢性胃炎即是胃部黏膜的慢性炎症，分為慢性淺表性胃炎、慢性萎縮性胃炎、慢性肥厚性胃炎。臨床較多見的胃竇炎是一種病變於胃竇部的慢性胃炎。各種慢性胃炎的臨床症狀頗不一致，其主要症狀有：

①中上腹無規律地灼痛、隱痛、鈍痛、刺痛。

②上腹或全腹飽脹，進食更甚，噯氣稍緩。

③消化不良，食慾不振，苔厚膩或黃膩，乾燥，而慢性萎縮性胃炎患者有時還伴有缺鐵性貧血、消瘦。

但無論何種類型的慢性胃炎，均因各種刺激因素長期或反覆作用在胃黏膜上，造成胃黏膜營養障礙而削弱其屏障機制，在幽門彎曲桿菌等細菌作用下產生慢性胃黏膜的炎症。

常見的病因主要有：口鼻咽部慢性感染病灶的存在；不正確的飲食習慣，如喜食高溫燙茶、粗糙難消化的食物及辛辣調味品；不良的嗜好，如嗜食咖啡、長期酗酒、吸菸。

●病例分析

錢女士今年還不到40歲，最近一段時間她經常出現不明原因的腹痛，止痛藥雖然沒少吃，但是並沒有起什麼作用。後來去看中醫，醫生問她哪不舒服，她說總感覺上腹部疼痛，沒有規律，以隱痛和脹痛為主。經過一番診斷，醫生確診她患的是慢性淺表性胃炎。

醫生告訴錢女士，一旦慢性淺表性胃炎治療不及時，就可能演變為慢性萎縮性胃炎，進而誘發貧血、消瘦、腹瀉等症狀。黏膜糜爛的患者出現腹部疼痛最為明顯，甚至會伴隨著嘔血、黑便等出血症狀。

隨後醫生給錢女士開了一個由枳實、白朮、延胡索、香附子、焦山楂等10餘味中藥材構成的藥方，囑咐她回家之後每天服用1劑，煎湯飲服，調治半個月，同時囑咐她在治療期間避免吃辛辣刺激、過酸的食物，避免喝濃茶、濃咖啡等，適當吃些清淡易消化的食物，如小米粥、熱麵條等。

飲食定時定量，不能三餐併做一餐吃。

複診時，醫生看錢女士的病情大有改觀，又給她開了個食療方——枳實白朮粥。

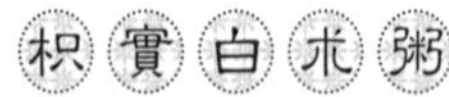

【**材料**】枳實10克，白朮15克，大米50～100克，白糖適量。

【**做法**】將大米淘洗乾淨後，和枳實、白朮一同放入鍋中，倒入適量清水；大火煮沸之後，轉成小火繼續熬煮至粥熟，調入適量白糖。吃之前挑出枳實、白朮渣即可。

【用法】每日1劑，可分次代餐溫服。

錢女士又繼續服用了此粥一段時間，胃痛、胃脹的症狀基本消失。

●藥膳解析

從中醫的角度上說，枳實性寒，味苦、辛，歸脾、胃經，《名醫別錄》上說枳實「破結實，消脹滿，心下急痞痛逆氣，脅風痛，安胃氣，止溏泄，明目」。枳實能除胃內濕熱、理氣消食、殺蟲解毒，還能有效治療、緩解慢性胃炎導致的食慾下降、飯後飽脹、飲食積滯不化、胃脘痞滿脹痛等症狀。

因為枳實可以除濕熱，因此它是非常好的利水消炎之品，也是中醫臨床上常見的治療胃炎的中藥。

《神農本草經》上說白朮「主風寒濕痺死肌，痙疸，止汗，除熱，消食」。《長沙藥解》上說白朮「味甘、微苦，入足陽明胃經、足太陰脾經。補中燥濕，止渴生津，最益脾經，大養胃氣，降濁陰而進飲食，善止嘔吐，升清陽而消水穀，能醫泄利」。現代醫學表明，白朮中的有效成分能消炎鎮痛、抗潰瘍，有效抑制胃腸平滑肌。

將上述兩味中藥搭配使用，可以有效治療胃腸病或脾胃病導致的食少不化、脘腹脹滿等症。所以，慢性胃炎患者在服藥的同時適當服食這款藥膳，則有助於疾病的康復。

葛根砂仁粥是個「多面手」，止瀉止痛療腸炎

腸炎是由細菌、病毒、真菌和寄生蟲等引起的，表現為小腸炎和結腸炎。臨床症狀主要有腹痛、腹瀉、稀水便或黏液膿血便。部分患者可有發熱、裏急後重的感覺，故也稱感染性腹瀉。

腸炎按病程長短不同，分為急性腸炎和慢性腸炎兩類。慢性腸炎病程一般在兩個月以上，臨床常見的有慢性細菌性痢疾、慢性阿米巴痢疾、血吸蟲病、非特異性潰瘍性結腸炎和侷限性腸炎等。

●病例分析

最近一段時間，周女士經常感到腹痛，而且伴隨著腹瀉，大便在腹內急迫感很強，急需解下才感到痛快。剛開始發病時，排出的是水樣糞便，她也沒當回事，以為是胃腸功能差引起的普通腹瀉。哪知沒過多久便出現了黏液膿樣糞便，她整個人瘦了一大圈，精神狀態很差，家裏人催促她趕緊去看醫生，她這才意識到問題的嚴重性。到醫院經過一番診斷，確診為腸炎，周女士感到非常詫異，不知道自己是怎麼得病的。

醫生給周女士開了阿米卡星和氨苄西林，讓其連續服用3日。周女士去複診時，醫生給她推薦了一個食療方——葛根砂仁粥，囑咐她回家之後堅持服食。

葛根砂仁粥

【材料】葛根粉15克，春砂仁10克，炙黨參20克，大米100克。

【做法】將春砂仁研碎，和黨參一同放入鍋中，倒入400毫升清水，熬煮至半熟時，倒出藥汁，再添加400毫升清水，用同樣的方法取得同樣的藥汁。大米淘洗乾淨之後，將其放入鍋中熬煮至半熟時，倒入藥汁繼續煮至粥成，加入葛根粉攪拌均勻，再煮1分鐘即可。

【用法】每日1劑，可以分次溫服。

堅持服食一段時間之後，周女士的腹痛症狀果然得到了好轉，再到醫院複查時，腸炎已經基本無大礙了。

●藥膳解析

從中醫的角度上說，葛根性涼，味甘、辛，有生津止渴、升陽止瀉、涼血止血、解肌退熱的功效。不但能治療肌表發熱、消渴等症，還能治療熱瀉熱痢和脾虛泄瀉等症。

砂仁有溫補的作用，可以溫補脾腎、理氣導滯、消冷止痛。多年來，人們一直用它來溫補脾胃，治療寒凝所致的胃腹脹滿、疼痛及腸鳴泄瀉等病症。砂仁和葛根一寒一溫，相互抑制，能讓全方藥性變得緩和，不管是急性腸炎還是慢性腸炎患者，都可以運用它們進行固腸止瀉。

黨參是傳統的補益藥材，功效以補中益氣、養血生津、健脾實腸為主，對腸炎，特別是慢性腸炎導致的食慾下降、四肢無力、氣短懶言等虛弱之症能達到緩解效果；而且黨參本身也可用來調治慢性腹瀉。

現代醫學研究表明，黨參有增強機體抵抗力、提高超氧化物歧化酶活性、消除自由基的功能，而且能調節胃腸功能，對抗炎症和潰瘍等。因此，黨參對於急性腸炎和慢性腸炎都有一定的治療作用。

但是在此提醒大家注意一點，腸炎有寒熱之分，治療的過程中還需辨證施治。如果是濕熱內蘊型腸炎，伴隨著身熱煩渴、小便不利、瀉下物惡臭等，則應將春砂仁去掉，換成20克左右的荷葉和乾品葛根、炙黨參同服。因為荷葉是清熱利濕的上品，除了熬粥，還可以直接用來煎湯或代茶飲用。

竹茹藿香茶，胃腸濕熱型嘔吐就找它

嘔吐是常見的症狀，導致嘔吐的原因很多，如吃壞食物、藥物反應、暈動症等。其實除了上述原因，胃腸內濕熱、暑熱也會使得胃氣失降反升，進而誘發嘔吐。

●病例分析

沈女士近期突然嘔吐得厲害，且反覆發作，面色非常差，家人就催促她趕緊到醫院就診。醫生發現她面色黃腫，額頭上還滲出了汗水，就問她哪裏不舒服。她自述突然嘔吐得厲害，甚至快要脫水了，而且經常口臭身熱，胃內脹悶、噁心。經過一番診斷，醫生確診她的嘔吐是胃腸濕熱導致的，再加上當時正值夏季，天氣潮濕悶熱，所以她才會出現劇烈而頻繁的嘔吐。

醫生並沒有給她開藥，而是推薦了一款竹茹藿香茶，囑咐她回去之後每天喝1劑，有助於緩解嘔吐症狀，以後每次感到噁心、出現嘔吐症狀時都可以用它來泡茶。

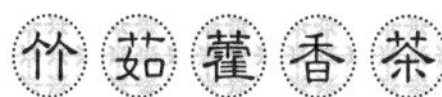

【**材料**】炒竹茹10克，藿香5克。

【**做法**】將竹茹、藿香一同放入大茶杯內，倒入適量沸水，蓋後悶10～15分鐘即可。

【**用法**】每日1劑，代替茶飲用。

沈女士回去之後連續服此茶半個月左右，嘔吐的症狀就消失了，而且感覺胃口好了很多，口臭症狀也得到有效緩解。

●藥膳解析

此茶之中的竹茹味甘，性微寒，用生薑汁炒過的竹茹有去熱除煩、降氣止嘔等功效，為臨床上常用的治療煩熱嘔吐、胃熱嘔吐的藥材；藿香有清熱化濕、清暑解表、除風散邪、和胃止嘔的功效。竹茹和藿香同用，其清熱化濕、除邪止嘔之功更甚。

可以將上述藥材加到粥中，效果也是非常不錯的。

【具體烹調方法】取10克竹茹、5克藿香一同放入少量冷水中浸泡15分鐘，之後和50～100克大米一同熬粥，吃之前揀出藥渣即可。

不過在此提醒大家注意一點，竹茹的用量應該在5～10克，若用來預防疾病，取5克左右就可以了。用竹茹治療嘔吐症狀時，應當辨別症狀，若為胃部感寒挾食導致的嘔吐，最好不要用竹茹。

佛手扁豆湯，化濕解毒治胃潰瘍

民間有句俗話：「人吃五穀雜糧沒有不生病的。」的確，胃作為五穀雜糧消化吸收的重要場所，每天承擔著重要的消化任務，自然難免會出現一些問題。

潰瘍病或消化性潰瘍是一種常見的消化道疾病，可發生於食管、胃或十二指腸，也可發生於胃一空腸吻合口附近或含有胃黏膜的Meckel憩室內。因為胃潰瘍和十二指腸潰瘍最常見，故一般所謂的消化性潰瘍是指胃潰瘍和十二指腸潰瘍。之所以被稱為消化性潰瘍，是因為既往人們認為胃潰瘍和十二指腸潰瘍是由於胃酸和胃蛋白酶對黏膜自身消化所形成的，事實上胃酸和胃蛋白酶只是潰瘍形成的主要原因之一，還有其他因素可以導致消化性潰瘍。

由於胃潰瘍和十二指腸潰瘍的病因和臨床症狀有許多相似之處，有時難以區分，因此醫生往往將其診斷為消化性潰瘍或胃、十二指腸潰瘍。如果能明確潰瘍的位置，那就可直接診斷為胃潰瘍或十二指腸潰瘍。

●病例分析

吳女士是一名白領，也是個工作狂，如果公司有重要的工作任務，她甚至可以為了工作犧牲自己的吃飯和睡覺時間。

最近一段時間，吳女士突然感覺有點不舒服，最明顯的症狀就是吃飯後會胃痛。一開始她以為是吃了生冷刺激的食物導致的，但是後來她儘量吃些溫熱、清淡、易消化的食物，可胃痛的症狀仍然沒有得到改善，而且以脹痛和燒灼樣疼痛為主，每次疼痛都會持續1～2小時，之後症狀會逐漸緩解。等到再次進食後，又會重複這種腹痛節律。從臨床經驗來看，這是典型的胃潰瘍表現，於是醫生建議吳女士做個全面檢查，檢查的結果為胃潰瘍。

醫生告訴吳女士，回去之後儘量讓自己的生活習慣有規律，飲食上注意儘量避免吃辛辣刺激性食物，防止胃黏膜再度受到刺激、胃蛋白酶分泌增多。

醫生給吳女士開了一些治療胃潰瘍的西藥，還給她推薦了1個食療方——佛手扁豆湯，囑咐她回去之後堅持服食。

佛手扁豆湯

【材料】佛手10克，白扁豆30克，薏苡仁20克，新鮮山藥100克，白糖適量。

【做法】將薏苡仁洗淨後，倒入少許清水浸泡5～6小時，新鮮山藥洗淨後去皮，白扁豆洗淨；將上述所有材料處理好後和佛手一同放入鍋中，加800毫升清水，煮至白扁豆、薏苡仁開花熟爛即可。

【用法】每日1劑，可分次溫服。吳女士回去之後堅持服藥，並配合服食佛手扁豆湯一段時間，再到醫院複查時，胃潰瘍症狀已基本痊癒。

●藥膳解析

從中醫的角度上說，佛手性溫，味辛、苦，芳香行氣，入肝、脾、胃經，有疏肝理氣、和胃止痛之功，可以用來治療胃氣滯所致的胃脘痞滿、食少嘔吐等症。現代藥理學研究表明，佛手含大量的黃酮苷、橙皮苷、有機酸、揮發油等能抑制胃腸道平滑肌的物質，能解痙止痛，是非常好的治療肝鬱胃痛的藥物。

白扁豆有健脾化濕、利尿消腫的功效，還有一定的清肝作用。現代藥理學研究表明，白扁豆煎劑有很高的抗菌、抗病毒作用，對於食物中毒引起的嘔吐、急性胃腸炎有解毒作用。

所以，不管是煎劑還是提取物製成的藥物，都可以有效改善胃腸功能不足，或疾病導致的嘔吐、泄瀉、脘腹脹痛等症，對胃潰瘍患者而言是佳品。

薏苡仁可以健脾利濕，同時又有除痹、清熱消炎、排膿的功效，而且有非常好的美容護膚作用，對胃腸炎、胃腸潰瘍等疾病有效。

從中醫的角度上說，山藥是補虛的佳品，能補益脾腎，養胃、澀腸道，是非常好的補胃食品。現代藥理學研究表明，山藥是治療消化不良、慢性腸炎的理想藥食兩用之品。

公英白及湯，清腸平創面，治療十二指腸潰瘍

很多人對胃痛並不在意，等到實在無法忍受胃痛的折磨時才想到去醫院，結果發現患上了胃及十二指腸潰瘍。

其實，十二指腸潰瘍在我國的發病率還是比較高的，主要發生人群為青壯年，男性的發病率比女性高，其內在誘因為胃酸異常分泌、幽門螺桿菌感染及非甾體抗炎藥刺激所致。最顯著的症狀就是上腹部疼痛及不適，絕大部分患者伴隨著各種消化不良症狀，也有的患者在患病初期沒有任何症狀，到最後多重併發症同時出現，甚至伴隨著胃潰瘍。

十二指腸潰瘍的病因、臨床症狀都和胃潰瘍非常相似，是十二指腸被消化液腐蝕造成的黏膜肌層組織損傷，中醫將其歸入「胃痛」「胃脘痛」「心痛」的範疇。因此，治療的方法與胃潰瘍基本一致。可以服用公英白及湯來緩解病情。

●病例分析

鄭先生今年四十出頭，是公司的業務部經理，喝酒應酬在所難免。在全國各地奔波了十幾年後，他明顯感覺自己的身體狀態較差。前段時間，鄭先生開始胃痛頻繁發作，有時還感覺噁心，稍微飲酒都會胃灼熱、難受，更別說像以前那樣陪酒了。

後來在家人的催促下，鄭先生到醫院做了胃鏡檢查，被確診為十二指腸潰瘍，醫生給他開了些治療潰瘍的藥物之後，又給他推薦了一款食療方，囑咐他配合食用，療效更佳。

公英白及湯

【材料】乾品蒲公英10克或鮮品蒲公英50克，白及10克。

【做法】乾品蒲公英可直接使用，如果是鮮品蒲公英要先洗淨；將白及放入鍋中，倒入500毫升清水，用大火燒沸後放入蒲公英，轉成小火繼續煎煮10分鐘左右即可。

【用法】每日1劑，分早晚兩次溫服。

連續治療1週後，鄭先生再到醫院複診，發現潰瘍面已經有了明顯的癒合，胃痛的發作次數也越來越少了。醫生囑咐他要堅持治療，同時戒菸酒、清淡飲食，做好腹部保暖，鄭先生連連點頭。

●藥膳解析

從中醫的角度上說，蒲公英性寒，味甘、苦，可作用於肝經和胃經，而且能清熱解毒、消腫消炎、利尿止瀉、止痛生肌，除了可以治療疔瘡腫毒、目赤咽痛等症，還能用來治療腸癰。

白及味苦，有降泄、降逆止嘔的功效，因此，它可以解除膈肌痙攣，進而止嘔止呃，又因為它味苦、澀，可以收斂止血、消腫生肌。現代醫學研究表明，白及質黏，內含大量膠狀成分，可以在食管、胃、腸道內的受損黏膜表層形成一層保護膜，進而減輕黏膜充血、紅腫等症狀。同時，白及還可以讓末梢血管中的血細胞凝集成形，既能止血，又能促進創面肉芽的生長、癒合。此外，它還富含揮發油、甘露聚醣等多種抗菌化合物，因此能有效治療十二指腸潰瘍。

兩味藥搭配使用，可有效治療十二指腸潰瘍，長期服食效果更為顯著。除了煎湯，還可以用這兩味藥材熬粥或泡茶，效果是一樣的。

兔肉燉山藥，針對內熱型胃下垂患者的良方

胃下垂是由於膈肌懸力不足，支撐內臟的器官韌帶鬆

弛，或腹內壓降低，腹肌鬆弛，導致站立時胃大彎抵達盆腔，胃小彎弧線最低點降到髂脊連線以下。胃下垂經常伴隨著十二指腸球部位置的改變。

正常人的胃在腹腔左上方，直立時的最低點不應超過臍下2橫指，其位置相對固定，對於維持胃的正常功能有一定作用。

現代人的飲食、生活不規律，經常飢一頓、飽一頓，或者邊吃飯邊工作，導致胃下垂的發病率逐年增加，發病年齡日趨年輕化。胃下垂容易導致橫結腸下垂，當食物消化後的殘渣在腸道中通過不暢時，便秘就會隨之發生，而且多屬於頑固性便秘。如果患者長時間遭受胃下垂的折磨，精神負擔過大，還會出現失眠、頭昏、頭痛、抑鬱等神經精神症狀。

●病例分析

王先生是公司的骨幹人物，經常會有各種各樣的飯局，看著飯桌上各色菜餚、酒水，王先生卻是直犯難。這是怎麼回事呢？

原來，多年來各種飯局的應酬，讓王先生過食肥甘厚味、過量飲酒，最終患上了胃下垂。一開始患病的時候還沒有什麼不適感，但逐漸就開始出現腹部脹滿、沉重、壓迫的感覺，如果飯後活動，還會有明顯的疼痛感，一次進食量過大甚至會引起噁心、嘔吐。

後來王先生去看了中醫，醫生告訴他，胃下垂和中氣不足有關，由於中焦氣虛，托舉胃腑無力，才會出現胃下垂。治療時除了要緩解腹部脹滿、噁心嘔吐、胃痛、便秘等症狀，還要補足中氣，讓膈肌與腹肌托舉有力，這樣胃才能重新歸於原位，確保一切功能正常運行。

醫生給他開了補中益氣丸，根據王先生還伴隨有身體消瘦、咽乾口渴、口臭、大便燥結等內熱症狀，又給他推薦了一款藥膳——兔肉燉山藥。

兔肉燉山藥

【材料】兔肉、山藥各200克，黃耆20～30克，生薑一小塊，油、鹽、醬油各適量。

【做法】將兔肉洗淨後切塊；山藥洗淨後去皮，切塊備用；生薑洗淨後切片；將鍋置於火上，倒入少許油，放入兔肉煸炒出香味，放入生薑，調入醬油，翻炒均勻後倒入適量清水，至沒過兔肉3～5公分，放入山藥、黃耆，一同燉至兔肉熟爛、山藥熟透，最後調入適量鹽即可。

【用法】每日1劑，分次佐餐服食。

王先生回去之後堅持服藥，同時服用兔肉燉山藥，胃下垂的症狀明顯得到緩解。再去醫院複診時，醫生告訴他已無大礙，只是要注意切勿過飢過飽，飯後忌運動。

●藥膳解析

從中醫的角度上說，兔肉味甘，性涼，入肝、大腸經，古醫書記載其有補中益氣、清熱止咳、涼血解毒、通利大腸等作用。很多養生專家的經驗也表明，經常吃兔肉能祛病強身。

現代醫學研究表明，兔肉含有豐富的維生素和8種人體必需氨基酸，其中包括人體最易缺乏的賴氨酸、色氨酸等。經常吃兔肉能防止有害物質在人體內的沉積，讓兒童健康成長、老年人延年益壽，使患者早日恢復健康。

山藥有填腎精、補腎氣、健脾補胃、滋養腸道、促進消化、斂汗止瀉等功效，同時可以治療虛熱消渴，能幫助內熱型胃下垂患者調理氣虛體弱之症。

山藥和兔肉配伍，能補血生津、健脾養胃，可以用來防治腹脹、食慾缺乏、大便稀薄等病症。

陳皮泡茶，最好的開胃藥

脾胃主受納、腐熟水穀，它是人體氣機升降的樞紐。其中，脾氣主升，胃氣主降，一升一降的協同作用可以完成人體的消化吸收功能，保持人體氣機的升降得宜。一旦脾氣不升、胃氣不降，水穀精微則無法被吸收，人就會脘腹脹滿、噯氣、噁心嘔吐、胃痛、食慾下降。此時就可以找陳皮來幫忙。

●病例分析

肖先生今年三十出頭，是某公司的銷售部門經理，每天忙於工作，雖然三餐按時吃，但大多數時候都是「糊弄」，隨便點份外賣「狼吞虎嚥」，或者乾脆吃點零食果腹。今年夏天，肖先生突然覺得自己的胃口很不好，明明到了吃飯的時間，卻一點食慾都沒有，每次吃飯後都感覺胃脹。

後來去看中醫，經過一番診斷之後，醫生發現肖先生的胃病並不嚴重，便沒給他開藥，而是推薦了一個偏方——陳皮泡茶，同時囑咐他回去之後儘量避免吃辛辣刺激、生冷油膩的食物，還要放慢進食的速度，否則吃什麼藥都是「治標不治本」，肖先生點了點頭。

陳皮泡茶

【材料】陳皮10克，綠茶3克，冰糖適量。

【做法】將陳皮、綠茶和冰糖一同放到乾淨的杯子中，倒入開水悶泡5～10分鐘。

【用法】每日1劑，代茶飲用。

肖先生之後便改變了自己的飲食習慣，選擇一些清淡易消化的食物來吃。連續服用陳皮泡茶一段時間之後，他的食慾不振、胃脹等症狀果然消失了。

●藥膳解析

陳皮性溫，味苦、辛，入肺、脾經，有理氣健脾、燥濕化痰的作用，經常用來治療脘腹脹滿、食少吐瀉、咳嗽痰多等症。由於夏季貪涼、寒濕困脾而出現反胃、嘔吐、食慾下降等症時，可以飲用陳皮泡茶，有健脾開胃、理氣和中、芳香化滯等功效。

如果有嘔吐症狀，可取陳皮6克、生薑12克，加水

700毫升煮取300毫升，分3次溫服。脾虛、經常水腫者可用陳皮和冬瓜、鴨肉一起燉湯服食，有非常好的健脾祛濕功效。

選擇材料時要注意一點，陳皮雖然是鮮橘皮曬乾製成的，卻不能用鮮橘皮來代替，因為鮮橘皮未經過加工，不具備陳皮的藥用功效，而且鮮橘皮表面很可能有農藥殘留、保鮮劑等對身體健康有害的物質。此外，陳皮性溫燥，乾咳無痰、口乾舌燥等陰虛症狀者均不宜過量食陳皮。

第七章

簡單中藥材，平價中藥養好胃腸

米麵積食，神麴能夠有效消除

神麴又叫六神麴，是麵粉或麩皮和杏仁泥、赤小豆粉，以及鮮辣蓼、鮮青蒿、鮮蒼耳等藥物混合拌勻後，經發酵而成的加工品。

神麴性溫，味甘、辛，歸脾、胃經，有健脾和胃、消食調中之功，能治療消化不良、食慾不振、腸鳴泄瀉等；神麴適用於感冒兼有食滯者，產後瘀血、腹痛等症。

《本草述》中說神麴「治傷暑，傷飲食，傷勞倦，嘔吐反胃，不能食」。《本草綱目》中說其可「消食，下氣，除痰逆，霍亂，泄瀉，脹滿」。《藥性論》中說其可「化水穀宿食，癥結積滯，健脾暖胃」。

現代藥理學研究表明，神麴富含B群維生素、酶類、麥角固醇、蛋白質、脂肪等營養物質，藉助其發酵作用，可以促進消化功能。比如其所含的澱粉酶可以促進胃液分泌，消化穀類食物。中醫在臨床上藉助其助消化、健脾胃的作用，用於治療脾胃虧虛、消化不良，用其熬粥可以改善老年人脾虛食滯、消化不良。

胃痛：

吳茱萸、生薑、半夏、神麴、黨參、砂仁各5克，棗2粒，蒼朮10克。煎湯服。

食積心痛：

用陳神麴1塊，燒紅，淬酒2碗，飲服。

腹瀉：

神麴、魚腥草各15克，金錦香30克，陳皮6克。水煎服。

胃腸虛弱而致的消化不良、飽悶腹脹：

大麥芽、六神麴各20克。水煎，空腹服，早、晚各1次。

食滯引起的腹脹氣：

雞內金、神麴、麥芽、山楂各15克。水煎服，每日1劑，分兩次服。

小兒疳積：

核桃仁、萊菔子各10克，神麴5克。將上藥共研細末，以紅糖水送服，每日2次。

服用神麴的時候要注意以下幾點問題：

①神麴不宜久服，易損耗人體元氣。

②神麴性溫，脾陰虛、胃火盛者不宜用。

③孕婦慎用，易引起墮胎。

④風熱感冒者慎服。

⑤過敏體質者慎服。

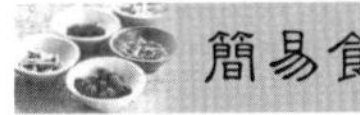

簡易食譜

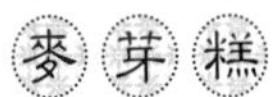

麥芽糕

【食材】麥芽120克，橘皮、炒白朮各30克，神麴60克，米粉150克，白糖適量。

【烹調】先將麥芽淘洗乾淨後曬乾；新鮮橘皮曬乾後取30克；然後將麥芽、橘皮、炒白朮、神麴一併放入碾槽內研為細粉狀；把米粉、白糖同藥粉和勻，加入清水調和，如常法做成小糕餅10～15塊。每日隨意食麥芽糕2～3塊，連服5～7日。

【功效】消食和中，健脾開胃。適用於小兒不思飲食或消化不良、脘腹脹滿。

積食，可用古老的小偏方雞內金

雞內金，又名內金、雞肫、雞肫衣、雞食皮、雞中金、化石膽、雞合子、雞黃皮、雞肫內黃皮，性平、味甘，歸脾、胃、小腸、膀胱經。

《本草綱目》中說其「消酒積，同豆粉丸服」；《滇南本草》中說其「寬中健脾，消食磨胃。治小兒乳食結滯，肚大筋青，痞積疳積」。

雞是一種雜食動物，吃穀粒、草籽，也吃蟲子，但是雞沒有牙齒，不管吃什麼都是囫圇吞棗，靠著胃來消化，可見雞的消化功能之強大。雞身上有兩個胃，一個叫前胃，一個叫砂囊，砂囊即雞肫。雞沒有牙齒，所以要吃一些石頭和砂子放到雞肫內，因此雞肫又叫砂囊。吃下去的食物到了砂囊之後，會被雞內金和砂石磨得很細，雞內金可以消化硬食，因此用它調治積食非常有效。民間經常用其治療消食積滯和小兒疳積等症。

民間有這樣一個故事：有一個人剛滿30歲，但總吃不進東西，常感覺有什麼硬物堵在了胃部。這種症狀已經持續好多年了。他聽說有一位叫張錫純的醫生，其醫術高超，於是他便前去拜訪。張錫純給他診脈，其脈象沉而微弦，於是，張錫純開出了一個方子：雞內金50克、生酒麴20克。病患一看這藥方只有兩味藥，便暗自懷疑張錫純的醫術，將信將疑地服用。結果，服用了幾劑以後，他胃內的硬物全消，病情真的好轉了。

嬰幼兒腹瀉：

雞內金（炒）、枯礬各50克。將上藥碾細末，3～6個月的嬰兒每次服1克，6～12個月的嬰兒每次服1.5克，1～2歲的幼兒每次服2克，2歲以上酌增。每日3次，淡鹽（糖）水送服。

小兒厭食症：

山藥10克，山楂、雞內金、白扁豆各5克，甘草4克。將上藥用水煎沸15分鐘，濾出藥液，再加水煎20分鐘，去渣，兩煎所得藥液對勻，分服，每日1劑。

小兒消化不良：

雞內金30克，山楂20克，鬱金、山藥、蓮子、茯苓、麥芽、穀芽各15克。將上藥共研細末，貯瓶備用。每次取3克，加雞蛋1個調勻蒸熟，再加適量鹽或蔗糖；也可用麵粉將藥末調勻，用麻油煎成油餅食用。每日服1～2次。

消食化積：

雞內金96克，青黛、冰片各2克。將上藥共研極細末，貯瓶備用，勿洩氣。每取蠶豆大小的藥粉，分別吹兩側咽喉。每日吹4～6次。

厭食症，屬脾胃陰虛型：

黨參50克，山楂、烏梅各20克，白朮、雞內金各30克，紅麴10克。將上藥研末過篩去渣，每袋裝10克，做成袋泡茶，用開水浸泡作茶飲。每日3次，每次1包。

骨結核，腸結核：

雞內金炒焦碾末。每次9克，每日3次，空腹用溫黃酒送下。

服用雞內金的時候要注意以下幾點問題：

①脾虛無積食者忌食。

②忌空腹狀態下服食。

③凡大氣下陷或咳嗽吐血等症，忌用雞內金。

④雞內金消食作用雖好，但不可長期服用。

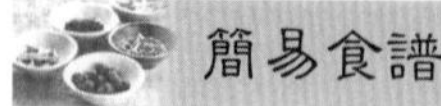

簡易食譜

大棗白朮餅

【食材】大棗20枚，白朮30克，雞內金15克，麵粉500克。

【烹調】將雞內金烤乾，研粉。先將白朮放入紗布袋內，與大棗同煮1小時；去布袋，除去棗核，將棗肉壓成泥；冷卻後加入雞內金粉、麵粉混勻，加水適量，和成麵團，再擀成薄餅，以文火烙成餅狀。

【**功效**】健脾益氣，助消化。適用於各種慢性胃炎、消化不良。

厚朴幫你理氣消食，可治氣滯腹脹

厚朴，又名川朴。為木蘭科植物厚朴或凹葉厚朴的乾皮、根皮及枝皮。

厚朴性溫，味苦、辛，歸脾、肺、胃、大腸經，能行氣除濕、化痰平喘；可治中風、傷寒、頭痛、寒熱驚悸、腹痛脹滿、胃中冷逆嘔吐、瀉痢等症；也可用於婦女產前產後腹脹不安，能消積食、明目；對肺炎球菌、結核桿菌、痢疾桿菌，以及一些皮膚真菌等有抑制作用。另外，厚朴對心血管系統也有一定的調節作用。

便秘：

厚朴、枳實各10克，大黃6克。水煎服。

蟲積：

厚朴6克，檳榔15克，烏梅3枚。水煎服。

霍亂吐痢不止：

炙枇杷葉、桂皮、厚朴、陳皮各15克。將以上4味中藥研成粗末。每服6克，加生薑3片，水煎，去渣，取汁，熱服。不拘時服。

急性胃擴張：

萊菔子20克，厚朴、核桃仁（打成泥）各15克。水煎服，每日1劑。

胃結石：

將厚朴6～15克，枳實6～15克，大黃6～15克，雞內金10～20克，焦三仙10～20克，檳榔片10克。水煎服，每日1劑。

氣脹心悶，積食：

將厚朴以薑汁炙焦後研為末。每次以陳米湯調服2匙，每日服3次。

小兒不進食，漸致羸瘦：

使君子30克，去皮炙厚朴、陳皮、川芎各0.3克，研為細末調勻，用蜂蜜調製成黃豆大小的丸，3歲以上的小兒每次服2顆，3歲以下者每次服1顆，以米湯送服。

服用厚朴的時候要注意以下幾點問題：

①《品匯精要》中記載：「妊娠不可服。」因此孕婦應謹慎服用。

②氣虛、津傷血枯者須禁服。

③厚朴與鯽魚同食容易傷胃，不可同食。

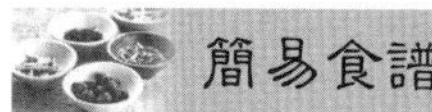

簡易食譜

厚朴陳皮蛋黃湯

【食材】厚朴12克，陳皮、鬱金、蘇梗各10克，生薑2克，紅棗、紅糖各30克，雞蛋黃2個。

【烹調】將雞蛋洗淨，在外殼上打一個洞，讓雞蛋清流出，留蛋黃，備用；將厚朴、陳皮、鬱金、蘇梗、紅棗全部裝入紗布袋內，扎緊口；將藥袋置大瓦罐內，加清水適量，用旺火煎20分鐘；將雞蛋黃打入藥汁中，加入紅糖，改文火再煎30分鐘即可。吃蛋黃，喝湯，每日1劑，1次服完。

【功效】活血化瘀，疏肝理氣，補脾益血。

胃氣不足易疲勞，試試甘草

《本草綱目》上有記載：「諸藥中甘草為君，治七十二種乳石毒，解一千二百種草木毒，調和眾藥有功，故有『國老』之號。」由此可見，從古代開始，甘草在中藥中的地位就非常高。

甘草味甘，性平，歸脾、胃、心、肺經，本身氣和性緩，可升可降。生甘草偏於清熱解毒、潤肺和中，可調治咽喉腫痛、胃腸道潰瘍和食物中毒；炙甘草就是將生甘草片用蜂蜜拌勻，同時炒製而成，可以補三焦之元氣，能調治脾胃功能減退、大便溏薄等症。

《中國藥典》中有記錄，甘草「用於脾胃虛弱，倦怠乏力，心悸氣短，咳嗽痰多，脘腹、四肢攣急疼痛，癰腫瘡毒，緩解藥物毒性、烈性」。《珍珠囊》中有記載，說其能「補血，養胃」。藥方之中添加甘草大多用於調和藥性，而非主治疾病。用其治療胃痛、腹痛、腓腸肌攣急疼痛等病症時，常和芍藥同用，可大大提升治攣急疼痛的療效，如芍藥甘草湯；用其治療脾胃氣虛、倦怠乏力等症，常與黨參、白朮等同用，組成四君子湯、理中丸等；用於美白，和白朮、白芍、白茯苓同用構成三白湯。

到了夏季，很多人會在暑濕的影響下表現出輕微的腹瀉症狀，此時可以服用六一散改善症狀。六一散由6份滑石和1份甘草組成，可以將其用水煮開後服下，能利濕止瀉。服用此方的時候要遵醫囑，不可自行服用。

胃脘疼痛，腹脹吐酸：

徐長卿8克，青木香10克，烏賊骨5克，瓦楞子4克，甘草3克，同碾粉。每次服5克，以水沖服。

胃腸虛弱：

蒼朮、陳皮、木香、砂仁各6克，厚朴10克，甘草5克。水煎服。

慢性腹瀉：

人參12克，白朮15克，乾薑10克，甘草、附子各9克。水煎，取汁200毫升，每日1劑，分2次服。

胃寒痛：

小茴香、乾薑、木香各10克，甘草6克。水煎服。

嘔吐：

木香、炒白朮、黨參、茯苓各10克，砂仁、荊芥、防風、使君子、檳榔各6克，蟬蛻、甘草各3克。水煎服，每日1劑，分2次服用。

脾虛氣滯：

人參12克，白朮、茯苓、陳皮各9克，甘草3克。水煎服。

久瀉久痢偏於熱者：

訶子30克，木香15克，黃連9克，生甘草6克，共碾為末。每次服6克，日服2次。

服用甘草的時候要注意以下幾點問題：

①甘草不要多服、久服或當甜味劑嚼食（尤其是兒童），會產生類似腎上腺皮脂激素樣的副作用，使血鈉升高，鉀排出增多，導致高血壓、低血鉀症，出現水腫、軟癱等臨床症狀。

②古今將相反的藥物都列為禁用。十八反中提到甘草反大戟、芫花、甘遂、海藻。

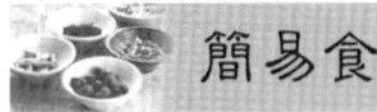

簡易食譜

甘草糯米粥

【食材】將炙甘草10克，糯米50克。

【烹調】炙甘草水煎10分鐘，取汁加糯米熬煮成粥。1次頓服，每日1劑，連用5日。

【功效】適用於脾胃虛寒型口腔潰瘍。

砂仁能溫脾止瀉，適合受寒腹瀉

《景岳全書》上有記載，砂仁「與木香、枳實同用，治療脾胃氣滯者，如香砂枳朮丸」；《和劑局方》中說砂仁應配健脾益氣之黨參、白朮、茯苓等，可用於脾氣虛、痰阻氣滯之證，如香砂六君子湯；《古今醫統》上有記載，砂仁與人參、白朮、熟地等配伍，以益氣養血安胎，可用於氣血不足、胎動不安者，如泰山磐石散；《珍珠囊》上說砂仁「治脾胃氣結治不散」；《本草經疏》上說，砂仁「氣味辛溫而芬芳，香氣入脾，辛能潤腎，故為開脾胃之要藥，和中氣之正品，若兼腎虛，氣不歸元，非此為嚮導不濟。若咳嗽多緣肺熱，則此藥不應用矣」。

夏季不僅炎熱，而且降雨量大、濕氣重，如果此時不注意防暑祛濕，很容易由於脾虛濕困而出現「苦夏」症狀：食慾下降、精神狀態差、疲倦、手腳沒力氣等。那麼，怎麼做才能讓自己在暑濕交困的時候仍然可以保持良好的精神狀態呢？一是健脾胃，二是化暑濕。中藥砂仁就兼具這兩種功效。

中醫認為，砂仁性溫、味辛，入脾、胃、腎經，具有化濕開胃、溫脾止瀉、理氣安胎的作用，脘腹脹痛、不思飲食、噁心嘔吐、腹瀉等脾虛證都可以用砂仁進行調理。

嘔吐：

取砂仁適量，研成細末。每次取10克，加適量生薑汁，用米湯調服。

腹脹：

砂仁、佛手各15克。用白酒300毫升浸泡，每次飯後飲1小杯。

食積泄瀉：

取砂仁、雞內金、麥芽各30克，共為細末，麵粉適量，共同混合成麵塊，烙成餅，每張含藥3～6克，每日食1～2張。

脾胃虛寒泄瀉：

單取砂仁適量，研末吞服，每次2克，每日2次。

消化不良泄瀉：

砂仁、焦蒼朮各30克，炒車前子10克，共研為細末，蜂蜜為丸。每次6克，每日2次。

虛寒腹痛泄瀉：

胡椒5粒，砂仁4枚，加400毫升水，煎煮出味後，打入兩枚鮮雞蛋，煮熟趁熱喝湯，食雞蛋。

服用砂仁的時候要注意以下幾點問題：

①砂仁性溫而味辛，凡陰虛火旺之人不宜多食。肺熱咳嗽者勿食。

②若惡阻偏寒者，可配生薑汁。

③偏熱者，可配黃芩、竹茹等，以助消熱安胎之力。

④本品溫降之功尚可用治奔豚氣痛，每與小茴香、吳茱萸等溫裏散寒藥同用。

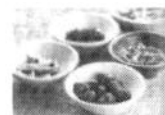

簡易食譜

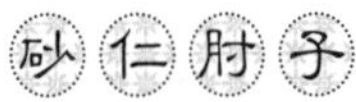

砂仁肘子

【食材】砂仁50克，豬肘子500克，蔥白10克，生薑30克，紹酒100毫升，花椒5克，麻油少許，精鹽適量。

【烹調】將豬肘刮洗乾淨，瀝去水；用竹籤將皮扎滿小眼，花椒、精鹽放鍋內炒燙，倒出稍涼，趁熱在肘子上揉搓，後放於陶瓷容器內腌24小時；蔥切段、砂仁為細末；將腌好的肘子再刮洗一遍，瀝去水分，在肉的內面撒上砂仁細粉，用淨布包捲成筒狀，再用繩捆緊；將捆緊的豬肘盛於盆內，放上薑片、蔥段、紹酒，旺火上蒸1.5小時，取出晾涼，解去繩布，抹上麻油。佐餐服食。

【功效】滋養補虛，健胃行氣。適用於脾胃虛弱、脾虛濕滯者，服之不致腹脹納呆。

芡實，蘇軾最愛的養生養胃之品

芡實是一年生水生草本植物，又叫雞米頭，性平，味甘澀，入脾、腎二經，有益腎固精、補脾止瀉、除濕止帶之功。主治遺精滑精，遺尿尿頻，脾虛久瀉，白濁，帶下等。

芡實被譽為「水中人參」，有南芡、北芡之分，南芡主要產於湖南、廣東、皖南、蘇南一帶；北芡又叫池芡，主要產自山東、皖北、蘇北一帶，品質比南芡稍微差一些。

中醫養生學認為，芡實可抗衰延年，最益脾胃。宋代大文豪蘇東坡步入老年時仍然身健體壯，面色紅潤，才思敏捷，這主要得益於他堅持每天吃煮熟的芡實。

秋季是非常適合吃芡實的，因為它能調節被炎熱夏季消耗的脾胃功能，脾胃充實之後，再吃補品或難消化的補藥，人體就能很好地適應了，而且對身體有益無礙。

《本草經百種錄》上有記載：「雞頭實，甘淡，得土之正味，乃脾腎之藥也。脾惡濕而腎惡燥，雞頭實淡滲甘香，則不傷於濕，質黏味澀，而又滑澤肥潤，則不傷乾燥，凡脾腎之藥，往往相反，而此則相成，故尤足貴也。」《本草求真》之中有云：「芡實如何補脾，以其味甘之故；芡實如何固腎，以其味澀之故。」由此可見，芡實有補脾固腎之功。

現代研究發現，芡實富含澱粉，能為人體供能，而且含有多種維生素、礦物質，確保人體獲得足夠多的營養物質；芡實能增強小腸的吸收功能，因此可以調理由吸收不良導致的腹瀉。

肝鬱脾虛型抑鬱症：

紅茶1克，合歡花15克，甘草3克，芡實、紅糖各25克。將合歡花、芡實、甘草加水1000毫升，煮沸30分鐘，去合歡花、甘草，加入紅糖適量，再煎至300毫升，然後加紅茶即可。每日1劑，分3次溫服。

腹瀉：

山藥20克，蓮子、芡實、薏苡仁各10克，粳米100克。將所有藥食材洗淨，加水適量，煮成粥食用。

嬰幼兒腹瀉：

澤瀉、芡實、滑石、炒車前子各20克，焦山楂15克，炒蒼朮5克，砂仁3克，水煎取汁。

老幼脾腎虛熱及久痢：

芡實、山藥、茯苓、白朮、蓮肉、薏苡仁、白扁豆各200克，人參50克。俱炒燥為末，白湯調服。

服用芡實的時候要注意以下幾點問題：

①芡實性澀，有較強的收澀作用，會使便秘患者排便更加困難，尿赤患者小便淋漓不盡，婦女產後惡露排泄不暢，故而便秘、尿赤患者及婦女產後皆不宜食用。

②芡實雖有營養，但嬰幼兒不宜食用，可能會導緻小兒性早熟。

③食用芡實時，要注意按照正確的方法食用。要用慢火燉煮芡實至爛熟，服用時細嚼慢嚥，才能達到調養身體的作用。

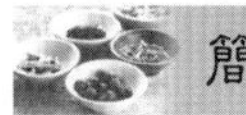

簡易食譜

芡實山藥糊

【食材】芡實、山藥各500克，蓮子肉、藕粉各250克，白糖適量。

【烹調】將芡實、山藥分別炒黃，共研末，加蓮子肉、藕粉拌勻成散劑。每次不拘量，加白糖適量，調勻成糊狀食用，每日1～3次。

【功效】治脾虛泄瀉，久瀉者尤宜。

藿香專治夏季腹瀉、嘔吐、沒食慾

藿香，又名合香、蒼告、山茴香等，是多年生草本植物，其葉呈心狀卵形至長圓狀披針形，花呈淡紫藍色。著名的方劑藿香正氣散最早收錄在《太平惠民和劑局方》中，已經沿用九百多年。添加了藿香的方劑有很多，是夏季不可或缺的保健良藥。

從中醫的角度上說，藿香性微溫，味辛，歸脾經、胃經和肺經，有芳香化濁、開胃止嘔、發表解暑之功。能夠治療濕濁中阻、脘痞嘔吐、暑濕倦怠、胸悶不舒、寒濕閉暑、腹痛吐瀉、鼻淵頭痛等症。現代醫學表明，藿香內的揮發油能促進胃液分泌，提升消化能力，緩解胃腸痙攣。

每到炎熱的夏季，很多家庭都會備上幾盒藿香正氣水，因為它能防治中暑。

中醫將夏季分成夏和長夏，長夏多濕，和夏季的火氣有很大區別。長夏處在夏秋之交，雨水較多，天氣潮濕、炎熱，濕熱薰蒸，水氣上騰，此時應該注意養脾，因為「脾喜燥而惡濕」。

《本草正義》中說藿香「清芬微溫，善理中州濕濁痰涎，為醒脾外胃，振動清陽妙品……霍亂心腹痛者，濕濁阻滯，傷及脾土清陽之氣則猝然繚亂，而吐瀉絞痛，芳香能助中州清氣，勝濕辟穢，故為暑濕時令要藥」。《藥品化義》中說：「藿香，其氣芳香，善行胃氣，其芳香而不嫌其猛烈，溫煦而不偏於燥熱，能袪除陰霾濕邪，而助脾胃正氣，為濕困脾陽，怠倦無力，飲食不甘，舌苔濁垢者最捷之藥。」藿香能助脾氣升清讓你開胃，化濕邪讓你頭腦清明，芳香氣味能化掉濕邪之氣。

小兒腹瀉：

取艾葉、廣藿香、韭菜根各5克，水煎2次，分3次服用，每日1劑。

胃炎（脾虛濕阻型）：

取藿香、白荳蔻、訶子各6克，共研末，每次取3克，薑湯送服。

瘧疾：

取高良薑、廣藿香各15克，研為末，均分為4服，每服以水250毫升，煎至100毫升，溫服，未癒再服。

毒氣吐下腹脹，逆害乳哺：

藿香50克，生薑150克，青竹茹、炙草各25克。將上藥混勻，每次取25克，水煎服。

服用藿香的時候要注意以下幾點問題：

①口服藿香正氣類感冒藥時最好不要吃甜食，因為甜食有生濕的作用，而藿香正氣類感冒藥是解濕的，二者相互抵消，會降低藥效。

②忌菸、酒及辛辣、生冷、油膩食物，飲食宜清淡。

③高血壓、心臟病、肝病、糖尿病、腎病等慢性病嚴重者應在醫師指導下服用。

④兒童、孕婦、哺乳期婦女、年老體弱者應在醫師指導下服用。

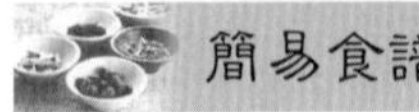

簡易食譜

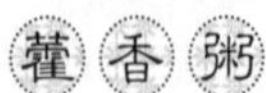

藿香粥

【食材】藿香10克（鮮者加倍），大米100克，白糖適量。

【烹調】將藿香擇淨，放入鍋中，加清水適量，浸泡

5～10分鐘後，水煎取汁，加大米煮粥，待粥熟時下白糖，再煮1～2沸即成。每日1劑，連服3～5日。

【功效】芳香化濕、解暑發表、和中止嘔，適用於濕阻中焦、脘腹脹滿、暑濕侵襲、嘔吐等。

消瘦乏力、吃飯嘔吐，用黨參食療方

黨參味甘，性平，有補中益氣、止渴、健脾益肺、養血生津等功效，經常用來治療脾肺氣虛，食少倦怠，咳嗽虛喘，氣血不足，面色萎黃，心悸氣短，津傷口渴，內熱消渴，懶言短氣、四肢無力、食慾不佳、氣虛、氣津兩虛、氣血雙虧、血虛萎黃等症。

《本草從新》中說黨參能「補中益氣，和脾胃除煩渴」。《本草正義》中有記載：「黨參力能補脾養胃，潤肺生津，腱運中氣，本與人參不甚相遠。」由此可見，黨參有補益脾肺之功。

黨參性味平和，能夠調補脾肺氣虛。現代研究表明，黨參能明顯改善疲勞，尤其適合工作辛勞、耗氣傷力導致的疲勞、精神不振等。此外，黨參還能提高機體免疫力，對於肺氣虛弱導致的易感、怕冷、打噴嚏、流鼻涕都有不錯的調補功效。

黨參的平和藥性決定它雖然可以用於長期調補，但是單獨使用見效緩慢，所以黨參很少單獨使用。

家裏如果有人胃口差、消化不良、大便稀爛等，可以用黨參加北耆煲湯，此方能治脾虛；黨參配枸杞子是氣陰雙補的配方，非常適合熬夜加班的人服用，因為熬夜會傷氣、傷陰，僅僅食用黨參補氣很容易燥熱，加些枸杞子即可氣陰雙補。

脾胃之氣不足的時候，會表現出四肢困倦、短氣乏力、食慾下降、大便溏軟等症。

而黨參有增強脾胃功能、益氣之功，可配合白朮、茯苓、甘草、陳皮，或白朮、山藥、扁豆、芡實、蓮肉、薏苡仁、茯苓等同用。

補氣固表、補中和胃：

烏雞半隻，黨參、淮山藥、沙參各15克，水發香菇50克，大棗5枚，生薑適量。

將烏雞先在沸水中焯去血沫，與上述其他原料一起用文火燉1～1.5小時即可。

健脾益胃：

黨參15克，扁豆30克，麥芽15克，粟米60克。將黨參、扁豆、麥芽一同放入砂鍋，加適量清水，煮40分鐘，去渣留汁。然後放入洗淨的粟米，如常法煮粥。

補中益氣、調和脾胃：

黨參、黃耆、淮山藥各15克，白朮10克，豬瘦肉200克，生薑適量。

將豬瘦肉洗淨切小塊，與洗淨的黨參、黃耆、白朮、淮山藥、生薑一起放入砂鍋，加適量清水，熬煮1.5小時，調入精鹽即成。

滋肝腎，益脾氣：

將鴿肉洗乾淨，切成小塊，與龍眼肉、黨參同入砂鍋，加水800毫升，武火燒開後，轉成文火燉煮30分鐘；加入枸杞，文火再燉煮10分鐘即可。

服用黨參的時候要注意以下幾點問題：

①氣滯、怒火盛或中滿有內火的人群應當在醫師指導下使用黨參，使用黨參時最好和食材搭配在一起，效果更佳。

②黨參不可與藜蘆同時食用，會導致食物中毒的嚴重後果。服用黨參期間不要食用蘿蔔，也不要喝茶。黨參補充血氣，蘿蔔卻有消耗血氣的功能，若同時食用則沒有功效。

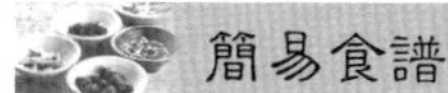

簡易食譜

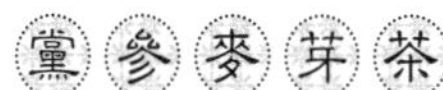

黨參麥芽茶

【食材】黨參30克，白朮15克，麥芽90克，冰糖適量。

【烹調】先將麥芽洗淨，放入不銹鋼鍋中，加適量水，用大火煮沸後，改用小火煮5分鐘。再加入切好洗淨的黨參片及白朮片一起煮20分鐘後，加入適量冰糖或不加糖。

放冷後，用鋪雙層紗布的不銹鋼漏勺過濾，即可飲用。亦可置於冰箱中做成涼茶隨時飲用。

【功效】健脾助運，降低血糖。適用於消化不良，糖尿病，病後體虛。

濕困脾胃沒食慾，夏季多吃白扁豆

白扁豆性微溫，味甘。歸脾經和胃經。有健脾化濕、和中消暑之功。適合脾胃虛弱，食慾下降，大便溏瀉，白帶增多，暑濕吐瀉，胸悶腹脹的人食用。炒白扁豆有健脾化濕之功，適合脾虛泄瀉、白帶多的人食用。

最早記載白扁豆的文獻是南朝陶弘景著的《名醫別錄》。李時珍的《本草綱目》中提到：「取硬殼白扁豆，連皮炒熟，入藥。」硬殼白扁豆的子充實，白、微黃，其氣腥香，性溫平，得乎中和，脾之穀也。有通利三焦、化清降濁之功，可治療中宮之病、消暑除濕、解毒。殼軟、黑鵲色者，性微涼，常食可調脾胃。

《中國藥典》中提到，白扁豆有「健脾胃，清暑濕」之功，常用來治療脾胃虛弱、暑濕泄瀉、白帶等症。一句話，白扁豆渾身是寶，其果實、果皮、花、葉都能入藥。其性微溫，味甘，可入脾經和胃經，有補脾胃、和中化濕、消暑解毒之功，能夠治療脾胃虛弱、泄瀉、嘔吐、暑濕內蘊、脘腹脹痛、赤白帶下等症，還可解酒毒。

脾胃虛弱，食少嘔逆，慢性久瀉，暑濕瀉痢，夏季煩渴：

取炒白扁豆、粳米各60克，一同放入鍋中熬粥，至粥熟。作早晚餐服食。

慢性結腸炎：

五味子、黨參、白朮、補骨脂各20克，白扁豆、白芍、地榆、槐花、陳皮各15克，乾薑、甘草各10克。將上藥加水煎沸15分鐘，濾出藥液，再加水煎20分鐘，去渣，兩煎藥液調兌均勻，分服，每日2劑。

急性胃腸炎：車前草15克，淡竹葉、乾荷葉各9克，白扁豆30克，粳米60克。將車前草、淡竹葉、乾荷葉水煎，濾汁去渣。另用白扁豆、粳米加適量水煮粥，待粥熟加入藥汁，再稍煮成稀粥。每日1劑，分2次服，連用3日。

消化性胃潰瘍，脾虛陰虧：

白荳蔻、枳殼、陳皮、降香各5克，蓮子肉、白芍、沙參、麥芽各12克，白扁豆、白朮、青皮各8克，桂枝、九香蟲各2克。水煎服，每日1劑。

瘧疾：

白扁豆（炒）50克，綠豆（炒）100克。將上藥一同研成末狀，加白麵200克，用水調成梧桐子大的丸劑。用涼水送服。忌熱物。

服用白扁豆的時候要注意以下幾點問題：

①白扁豆未炒熟，吃了以後很可能發生食物中毒，在食後的三四個小時內可能出現頭痛、噁心、嘔吐等現象。所以要注意，白扁豆不能生吃或未熟透食用。

②豆類食用過多易氣滯，讓人感到腹部特別脹，所以不能一次吃太多，可以常吃，但一定要注意量。

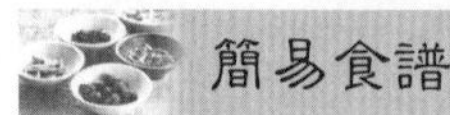

簡易食譜

扁豆羹

【食材】白扁豆250克，白糖100克，葡萄乾、山楂糕各15克，糖桂花少許。

【烹調】將白扁豆用淘米水浸泡去皮，加水煮軟，再加白糖煮化，撒上山楂糕、葡萄乾、糖桂花即成。空腹食用，每日分3次食完。

【功效】健脾化濕、消暑和中。適用於脾胃虛弱導致的腹瀉、嘔吐、食慾不振、婦女白帶多等。

湯裏加點肉豆蔻，寒冬暖胃不生病

肉荳蔻，又名迦拘勒、肉果、肉蔻，為肉荳蔻科植物肉荳蔻的乾燥種仁，產於亞熱帶地區。它生長於高溫、潮濕環境。性溫，味辛；歸脾、胃、大腸經；溫中行氣，澀腸止瀉，適用於久瀉、久痢及虛寒氣滯導致的脘腹脹痛、食少嘔吐等症。

《本草正義》上有記載：「肉豆蔻，除寒燥濕，解結行氣，專理脾胃，頗與草果相近，則辛溫之功效本同，惟澀味較甚，並能固及大腸之滑脫，四神丸中有之。溫脾即以溫腎，是為中下兩焦之藥，與草果之專主中焦者微別。」《本草匯言》上也有云：「肉荳蔻，為和平中正之品，運宿食而不傷，非若枳實、萊菔子之有損真氣也；下滯氣而不峻，非若香附、大腹皮之有洩真氣也；止泄瀉而不澀，非若呵子、罌粟殼之有兜塞掩伏而內閉邪氣也。」

脾虛泄瀉，腸鳴不食：

取肉荳蔻1枚、乳香3小塊，麵裹煨熟，去麵，碾為細末。每次3克，米湯送服，小兒每次1.5克。

脾腎陽虛型痢疾：

薤白、肉荳蔻、五味子、葛根、檳榔、赤芍、炙黃耆各10克，乾薑、補骨脂、桔梗、桂枝各6克，吳茱萸、製附片（先煎）各3克，茯苓15克，生白朮20克，黃連5克。將上藥以水煎服，每日1劑。

食少嘔吐：

取肉荳蔻1枚，飯後嚼服；或肉荳蔻、補骨脂各等份碾粉，每次服5克。

水濕脹腹：

肉荳蔻、檳榔、牽牛各10克。將上藥以水煎服。

脾虛胃熱：

石蓮肉20克，肉豆蔻末3克。將石蓮肉碾成細末，加入肉荳蔻末，一起用米湯水調服。

服用肉豆蔻的時候要注意以下幾點問題：

①用肉豆蔻的時候要嚴遵醫囑，不能過量，否則易引起中毒，出現神昏、瞳孔散大及驚厥。人服肉荳蔻粉7.5克以上，會引起眩暈，甚至譫語、昏睡，大量服用可致死亡。

②濕熱瀉痢、陰虛火旺者禁服肉荳蔻。

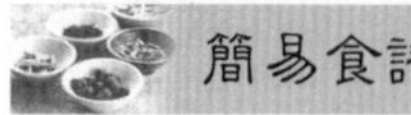

簡易食譜

豆蔻餅

【食材】肉荳蔻30克，麵粉100克，生薑120克，紅糖100克。

【烹調】將肉荳蔻去殼，研為細末；生薑去皮洗淨，搗爛加少許水，絞生薑取汁250克；將麵粉、肉荳蔻粉、紅糖、生薑水和成麵團，做成小餅約30塊，然後放入平底鍋內，烙熟即可。

【功效】本品溫中健脾、消食止瀉，適用於小兒脾虛腹瀉或受涼後所致的水瀉。熱痢和濕熱的小兒應忌用。

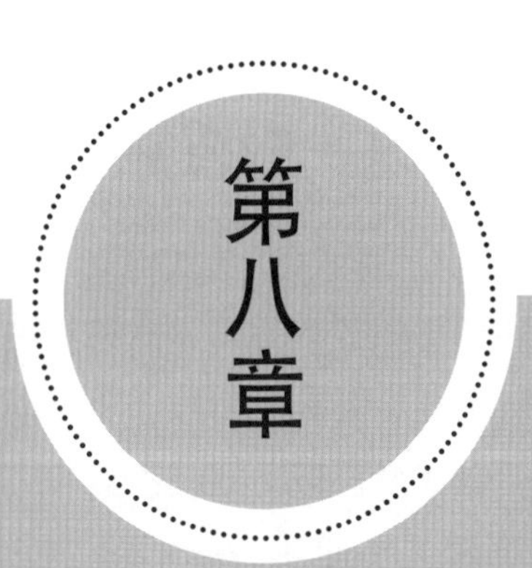

第八章

胃腸調養中藥方，老中醫教你治癒胃腸病

附子理中丸，脾胃無寒食慾佳

脾陽虛又稱脾胃虛寒，主要為飲食失調、過食生冷、勞倦過度、久病或憂思傷脾等所致，主要症狀為：食慾下降、腹脹、胃痛而喜溫喜按、四肢不溫、大便溏稀，或四肢水腫、畏寒喜暖、小便清長或不利、婦女白帶清稀而多，舌淡胖嫩，舌苔白潤，脈沉遲等。

●病例分析

有一個女患者，第1次來月經的時候因為不懂如何護理身體，居然用冷水洗澡。從那以後，她每次來月經都感覺疼痛難忍。她不僅怕冷，有時候甚至還會上吐下泄。所以，不管春夏秋冬，只要來月經的第1天，她都不僅要趴在電熱毯上，肚子上還要捂著熱水袋。即便如此，她還是要依靠吃去痛片來緩解疼痛。三四年了，月月都這樣，為此她痛苦不已。後來，在朋友的勸告下，她選擇去看醫生。醫生在瞭解了她的病況後，建議她堅持服用附子理中丸、補中益氣丸。沒想到只過了半年，她就不再痛經了。

附子理中丸

【組方】附子（製）、黨參、白朮（炒）、乾薑、甘草。輔料為蜂蜜。

【製法】煉蜜為丸。

【用法】每次服4丸，每天服3次。

1週後，楊先生去醫院複診：頭痛發作1次，疼痛略減，疼痛持續的時間也縮短了，繼續服藥2週後，頭痛不再發作，只是偶爾有輕度不適，食慾有所提升，大便成形。醫生囑咐楊先生繼續服用附子理中丸，但是要減少服用劑量，每次服2丸，每日服3次，連續服藥5個星期之後改服1丸，以鞏固療效，服藥7個星期之後，頭痛完全消失。

●藥膳解析

附子理中丸是由附子理中湯衍化而來的，附子理中湯由名醫張仲景所創立，它的藥物組成全是純陽的熱藥：人參、乾薑、白朮、甘草，到了宋代又增加了附子，即我們現在看到的附子理中丸。

《本草綱目》是這樣形容附子的：「其性善走，故為通行十二經純陽之要藥，外則達皮毛而除表寒，裏則達下元而溫痼冷，徹內徹外，凡三焦經絡，諸臟諸腑，果有真寒，無不可治。」

此方之中製附子大補陽氣、散寒，附子大辛、大熱，好的附子片用舌舔一下，舌會有麻的感覺。有老中醫講，服藥後口唇有麻木感，則說明附子用量已經很足了，應暫停服藥，否則可能有中毒的危險。

黨參健脾益氣，有益於中焦氣機之升降。乾薑，由生薑乾燥所得，由於其色白，因而又稱白薑，和生薑相比，乾薑的溫熱之性比生薑要好，但仍然有降胃氣、止嘔吐的功效；乾薑與附子同用，溫陽散寒的功效大增，中醫上有句話叫「附子無薑不熱」，意思就是說，附子要與薑配伍才能發揮其熱之藥力。甘草在此方裏應為炙甘草，有健脾益氣兼具調和的作用。

諸藥配伍，有溫中健脾之功效，適用於脾胃虛寒、脘腹冷痛、嘔吐泄瀉、手足不溫、頭痛等症。

補中益氣丸，脾胃不虛，治癒無名低熱

脾胃氣虛主要是飲食失調，勞倦過度損傷脾胃，或久病之後耗傷脾氣，脾胃運化失司所致。

主要症狀包括：胃脘痞悶，似脹非脹，食少納呆，食後胃脘發堵，倦怠無力，舌質淡或胖，苔薄白。

●病例分析

小何是一名網絡運營人員，工作壓力大，任務繁重，經常熬夜加班，週末也是單休。工作一年以後，小何整個人看起來憔悴了不少，沒精神，面色發黃，身形瘦弱。幾個月前，小何開始經常在早晨起來時頭痛，下午兩三點鐘發熱，體溫在38攝氏度左右，心裏煩躁，口渴，想喝熱水。

一開始她並未在意，以為是辦公室內封閉的環境引起的燥熱，燥熱的時候還很怕冷風，稍微吹點涼風就會發冷。這種情況持續一段時間之後，她有點擔心自己的身體了，到醫院做了檢查，但各項指標都正常，這下子她更迷惑了，發熱、頭痛的症狀仍然存在，怎麼可能沒病呢？

後來小何在同事的介紹下去看了中醫，被確診為脾虛、氣虛導致的低熱。

其實，和小何症狀類似的人並不在少數，大多是由於脾虛、氣虛導致的發熱，他們的共同特點是：不忙了、休息好了，體溫就會低一點，越累就越容易發熱。之所以會發熱，是因為脾氣虛，中氣無法達到體表，表現出來的就是發熱。發熱和感冒不同，不是全天的，而是一陣一陣的，活動起來之後氣更虛，固不住了，熱就會浮越在外，發熱加重。

李東垣解釋為：「脾胃之氣下流，使穀氣不得升浮，是生長之令不行，則無陽以護其榮衛，不任風寒，乃生寒熱，皆脾胃之氣不足所致也。」想喝熱水是因為脾氣不能運化，無法將喝進去的水轉為身體所用，因此常常是越喝越渴的狀態。之所以會頭痛，是因為早上陽氣剛升，頭為「諸陽之會」，一定要有陽氣供養才可使頭腦清醒、靈活，而氣虛者本身陽氣虛弱，能供給頭腦的陽氣很少，所以早晨起來會頭痛，尤其是起得猛、起得快的人更會頭痛、頭暈，稍微活動之後症狀會減輕些，因為陽氣逐漸強大，頭痛症狀自然可以得到好轉。醫生給小何開了補中益氣丸調理身體。

補中益氣丸

【組方】黃耆（炙）、黨參、白朮（炒）、當歸、陳皮、升麻、柴胡、甘草（蜜炙）。

【製法】煉蜜為丸。

【用法】口服，一次8～10丸，一日3次。

連續服藥一段時間之後，小何的低熱症狀就消失了，整個人的氣色也好了不少。

●藥膳解析

此方之中的黃耆甘溫，補中益氣，升陽固表，是主藥；輔以黨參、炙甘草、白朮益氣健脾；黃耆益氣補中；陳皮理氣和胃；當歸養血和營；少量升麻、柴胡，可助主藥升提下陷之陽氣。

將上述藥材合用，則使脾胃強健，中氣充足，除勞倦、寒熱，氣陷自舉。

補中益氣湯是李東垣在《脾胃論》中為內傷熱中證創立的甘溫除熱法的代表方劑。李東垣認為，飲食失節、勞倦過度、強烈的精神刺激是導致脾胃疾病的主要因素之一；脾胃是氣血生化之源，為精氣升降運動之樞紐，所以一旦脾胃生病，則百病叢生。

李東垣目睹了當時的不安定生活對人們脾胃的影響，「補中益氣湯」也就應運而生。

由此可見，適合服用補中益氣丸的人大多勞心勞神，長年用腦影響了脾胃功能。

保和湯，專治小兒積食傷脾胃

小兒積食主要指小兒乳食過量，傷及脾胃，乳食停滯在中焦而形成的胃腸疾患。積食多發生在嬰幼兒的身上，會表現出腹部脹滿、大便乾燥或酸臭、矢氣臭穢、噯氣酸腐、腹部脹熱等。積食時間一久，會導緻小兒營養不良，影響其正常的生長發育。

●病例分析

呂先生3歲多的兒子前段時間突然不好好吃飯了，看到飯就一臉不高興的樣子，呂先生不敢耽擱，趕忙帶著孩子去社區裏的診所看病。

醫生仔細一問才得知，呂先生的媽媽最近一段時間從鄉下過來照顧孫子，奶奶很疼愛孫子，為了哄他開心，整天給他做各種各樣的好吃的，孫子每次都吃很多，老人看了非常開心。

可是最近幾天，孫子卻突然不吃東西了，腹部脹痛，口中有臭味，吐酸水，大便溏瀉。經過一番診斷，醫生發現孩子的舌苔厚膩，脈滑，很明顯是積食停滯所致。於是囑咐呂先生回去之後給孩子熬些保和湯服用。2天後再來複診。同時囑咐呂先生回去之後嚴格控制孩子的飲食，切勿再致積食。呂先生連連點頭。

保和湯

【組方】山楂、神麴、炒萊菔子各6克，蜂蜜適量。

【製法】將炒萊菔子研碎，用雙層紗布包好，和山楂、神麴一同放入鍋中，倒入約500毫升的清水，開大火煮沸之後，轉成小火繼續煎煮10分鐘左右；撈出藥包，同時撈淨其他藥渣，每次飲用之前調入適量蜂蜜即可。

【用法】每日服1劑，代替茶來飲用，分2～3次溫服。

兩天之後，呂先生帶著兒子前來複診，孩子的積食症狀已經痊癒，又恢復了往日的活潑。

●藥膳解析

此方之中的山楂開胃、助消化，主要得益於其補氣健脾、消肉化積、活血散瘀等功效，為老少皆宜的保健藥食；神麴有健脾和胃、消食化積的作用，被歷代醫家用來調理脾胃功能，主治飲食停滯、消化不良、脘腹脹滿、食慾不振、嘔吐瀉痢等症；萊菔子就是蘿蔔籽，炒熟之後藥性下降，變得緩和，而且有宜人的香氣，擅長消食除脹、降氣化痰，能治療積食腹瀉、氣喘咳嗽等症，並且還能避免生食導致的噁心等副作用。此外，萊菔子質地酥脆，容易研碎煎出其藥效。

此方借鑒的是保和丸中的三味藥，但用於改善患兒的積食症狀已經足夠。除了煎湯，也可以取此三味藥熬粥。但是要注意一點，氣虛積食、痰滯的患兒不宜服用此方，因為此方辛散耗氣，會加重氣虛、痰滯症狀，甚至會引發嚴重後果。另外還要注意，萊菔子每人每日用6～10克為宜，不可過量。

一捻金湯，除積滯，還脾胃健康

積滯是指小兒乳食不節，停積中脘、食滯不化所形成的一種胃腸疾患。主要表現為不思乳食，食而不化，腹部脹滿，大便不調等。主要發病人群為嬰幼兒，通常患兒預後良好。個別小兒積滯日久，遷延失治，可轉成疳證。

●病例分析

施女士5歲的女兒桃桃就診前一年前突然患上咳喘，雖然服用過一段時間的清肺化痰、止咳停喘的藥物，但病情仍舊反覆發作。

後來在朋友的推薦下，施女士帶著女兒去找一位知名老中醫就診，瞭解到孩子的情況之後，那位老中醫給桃桃仔細檢查了一番，才發現孩子的痰盛咳嗽症狀是內熱積滯導致的，因為她除了有喘咳痰多的症狀，還出現了胸腹發脹、便秘、煩躁口苦、尿黃的症狀。

小兒脾胃不和、痰食阻滯的時間久了會化熱犯肺阻肺，誘發痰盛咳喘之症。

如果只是單純地服用止咳停喘的藥物是不能從根本上

解決問題的。老中醫給孩子開了一捻金湯，囑咐施女士回去之後讓孩子服下。

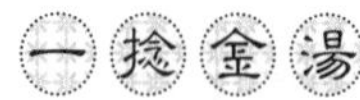

【組方】大黃6克，炒牽牛子5克，人參1～2克，冰糖適量。

【製法】將炒牽牛子研碎後用雙層紗布包好，和人參一同放入砂鍋，倒入500～600毫升清水，開大火煮沸，之後轉成小火繼續煮10分鐘，再和大黃一同煎煮2～3分鐘，去渣後，調入適量冰糖即可。

【用法】每日1劑，分2～3次服下。

連續服用幾天之後，孩子的咳喘症狀得到了顯著緩解，施女士非常開心。

可見，雖然是小小的咳喘症狀，但如果不對症下藥，也是很難治癒的。

●藥膳解析

此方之中的大黃味苦、性寒，歸脾、胃、大腸、肝、心包經。有攻積滯、清濕熱、瀉火涼血、祛瘀解毒的作用，適合胸悶、水腫腹滿、小便不利、咽喉腫痛、胃熱嘔吐等實熱症。因此，積滯內熱者宜用大黃。

牽牛子性寒、味苦，入肺經、腎經和大腸經，主要功效是殺蟲攻積、瀉水通便、消痰除飲，能治療痰飲積、蟲積導致的水腫脹滿、二便不通、氣逆咳喘、蟲積腹痛等症；人參能補益脾肺，養胃生津，補虛健體。上藥搭配，寓補於瀉，瀉中有補，補瀉結合，可防止小兒身體受到傷害。

柴胡舒肝散加減，專治肝氣鬱結型消化不良

肝氣鬱結型消化不良是一種病症名，臨床表現為胃脘痞塞或脹痛，噯氣吞酸，心煩易怒，時欲太息，會因情志不舒而加重。主要病機為：情志不和，鬱怒傷肝，橫逆犯胃，氣機阻滯，所以會感到胃脘痞塞或脹痛滿悶不舒；脅是肝之分野，所以還會有脅肋撐脹的感覺；氣滯上逆，則噯氣；酸為木之味，木鬱故吞酸；肝氣不舒，故心煩易怒，時欲太息；情志不舒，會加重肝鬱，所以也會加重病情。舌淡紅，苔白，脈弦，都是肝氣鬱結的徵象。

●病例分析

朱女士今年四十出頭，六年前開始斷斷續續出現胃痛、胸腹兩脅隱痛、納差、便溏的症狀。一開始她沒當回事，隨便吃點胃藥，但是六年來症狀遷延不癒，大便稀溏，黏滯不利，每天排便2～6次，心情不好的時候就會發作；有的時候胃脘疼痛難忍，連及胸脅，口苦，納差等。她經常服用香砂養胃丸、諾氟沙星等藥，雖然可以暫時緩解症狀，但沒有明顯的療效。後來在家人的陪同下去看中醫，經多項檢查沒有發現器質性病變。

後醫生對其進行一番診斷，概括其主要症狀包括：糞便黏滯；常有腹痛，便後緩解；脈弦細，舌苔薄白，質紅。確診其是肝氣鬱結，橫逆犯胃，累及大腸導致的消化吸收不良綜合徵。治療時應當從舒肝健脾、行氣解鬱著手，後為其開了柴胡舒肝散加減。

柴胡舒肝散加減

【組方】柴胡、枳實、青皮、陳皮、香附、川芎、當歸、川楝子、延胡索、佛手各10克，白芍20克，炒白朮15克，茯苓30克，甘草5克。

【製法】將上藥用水煎。

【用法】1日1劑，早晚溫服。

兩週之後，朱女士複診時，上述症狀基本消失，改服逍遙丸、香砂六君子丸以鞏固療效。

●藥膳解析

柴胡和解表裏，疏肝升陽；枳實破氣消積，化痰散痞；青皮疏肝破氣，消積化滯；陳皮理氣健脾，燥濕化痰；香附疏肝解鬱，理氣寬中，調經止痛；川芎辛溫香燥，走而不守，既能行散，上行可達巔頂，又入血分，下行可達血海，活血祛瘀作用廣泛；當歸補血活血，調經止痛，潤腸通便；川楝子疏肝泄熱，行氣止痛，殺蟲；延胡索活血，理氣，止痛，通小便；佛手疏肝理氣，和胃止痛，燥濕化痰；白芍養血調經，斂陰止汗，柔肝止痛，平抑肝陽；炒白朮燥濕利水，止汗，安胎；茯苓利水滲濕，健脾，寧心；甘草調和諸藥之性。

疏肝理氣、健脾和胃是治療消化吸收不良綜合徵的基本療法。兩法同時應用有協同作用，效果更佳。單獨使用藥力單一，療效較差。上述藥材配伍，既能調理脾胃，又能疏肝解鬱，可以有效治療肝氣鬱結型消化不良。

治療本病除藥物治療外，調理情志也是非常重要的，《素問・舉痛論》上有云：「百病生於氣也。」是說「氣為百病之因」。按照病因療法，治病要先除病因，氣順則病瘥。

木蝴蝶金銀花代茶飲，治好食管反流

在食管和胃的結合處有個部位叫賁門，賁門太鬆，會引起胃酸或膽汁進入食管腔內。食管黏膜很容易被胃酸腐蝕，進而誘發炎症。多數人患此病都是由不良生活習慣導致的，比如餐後平躺、進食過量，過食甜膩、油膩之品等，都會導致胃內的東西向食管反流。

●病例分析

孔先生被胃灼熱、反酸的症狀困擾了很多年，而且經常覺得喉嚨痛，胸部有燒灼感，咽癢乾咳，有時會無緣無故嘔吐，到了晚上情況會更嚴重，到醫院做了幾次檢查，卻並未找出確切病因。

一開始他還以為是呼吸道出了問題，每次到醫院看病都掛呼吸科的號，可每次都沒查出自己得了什麼病，或者直接被當成慢性咽炎。孔先生又掛了消化科，結果還是被當成普通胃病，服用一堆胃藥都沒什麼效果。他的心裏越來越沒底了，每次胸口痛時，就懷疑自己得了心臟病。後來，他去掛了消化內科，才被確診為胃食管反流病。

孔先生到醫院就診，之所以一直找不到誘因，是因為此病容易被誤診為咽喉疾病，有時甚至會被誤診成慢性咽炎。

此病的治療方法有兩種，一種是利用各種抑酸劑避免胃酸反流，還有一種是透過手術進行治療。手術治療適用於病情較嚴重、食管下端括約肌已經完全喪失功能的患者，具體做法為在食管下端放個人工閥門，防止胃酸等反流至食管。考慮到孔先生的病情還不算嚴重，醫生給他開了促進胃腸動力、抑酸劑等藥物進行治療。待病情得到控制之後，醫生又給孔先生開了個中藥方——木蝴蝶金銀花茶，囑咐他回去之後堅持服用。

木蝴蝶金銀花茶

【組方】木蝴蝶10克，金銀花15克，甘草5克。

【製法】煎水代茶飲。

【用法】連服5～7日為一療程。

連續服用此中藥方半個月左右，孔先生的胃食管反流引起的火熱灼痛症狀徹底消失了。

●藥膳解析

此方適用於肝鬱化火、胃陰虛火旺而致的食管炎。方中的木蝴蝶為紫葳科植物的乾燥成熟種子，它味苦、性寒，有清熱利咽、養陰生津、疏肝和胃、斂瘡生肌的作用，常用作止咳潤肺藥、和胃藥。《綱目拾遺》中說它「治心氣痛，肝氣痛，下部濕熱」；《滇南本草》記載它「定喘，消痰，破蠱積，除血蠱、氣蠱之毒，又能補虛，寬中，進食」。

金銀花自古被譽為清熱解毒的良藥，它甘寒清熱而不傷胃，具有抗炎解熱的作用，可用於各種熱性病（如熱毒瘡癰、咽喉腫痛等）的治療。

甘草能調和藥性，緩解胃及腸管痙攣，有抗炎、抗酸等作用。經常服用這個方子，可以治療輕度的胃灼熱和心胸間火熱灼痛，或由於魚刺等外傷引起的食管部位火熱灼痛等症。

但是提醒大家注意一點，如果長期出現飯後反酸、胃灼熱、咽喉痛等症狀，最好到正規醫院消化內科就診，在醫生的建議下對症用藥，而不能擅自選擇偏方、驗方。

藿香正氣水，有效治療胃腸型感冒

感冒可作為身體不舒適的一般用語，而胃腸型感冒可作為胃腸道不舒服的一種統稱。

其實，很多人都有胃腸感冒的毛病，尤其是在炎熱的夏季，如果在飲食方面稍稍大意，吃一點辛辣、生冷，或者不易消化的食物，就會感覺到得胃腸不舒服，這就說明你已不幸「中招」了。

胃腸型感冒主要是由一種叫「柯薩奇」的病毒引起的，同時伴有細菌性混合感染。在醫學上，胃腸型感冒又稱「嘔吐性上感」，它的主要症狀是嘔吐、腹瀉、腹痛。患者因腸蠕動加倍增快時而感覺到疼痛，或是腸壁黏膜因發炎而紅腫，雖然看不到紅腫，但是可以感覺到疼痛。

中醫認為，在這種症狀下，如果用止瀉藥物進行治療，非但不會緩解病情，反而還會延誤病情。因為胃腸性感冒的發病誘因主要是來自外部刺激等多種因素，尤其是在天氣冷暖變化時發生得更為頻繁。這一方面是由於冷空氣對胃腸有一定的刺激作用，另一方面是由於不規律的生活作息和不良的飲食習慣等。

●病例分析

半個月前，魏先生突然出現食慾下降、噁心、嘔吐、腹痛、腹瀉等症狀。一開始，他還以為是吃壞了肚子或受涼引起的，於是自行買了一些治療胃腸炎的藥服用，但連續服藥幾天後病情仍不見好轉。

最後他在家人的催促下來到一家醫院就診，醫生檢查後診斷為「胃腸型感冒」。當時魏先生覺得奇怪：怎麼會是感冒呢？醫生告訴他說：發熱、頭痛、咳嗽、流涕、周身不適為人們所熟知的感冒症狀，而食慾差、反酸、胃灼熱，以至噁心、嘔吐，且伴有輕微腹痛、水樣腹瀉等是「胃腸型感冒」的主要症狀。

隨後，醫生給魏先生開了一盒藿香正氣水，告訴他每次服半支到一支，即5～10毫升，一日2次，用的時候一定要搖勻；同時叮囑他回去後避免喝冷藏的飲品，多吃新鮮的蔬菜和水果，多吃容易消化的食物，保持房間內空氣流通，還要儘量少去人多擁擠的公共場所。

藿香正氣水

【組方】由蒼朮、陳皮、厚朴（薑製）、白芷、茯苓、大腹皮、生半夏、甘草浸膏、廣藿麻油、紫蘇葉油共10味藥物組成。

【製法】製成深棕色的澄清液體。

【用法】口服，每次5～10毫升，每日2次，用時搖勻。

回家後，魏先生按照醫生提醒的注意事項，連續服用藿香正氣水，不久胃腸型感冒症狀就徹底消失了。

●藥膳解析

藿香正氣水是夏季家庭的常備中成藥，主要由藿香、蒼朮、陳皮、厚朴、白芷、茯苓、大腹皮、半夏、甘草、紫蘇等中藥組成，具有散寒化濕、和中祛暑的作用。人們常用它來治療脘腹脹痛、嘔吐腹瀉以及胃腸型感冒等。

藿香，別名枝香、排香草、野藿香、土藿香、杜藿香，是唇形科一年生或多年生草本植物廣藿香的全草，其根（藿香根）亦供藥用。它味苦，性微溫，是中醫臨床上常用的理氣祛濕藥，以祛暑解表、化濕和胃為主要功效，可以消除暑熱所致的頭暈、頭痛、胸脘痞悶、嘔吐及泄瀉等症。所以，人們都把它當作解暑、防中暑、夏季感冒的良藥。

近年來出現了一種備受好評的新藥——藿香正氣滴丸。藿香正氣滴丸主要由水溶提取，不含乙醇（酒精），沒有刺激性氣味，口感也比較好。不僅如此，它還保留了藿香中極易揮發的有效成分，在口服後約6分鐘可溶解吸收，從而發揮了滴丸劑型高效、速效的特點。

日常生活中，它被用作急救藥品使用，再加之其卓越的療效特點，臨床上除了被應用於胃腸型感冒的治療，也廣泛應用在對空調病、急性胃腸炎、痢疾以及夏季中暑等的防治。它不僅可用於居家旅行，也成了人們四季常備的藥品。

人參健脾丸，增強胃動力助消化

胃動力不足，就是通常說的消化不良，是引起功能性消化不良的一個關鍵原因。如果把人們的身體比作一台精密的機器，那麼，人們的胃就相當於它的「發動機」。

食物在胃中經過消化、分解之後，才能產生營養、能量，供給身體活動所需。可以想像，一旦「發動機」沒了動力，機器的運轉必然大受影響。可是由於各種原因，胃動力不足者大有人在。

從生理學的角度來講，胃主要分為近端胃和遠端胃。前者主要負責容納和儲存吃下去的食物，後者主要負責對食物進行混合與研磨。

胃部由這種有規律的蠕動，將消化後的食物推送到十二指腸，這個過程叫「胃排空」。正常情況下，人們需要4～6個小時，才能將胃中的食物消化掉，被身體吸收和利用，並進行正常的新陳代謝。

然而，也有不少人的消化功能較差。對於這些人來說，即使是正常的飲食，他們的胃腸都難以消化。所以，在每次飲食過後，他們總感覺肚子脹脹的，可能是因為未消化的飲食，又像是一股氣在胃腸內滯留而發脹。這些都是因為胃動力不足，正常的蠕動功能減弱，導致胃的內容物排空延遲或受阻，進而出現一系列的不適，比如腹脹、隱痛、噯氣、食慾下降，甚至噁心、嘔吐等症狀，都與胃動力不足有關。

●病例分析

陶女士是某公司的銷售副總。她是公司公認的女強人，凡事都要親力親為，絕不允許拖延半分鐘。即使是下班回家，她也是一副忙忙碌碌的樣子，好像總有忙不完的工作。

最近一段時間，陶女士感覺自己的身體很不舒服，為了不影響正常工作，她只能去看中醫。

她自述已經連續一個月夜不能寐，總是輾轉反側睡不著。不僅如此，最近兩個星期，她又開始有脘腹脹悶的感覺，偶爾還有噁心嘔吐、不思飲食的症狀，以至於沒有充足的精力工作了。

醫生診斷一番後，告訴她這是胃動力不足導致的，需要健脾益氣，才能進一步促進胃動力。

人參健脾丸

【組方】由人參、白朮（麩炒）、茯苓、山藥、陳皮、木香、砂仁、炙黃耆、當歸、酸棗仁（炒）、遠志（製）共11味藥物組成。

【製法】製成棕褐色至棕黑色的大蜜丸。

【用法】口服，每次2丸，每日2次。

在醫生的建議下，陶女士堅持服用了人參健脾丸1個月後，上述症狀有了好轉，精神狀態也比以前好了很多。服用2個療程後，陶女士之前所有的不良症狀都消失了，她回到了自己的工作崗位上。

但是這一次，她沒有之前那麼拼命了，上班時認真工作，下班了就在家裏陪家人。勞逸結合，讓她的身體再沒出現過什麼大毛病。

●藥膳解析

在人參健脾丸的組成成分中，人參、白朮是主打藥物。此方中的人參既是勞傷虛損的補益大藥，也有助於改善腹脹食少、反胃吐食、大便溏瀉等功能性消化不良症狀。

白朮以補氣健脾、燥濕和胃等為主要功效。對於脾胃氣虛、水濕內停、運化無力所致的腹脹食少，大便稀溏等症也十分有效，是補脾胃、調理人體消化系統功能的常用藥材。

山藥是一種食材，也是一種藥材，用作食補它名列榜首，具有「第一補」的稱號。中醫認為，它性平、味甘，歸脾、肺、腎三經。具有補益脾腎、滋養強壯、助消化、補虛止瀉等多種功效。

茯苓、砂仁健脾化濕和胃，共為臣藥。陳皮、木香理氣醒脾，當歸、酸棗仁、遠志養血寧心，血足則氣行，有助脾胃運化，共為佐藥。

全方以補為主，以行為輔，氣血兼顧，共奏健脾養胃、化濕止瀉之功。

中醫認為，對於消化功能弱、胃動力不足的人來說，具有健脾益氣功效的人參健脾丸就是一個理想的選擇。可以用它來治療脾胃虛弱所致的飲食不化、脘悶嘈雜、不思飲食等症，甚至對於脾氣不足、體弱倦怠、噁心嘔吐、腹痛便溏等病症也有著十分理想的效果。

在臨床上，人參健脾丸主要用於脾胃虛弱之精神倦怠、面色萎黃、不思飲食、脘腹脹滿、腸鳴泄瀉等症，也用於慢性胃腸炎、十二指腸潰瘍、消化不良性腹瀉、胃腸功能紊亂、過敏性結腸炎、營養不良等屬脾胃虛弱、運化失常者。

麻子仁丸，排出宿便一身輕鬆

許多人不將便秘放在心上，直到忍無可忍、表證凸顯時才開始就診，導致治療難度更大。

人的腸道有8～10公尺長，而且褶皺縱橫，平均每隔3.5公分就會出現一個彎折，即使每天排便也會有食物殘渣存留在腸道褶皺之中，這些殘渣會在細菌作用下變得乾結、腐敗、發酵，久而久之，食物殘渣就會堆積、變質，形成厚達5～7毫米，重達5～6公斤的黑色、惡臭、有毒物質，緊緊地黏在腸壁上面，非常堅硬，嚴重影響著腸道健康，這就是我們通常所說的宿便。宿便堆積在腸道之中會發酵、腐敗，產生毒氣和毒素，導致腸內功能紊亂、內分泌失調、代謝紊亂，引發各種疾病。解除便秘困擾，保持腸道暢通，身體健康也就不成問題了。

●病例分析

小金今年二十出頭，一天到醫院就診，醫生問他哪裏不舒服，他卻支支吾吾地半天才說出「便秘」兩個字。醫生告訴小金，便秘是一種常見病，沒什麼不好意思說的，如果他不能描述出具體病情，醫生就沒法對症開方。

聽了醫生的話，小金這才講出自己的病情。原來，近一年內小金每1～2週才排便一次，每次排便的時間都會超過半小時，而且大便乾燥，惡臭，排便不盡，大便黏在肛門上下不來，非常尷尬，有時甚至會便血。

聽完小金的敘述，醫生為他開了一劑藥方——麻子仁丸。

麻子仁丸

【組方】火麻仁（麻子仁）、大黃各500克，芍藥、枳實、厚朴、杏仁各250克。

【製法】上藥為末，煉蜜為丸，梧桐子大小。

【用法】每次9克，每日1～2次，以溫開水送服。

小金按照醫生給他開的方劑服藥2日，便秘症狀就得到了緩解。

●藥膳解析

麻子仁丸為小承氣湯加麻子仁、杏仁、芍藥組成。該方劑之中用小承氣湯來瀉胃氣，加芍藥來滋養脾陰；麻仁、杏仁是滑利滋潤的上品，具有潤腸通便之功；杏仁能夠利肺氣，有助於胃氣的通導下降。

麻子仁丸治療習慣性便秘的效果非常顯著，對於便秘導致的煩躁口臭、頭暈、睡眠品質下降等症均有效，這些症狀會隨大便的排出得到緩解。

現在很多人在出現便秘症狀之後首先想到的就是購買瀉藥，但是此類藥物多為寒涼之品，長期服用容易傷及人體陽氣。

針對便秘，中醫上有專門的治療藥物。由大黃、芒硝、枳實、厚朴構成的大承氣湯，服用過後可以有效通便，但此法攻伐力量過大，雖然可以直擊病邪，卻非常容易傷害到身體的正氣。因此，對難纏慢性病應當儘量在「攻伐」與「扶」之間找平衡點。痲子仁丸方子的主體部分是潤腸藥——痲子仁、杏仁、白芍、蜂蜜。

但便秘並非一朝一夕形成的，而是長久積累下來的病症，藥效不明顯的藥物難以解決問題。因此，迫不得已的時候可以使用大承氣湯，但要對大承氣湯進行改良，將其中最猛烈的藥物芒硝去掉，同時減輕厚朴、枳實等藥物的用量，這樣一來，「峻下劑」就成了「輕下劑」——小承氣湯。整張痲子仁方子則具有攻潤結合、下不傷正等特點。

從中醫的角度上看，導致便秘的原因有多種：

一種為胃腸積熱便秘型，也叫熱秘，其症狀為：屁臭、大便乾結、小便赤黃、口唇生瘡等，多發生在體實者身上；

一種為脾腎虛寒便秘型，也稱冷秘，多出現在老年人或久病未癒者身上；

一種為津液不足便秘型，也叫虛秘，主要表現為便乾、食少、面色蒼白、心慌氣短、乏力困倦，多出現在老年人，體虛、失血過多、慢性貧血者的身上；

一種是肝鬱氣滯便秘型，也叫氣秘，多見於性格內向或更年期患者身上。

用藥的過程中應針對便秘類型選擇藥物，不能盲目用藥，辨證施治才是其治療原則。

槐花湯，告別痔瘡，一切皆輕鬆

每年秋天，都會有很多人被肛腸疾病困擾，這些人走路的時候大多一瘸一拐的，一眼就能看出是肛腸出了問題。秋季天氣乾燥，現代人的生活壓力比較大，過勞則容易引起便秘、肛裂等，進而引發感染，導致肛周膿腫，痔瘡等肛腸疾病在秋季也可能會有所加重。尤其對於青壯年來說，日常的工作壓力較大，且飲食和作息時間不規律，使其成為秋季肛腸疾病的高發人群。

如果出現便血，血液呈鮮紅色，或便後肛門疼痛，皆可能為肛裂症狀，應提高警惕。

腸道裏的毒素是隨著大便排出體外的，大便少時毒素就容易堆積在腸道之中，如果此時喜食辛辣食物，就會刺激痔瘡反覆發作。

肛門是人體的魄門，長期腹瀉不止、久病臥床，都會使人體元氣大傷，大便燥結，進而導致氣虛下陷，甚至脫肛。從中醫的角度上說，脫肛為人體陽氣衰弱所致。現代人的工作、生活壓力都較大，容易導致下焦陽氣衰弱，收攝受阻，或中氣下陷，這兩種情況的外在體現即為脫肛。

很多人認為痔瘡不會對生命安全構成威脅，因此並未引起足夠的重視，即使得了痔瘡也可能隨便塗些藥物，並不會想到去醫院就診。

但如果不及時治療痔瘡，輕者引起肛門不適或疼痛、出血，嚴重時則影響到正常的工作、學習、生活起居；重者會由於長期失血導致貧血、抵抗力下降，進而引發一系列疾病。此外，痔瘡拖延不治易致直腸癌。

●病例分析

華女士是某公司的文案員，最近一段時間，她走路的姿勢不太自然，上廁所發現便中帶血，用手摸覺察到肛門處鼓出來一大塊，著實把她嚇了一跳。這幾天她坐在辦公室的椅子上疼痛難忍，一會兒左扭，一會兒右扭，非常尷尬。她懷疑自己得了痔瘡，趕忙到附近的醫院就診。

醫生問她哪裏不舒服，她將自己的症狀詳細地講給醫生聽，並自述以前就有便秘的毛病，且常坐在辦公室，運動少，吃得少，排便自然也很少，曾有過便血現象，但是多數情況下出現一次之後症狀就消失了，最近幾日症狀加重，甚至連睡覺都得趴著。

一番交談後，醫生瞭解到華女士平時不怎麼喜歡吃水果和蔬菜，而且對肉食情有獨鍾，尤其近幾年，受工作環境的影響，她幾乎是斷了主食。醫生提醒她，正是她這種不良的生活習慣，導致如今倍受痔瘡的折磨。

診斷結束後，醫生給她開了槐花湯，讓她回去之後堅持服用，還給她開了麝香痔瘡膏外用。

【組方】橡斗子0.3克，槐花30克（兩味同炒黃

色），白礬0.3克（枯）。

【製法】煎湯。

【用法】內服，每劑分2次服用。7日為1個療程。

1週之後，華女士又來到診所，告訴醫生痔瘡症狀已經消失了，便秘也得到了改善。為了鞏固療效，醫生又為華女士開了一個療程的槐花湯鞏固治療。

●藥膳解析

槐花在城市中並不多見，可是到了農村，在初春季節，到處可以看到雪白的槐花，香氣襲人。採下一把槐花放入口中，甘香滿口，它是小孩子們喜愛的美食。

槐花還可以治病。槐花的花蕾富含蘆丁、槲皮素、槐花二醇、葡萄糖、葡萄糖醛酸等成分。其中，蘆丁能夠改善毛細血管功能，對毛細血管具有保護作用，高血壓、糖尿病患者可經常食用；還可治療痔瘡下血、血痢、尿血、血淋、崩漏、吐血、衄血、肝熱頭痛、目赤腫痛、癰腫瘡瘍等。中醫認為，槐花具有清熱涼血、止血之功，對吐血、尿血、痔瘡出血、風熱目赤等均有一定療效。

針對痔瘡症狀，中醫有時候會選擇槐花湯。槐花湯出自《魏氏家藏方》卷七，其主要構成藥材為：橡斗子、白礬各0.3克，槐花30克。上藥為細末，能治酒毒便血、經年不效者。痔瘡對於普通人來說已經非常痛苦了，如果孕婦患上痔瘡就更可怕了。

孕婦本身就容易便秘，此時如果用力排便，很可能擠破羊水。孕婦對藥物比較敏感，因此不能輕易服用通便藥物，可以用槐花熬湯喝：取槐花20克、糯米100克、豬腸頭350克、生薑3片，先將槐花、糯米放入清水中浸泡，將豬腸頭用去皮蒜頭反覆穿過，之後用生粉、生油反覆揉搓，放到清水中沖洗乾淨。將糯米裝到豬腸中，兩頭用水草扎緊，注意要有一定的空間。將處理好的豬腸、槐花、生薑一同放入瓦煲中，倒入適量清水，開大火至煮沸，之後轉成小火繼續煮2小時左右，加入適量食鹽即可，1週服用2～3次即可，1週左右即可見效。

患了痔瘡之後，也不要過於著急，可內服槐花湯，外敷瘡膏，同時養成良好的生活習慣。注意，每天坐的時間不能太長，應隔一個小時起身走動幾分鐘；每天抽時間散步半小時以上；堅持每天清洗肛門，保持衛生；飲食以清淡為主，忌食辛辣；粗糧、細糧搭配吃；工作中，將軟椅換成硬板凳；每天提肛3～5次，每次50～100下，具有提升陽氣、氣歸丹田、溫煦五臟之功，進而達到延年益壽的目的，還可預防肛腸疾病。

身體自帶「藥房」，經穴調養保胃腸

胃痛，經穴調養有妙招

胃痛俗稱「心口痛」，是一種胃部常見的疾病，中醫稱其為「胃脘痛」。急性胃炎、慢性胃炎、潰瘍病等都會誘發胃痛。此外，喜食辛辣刺激性食物、飲酒過量也可能誘發胃痛。

●臨床症狀

（1）急性胃炎起病較急，上腹持續性疼痛，或者胃中不舒服，噁心嘔吐，而且經常伴隨腹瀉症狀。

（2）慢性胃炎起病緩慢，可表現出隱痛、脹痛、食慾下降、食後飽脹等症。

●診斷鑒別

（1）上腹胃脘部近心窩的地方有疼痛感，疼痛性質分為脹痛、刺痛、隱痛、劇痛等。

（2）經常伴隨食慾下降、噁心嘔吐、嘈雜反酸等症狀。

（3）胃痛主要發生在年輕人的身上，而且患者有反覆發作病史，發病之前的誘因顯著，包括惱怒、暴飲暴食、饑餓、過食生冷乾硬、過食辛辣刺激之品、菸酒過度、服用刺激脾胃的藥物等。

（4）注意將胃痛和心痛、脅痛、腹痛等進行鑒別。

●按摩療法

（1）胃痛發作時的穴位按摩

【取穴】內關、足三里、中脘、梁門穴。

【操作】患者採取仰臥的姿勢，按摩者站在患者身旁，一手點患者的內關穴，同時另一隻手放在患者的足三里穴，先點左側，之後點右側；雙手拇指沿著肋向兩側做分推法，重點點按中脘和梁門穴；患者採取俯臥位，按摩者站在患者身旁，雙手掌揉患者背腰部數次。

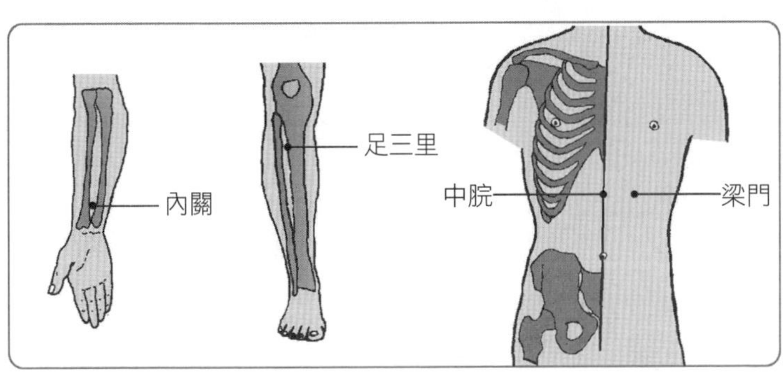

（2）按摩手三里

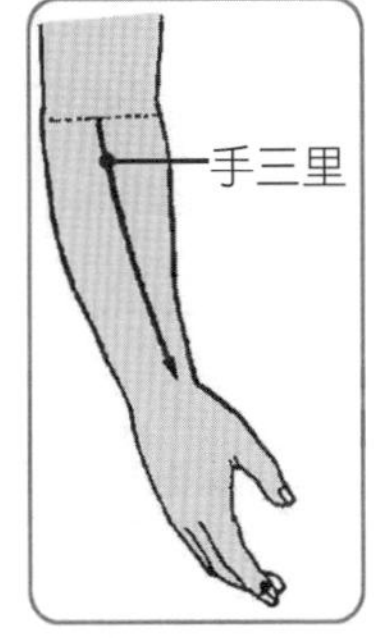

【取穴】手三里。

【操作】一手拇指指腹按在對側手三里穴上，剩下的四根手指附著在穴位對側，稍微用力按揉0.5～1分鐘，兩手交替按摩。

（3）按摩上腹

【取穴】上腹部。

【操作】左手掌心疊放到右手手背上，右手掌根放到上腹部，沿著順時針的方向做環形按摩0.5～1分鐘，至產生溫熱感即可。力度要適中。

（4）分推肋下

【取穴】季肋。

【操作】雙手四指併攏，分別放到同側劍突旁，沿著季肋分推0.5～1分鐘。

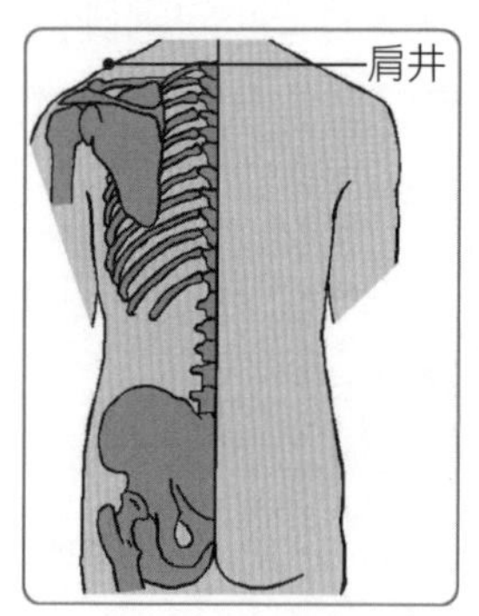

（5）拿捏肩井穴

【取穴】肩井穴。

【操作】用拇指、食指、中指合力拿捏對側肩井穴0.5～1分鐘，雙肩交替進行。

（6）合按內、外關穴

【取穴】內、外關穴。

【操作】用一隻手的中指和拇指分別按另一隻手的外關穴和內關穴，二指對合用力按壓0.5～1分鐘，兩手交替按摩。

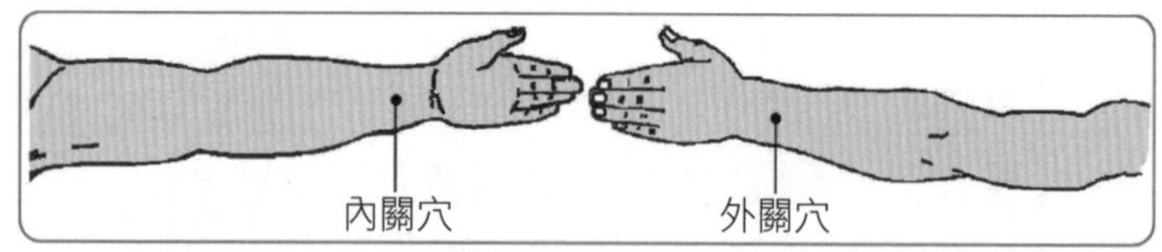

●刮痧療法

【取穴】脾俞、胃俞、中脘、天樞、內關、手三里、足三里穴。

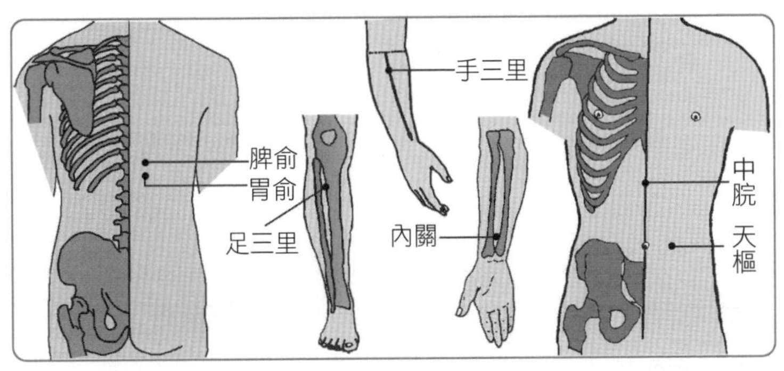

【操作】施術者持握刮痧板，按由上而下或由內而外順序刮拭穴位，注意刮板與皮膚成45度角。在刮痧部位反覆刮拭，直至刮拭出痧痕為止，力度以患者感覺舒適為準。

●拔罐療法

【取穴】中脘、足三里穴。

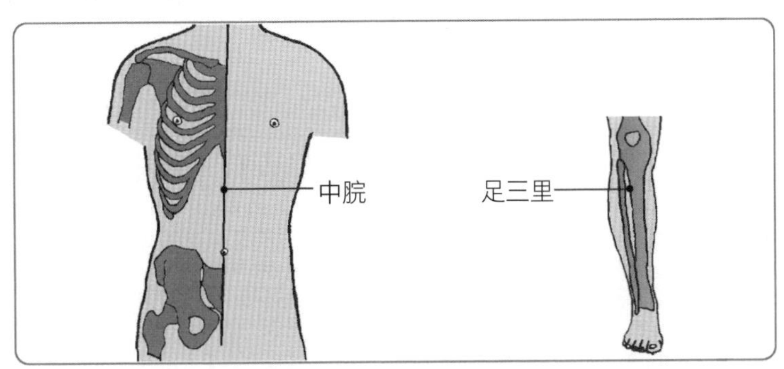

【操作】採用針罐法，食滯型留針15～20分鐘後出針拔罐，虛寒型針刺後艾灸5分鐘拔罐，留罐10～15分鐘。隔日1次，5次為1個療程。

●艾灸療法

【取穴】脾俞、胃俞、中脘、章門、氣海、足三里穴。

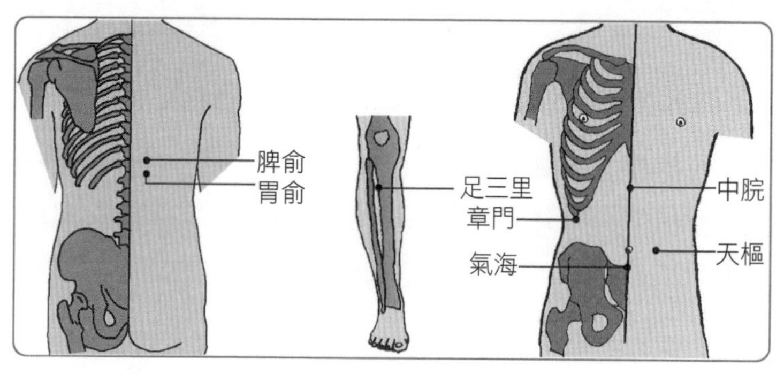

【操作】用艾炷隔薑灸。每次5～7壯，每日或隔日1次，10次為1個療程，每1個療程休息5日。

胃下垂，經穴調養提升胃氣

胃下垂是由於腹肌緊張度發生變化，腹壁脂肪缺乏、肌肉鬆弛，腹壓下降，導致胃從正常位置下降所引起的。

主要誘因為：長期過度疲勞、精神緊張導致人體自主神經調節功能失調。平常身體瘦弱、胸廓狹長者，生育過多的婦女易發本病。

●臨床症狀

胃下垂的臨床症狀主要為：食慾下降、胃脹、噯氣、胃痛、隱痛，而且伴隨著下墜感，飯後、行走的時候症狀會加重，平臥的時候症狀會減輕。伴隨著消瘦、頭暈、全身乏力、心慌、失眠、直立性低血壓、腹瀉、便秘等症。

●診斷鑒別

（1）**體徵檢查**。患者上腹部壓痛點會隨著立臥位變動而發生變化，有的時候可行衝擊觸診法，或急速變換體位的時候聽到臍下振水聲。上腹部能捫到主動脈搏動，經常伴隨著肝下垂、腎下垂、結腸下垂等。

（2）**X光片檢查**。輕度胃下垂：胃小彎弧線最低點位於髂脊連線下1～5公分；中度胃下垂：胃小彎弧線最低點位於髂脊連線下5～10公分；重度胃下垂：胃小彎弧線最低點位於髂脊連線下10公分以上。

（3）**飲水超聲波檢查**。飲水後能測得胃下緣移入盆腔中。

（4）急性胃擴張、胃瀦留都會誘發胃下垂，要注意胃下垂和慢性胃炎、慢性肝炎、胃癌、胃擴張等疾病的鑒別。

●按摩療法

（1）腹背部按摩

【取穴】脾俞、胃俞、肓門、足三里穴。

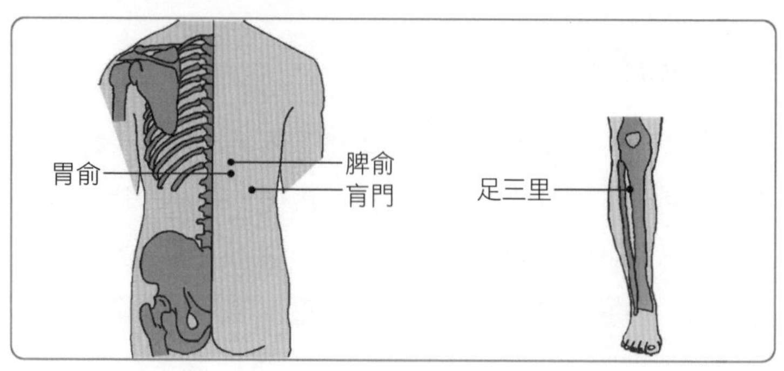

【操作】患者採取仰臥的姿勢，雙腿屈曲，按摩者站在患者身旁，雙手揉拿患者的腹部數次，手掌從下向上推顫餘數次；患者俯臥在床，按摩者站在患者身旁，手掌在腰背部揉數次，手根撥揉背部兩側數次，酸痛處要多按揉幾次；在背部提拿數次，重點按摩脾俞、胃俞、肓門、足三里穴。

用拇指、食指彈背筋、腹筋數次；按摩腹部的時候在臀部墊個枕頭，按摩結束之後臥床休息15～20分鐘。上述手法能加強腹部肌張力、促進胃上提。

（2）自我按摩

【取穴】中脘、天樞、足三里穴。

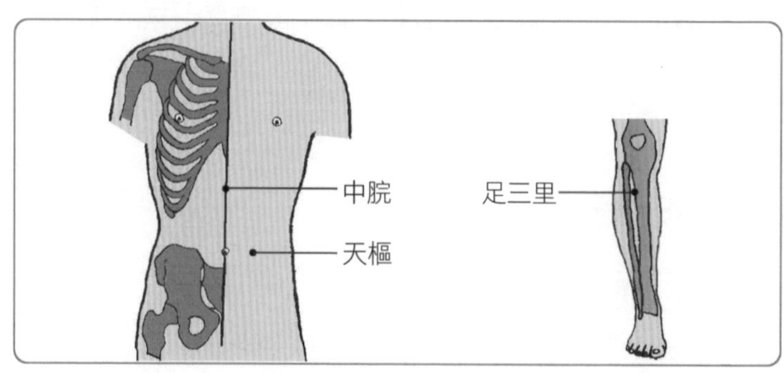

【操作】手揉拿腹部20～30次，提拿腹肌20～30次，重點按摩中脘、天樞、足三里各1分鐘。配合仰臥起坐腹肌鍛鍊，次數慢慢增加，進而提升腹肌力量，每天早晚分別做1次。

（3）諸穴按摩

【取穴】背部兩側膀胱經、中脘、脾俞、胃俞、氣海俞、關元俞穴。

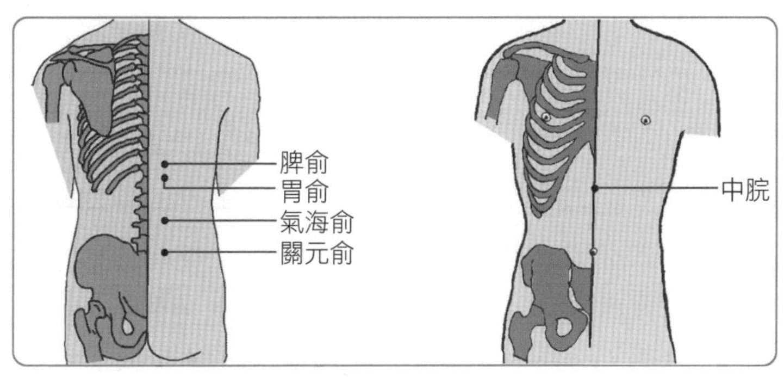

【操作】患者取坐位，按摩者用食、中、無名指掌背貼在患者的背部，沿著患者的肩胛骨內下角向肩胛骨外側按摩，力度以能耐受為度，雙手交替按摩；接著患者取臥位，按摩者用手掌大魚際按揉中脘穴到小腹，來回按摩10次，之後四指併攏，用手指指腹著力，隨著呼吸慢慢向上托臍部，之後緩緩放下，重複此操作10次；最後患者採取臥位，按摩者採用一指禪推法推背部兩側膀胱經10分鐘，之後拇指指腹按摩兩側脾俞、胃俞、氣海俞、關元俞穴各1分鐘。

（4）腹部操作

【取穴】百會穴、中脘穴。

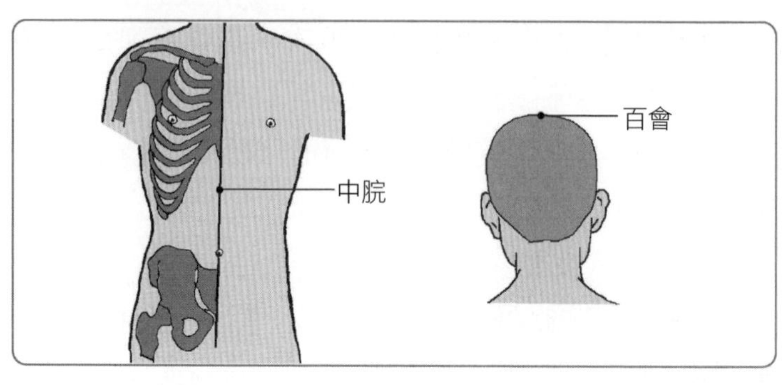

【操作】患者坐在椅子上，腰微挺直，雙腳平放與肩同寬，右手掌心和左手背重疊，輕放到小腹部上，雙眼平視微閉，呼吸均勻平穩，全身放鬆，靜坐1～2分鐘。按揉百會穴，左手中指指腹放到百會穴上按揉0.5～1分鐘，力度適中；右手拇指指腹放到中脘穴上，按揉0.5～1分鐘，力度要適中；左手掌心疊放到右手背上，把右手掌根放到上腹部，沿著順時針的方向做環形按揉0.5～1分鐘，至腹部發熱即可。

●刮痧療法

【取穴】百會、脾俞、胃俞、中脘、大橫、氣海、關

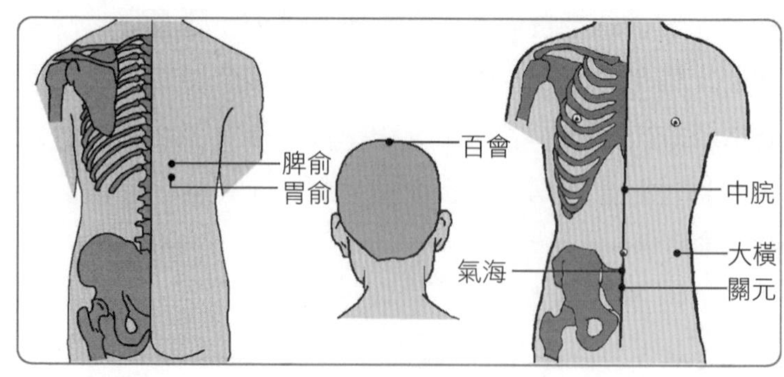

元穴。

【操作】患者採用合適的體位，先點揉百會穴；再用刮痧板刮拭脾俞、胃俞穴；最後點揉或刮拭中脘、大橫、氣海、關元穴。刮痧的力度由輕到重。

●拔罐療法

【取穴】①大椎、肝俞、脾俞、氣海穴；②筋縮、胃俞、中脘穴。

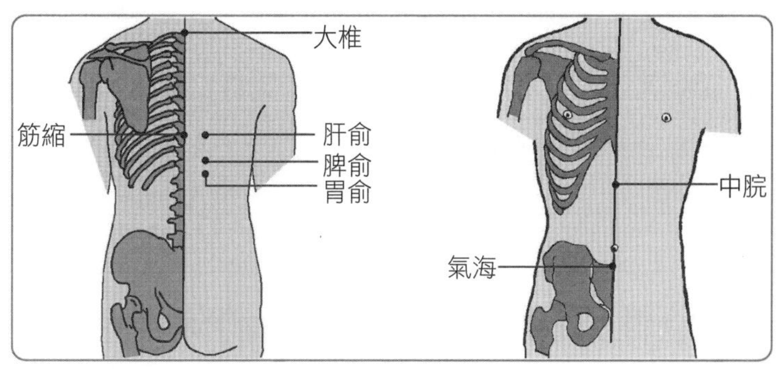

【操作】用閃火法拔罐，留罐15～20分鐘。上述兩組穴位交替使用，每次選用一組。每日1次，10次為1個療程，每個療程間隔7日。

●艾灸療法

【取穴】百會、中脘、神闕、關元、脾俞、胃俞、腎俞、足三里、三陰交穴。

【操作】灸百會穴，可綁一個隨身灸用於施灸；灸中脘穴、神闕穴、關元穴，可直接用幾個單聯隨身灸綁縛施灸，施灸20～30分鐘；灸脾俞穴、胃俞穴、腎俞穴，可

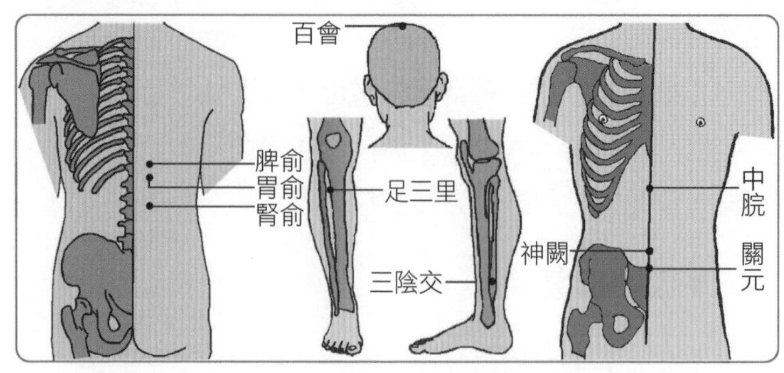

用一套四聯隨身灸，施灸20～30分鐘；灸足三里穴，可採用單聯隨身灸，直接綁縛在穴位處，施灸15分鐘左右；灸三陰交穴，可用單聯的隨身灸，左右腿各1個，同時施灸，也可單獨施灸，施灸15分鐘左右。

急性胃腸炎，經穴調養消除炎症

急性胃腸炎為細菌、毒素侵入胃腸黏膜引發的急性炎症。

該病多發於夏秋季，一般是由於飲食不當所造成的。人體一旦進食發酵分解或腐敗污染的食物，微生物（主要為沙門菌屬）對腸黏膜的侵襲和刺激就會影響到胃腸道正常的分泌、消化、吸收和運動等，從而導致糞便稀薄，排便次數增加。由於臨床上以上症狀經常與胃炎同時發病，故合稱為「胃腸炎」。

●臨床症狀

主要症狀包括：突發噁心、嘔吐、腹痛、腹脹、食慾下降，大便呈稀水樣，每日1到數次，為黃色或黃綠色，內有少量黏液或白色皂塊，糞質少；有時大便呈「蛋花湯樣」，伴隨著頭暈、怕冷、全身無力等症。

●診斷鑒別

（1）大便常規檢查和糞便培養；白細胞計數正常或異常。可以根據患者臨床症狀表現、實驗室檢查進行確診。

（2）注意與寄生蟲感染、胃腸道癌腫、惡性淋巴瘤、嗜酸性肉芽腫、嗜酸粒細胞增多症進行區分。

●按摩療法

（1）背腰部按摩

【取穴】胃俞、大腸俞、八髎、中脘、水分、天樞、手三里、陽陵泉穴。

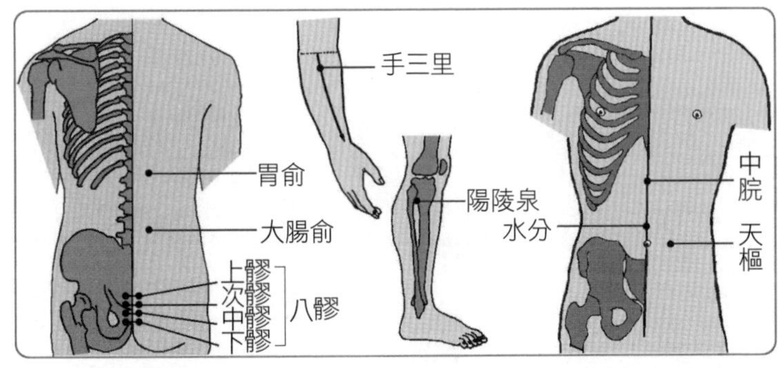

【操作】患者取俯臥位，按摩者站在患者身旁。手掌

在患者的背腰部做揉法數次；手根於背腰部做按壓數次，痛點處多施手法，重點按摩胃俞和大腸俞穴；手掌揉搓八髎（又稱上髎、次髎、中髎和下髎，左右共8個穴位，分別在第1、2、3、4骶後孔中）至發熱即可；患者取仰臥位，按摩者站在患者身旁，雙手提拿腹肌數次，力量要能至深層，重點按摩中脘、水分、天樞、手三里、陽陵泉穴。

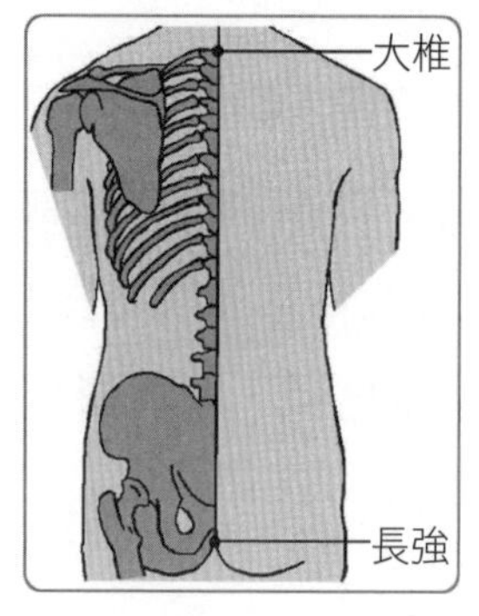

（2）捏脊

【取穴】長強、大椎穴。

【操作】雙手食指脊橫壓於小兒的長強穴上，向上推，同時雙手拇指和食指一起將皮膚肌肉向上提，交替向上推到大椎穴1次。重複推捏5～6次，把腰椎與胸椎肌肉用力上提7～8次，最後，用雙拇指由命門向腎俞左右推壓。

●拔罐療法

【取穴】中脘、天樞、關元、脾俞、胃俞、大腸

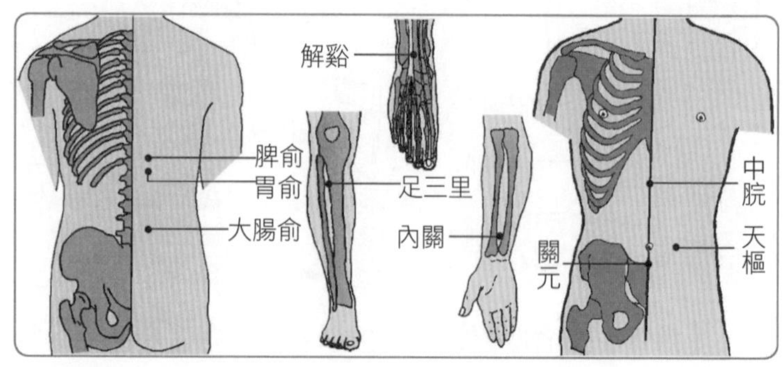

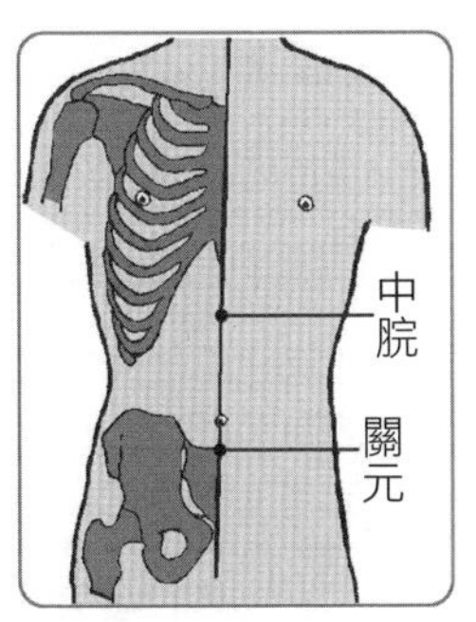

俞、內關、足三里、解谿穴。

【操作】施術可用單純火罐法吸拔穴位，留罐15分鐘，每日1次。

●艾灸療法

【取穴】中脘、關元穴。

【操作】灸兩穴時均以清艾絨製之艾炷直接置於穴位處，待燃至2/3時，易炷再燃，一般灸7～10壯。若嘔吐較劇，可在皮膚與艾炷之間置1片2～3毫米厚的生薑片，以增強溫中止嘔的作用。

慢性胃炎，經穴療法養胃治病

慢性胃炎病程緩慢，中醫認為其病位在胃，與肝脾二臟關係密切，氣候寒冷、飲食不節、情志不調是此類疾病的重要誘因。慢性胃病求治於經穴療法者甚多，療效較好，治癒率可達70%。經穴療法重在調節胃、脾、肝三臟的功能。

●臨床症狀

大多數患者常無症狀或有程度不同的消化不良症狀，如上腹隱痛、食慾減退、餐後飽脹、反酸等。慢性萎縮性胃炎患者伴有貧血、消瘦、舌炎、腹瀉等症，個別伴有黏膜糜爛者上腹痛較明顯，並可能伴有出血，如嘔血、黑便。症狀常常反覆發作，無規律性腹痛，疼痛經常出現於進食過程中或餐後，多數位於上腹部、臍周，部分患者部位不固定；症狀輕者呈間歇性隱痛或鈍痛，嚴重者為劇烈絞痛。

●診斷鑒別

慢性胃炎的症狀無特異性，體徵很少，X光檢查一般只有助於排除其他胃部疾病，故確診要靠胃鏡檢查及胃黏膜活組織檢查。在中國，50%～80%的患者的胃黏膜中存在幽門螺桿菌。

●按摩療法

【取穴】膻中、中脘、神闕、氣海、天樞、內關、足

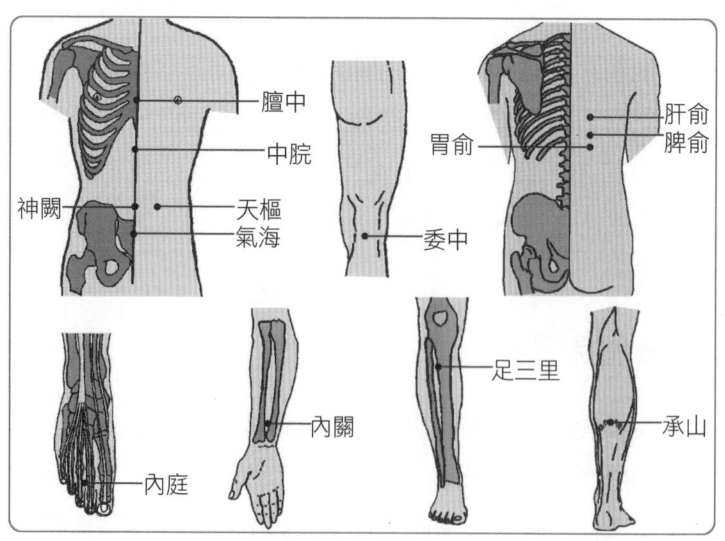

三里、內庭、委中、承山、肝俞、胃俞、脾俞等穴。

【操作】以食指指腹從膻中推至神闕8次。然後按揉中脘、氣海、天樞穴各50次；順時針摩腹200圈；以滾法在背脊部往返操作5～10遍；按揉脾俞、胃俞、肝俞、內關、足三里等穴位各30～50次；點按承山、委中穴各30～50次。

●刮痧療法

【取穴】天樞、足三里、內關、裡內庭、下脘至神闕、陰陵泉穴。

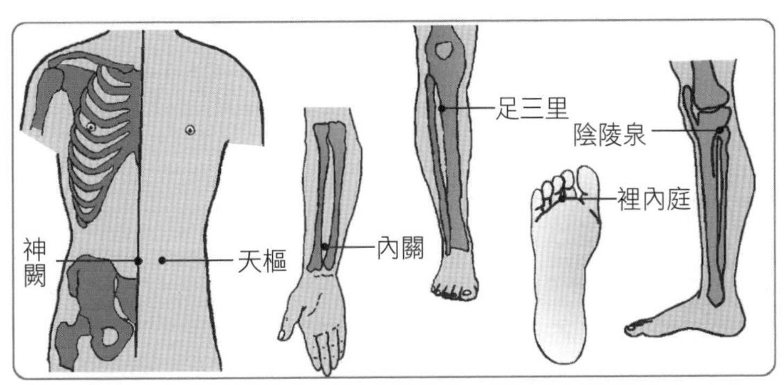

【操作】用瀉法刮。在需刮痧部位先塗抹適量刮痧油，然後刮拭腹部正中線下脘穴至天樞穴，用刮板角部自上而下刮拭，出痧為度；刮拭上肢內側部內關穴，由上向下刮，用力輕柔，刮30次，以出痧為度；然後重刮下肢內側陰陵泉穴和外側足三里穴，各30次，可不出痧；最後刮拭足部裡內庭穴，用刮板角部刮拭，以出痧為度。

●拔罐療法

【取穴】上脘、中脘、下脘、天樞、內關、足三里穴。

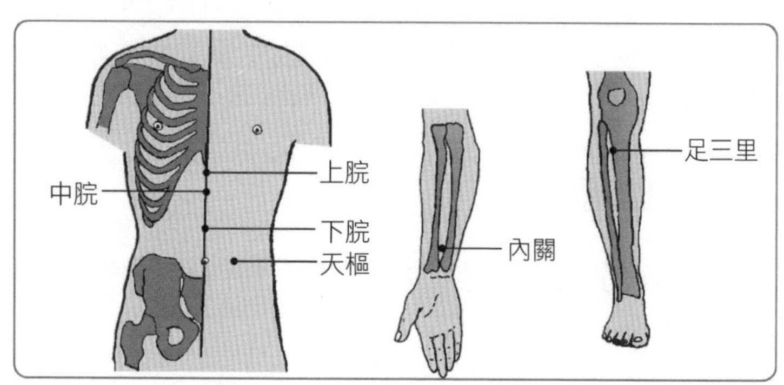

【操作】單純拔罐法，各穴留罐10～15分鐘，每日1次，10次為1療程。

●艾灸療法

【取穴】中脘、足三里、脾俞、胃俞穴。

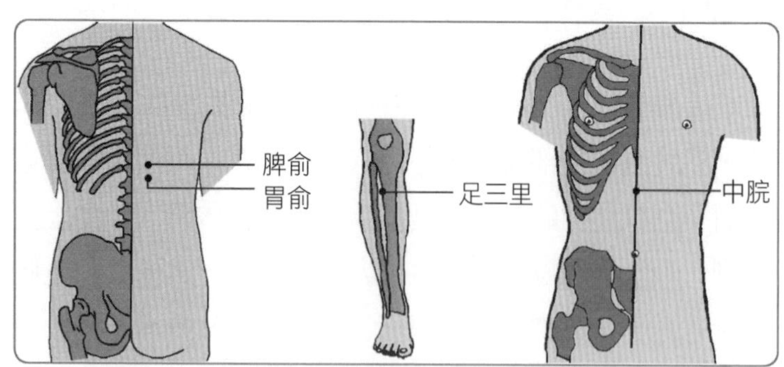

【操作】常法艾灸，每穴艾灸10分鐘。

●針灸療法

(1) 體針

【取穴】主穴：中脘、內關、足三里、胃俞。配穴：肝胃不和者肝俞、太衝、行間為配穴；脾胃陽虛者脾俞、氣海、三陰交為配穴；胃陰不足者三陰交、太谿為配穴；瘀血內阻者血海、膈俞為配穴；胃熱挾滯者下脘、天樞、內庭為配穴。

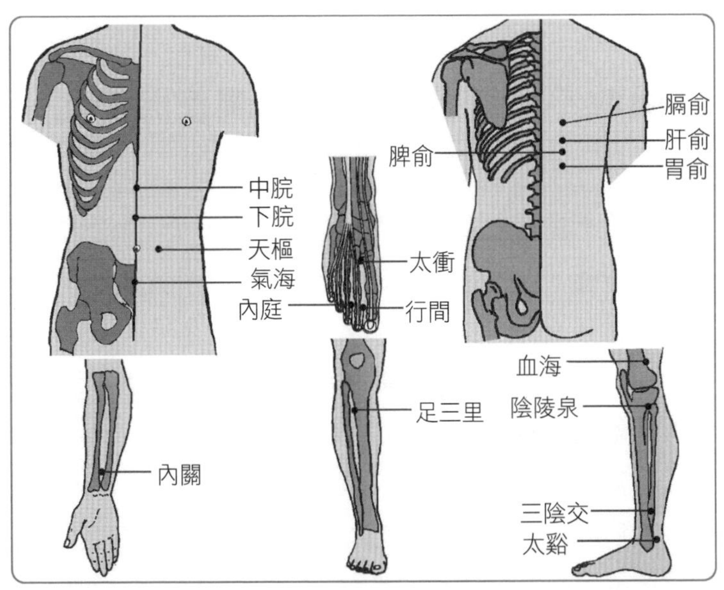

【操作】脾胃陽虛、胃陰不足者用補法，餘用平補平瀉法。每日或隔日治療1次，10次為1個療程，每療程間隔3～5日。

(2) 耳針

【取穴】胃、皮質下、脾、三焦、交感、神門穴。

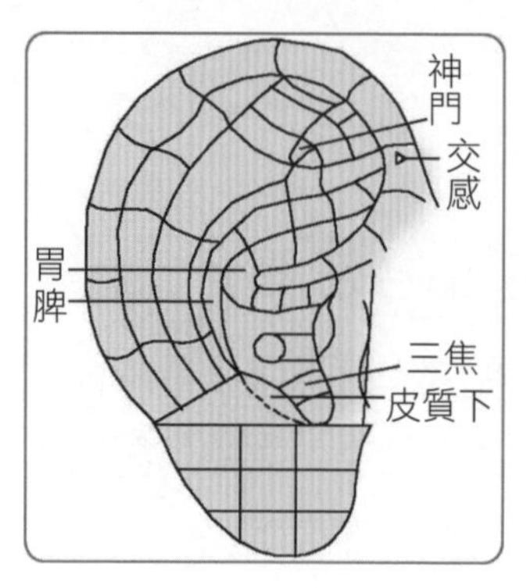

【操作】每次取2～4個穴位，用中等刺激，留針20分鐘，左右耳交替使用。每日1次，10次為1個療程。

吸收不良綜合徵，經穴調養促消化

吸收不良綜合徵是指由各種原因引起的小腸消化、吸收功能障礙，以致營養物質不能正常吸收而隨糞便排泄所導致的營養缺乏的臨床綜合徵，亦稱為消化吸收不良綜合徵。由於患者多有腹瀉，糞便稀薄而量多、油脂多等脂肪吸收障礙所致的症狀，故又稱為脂肪瀉。

本病屬中醫學的腹痛、泄瀉、下利、虛勞等病證範疇。其病因與情志內傷、飲食不節以及脾胃虛弱有關。以上病因導致肝失疏泄，脾胃升降失常，運化功能減退，中焦痞塞不通，大腸傳導失司，肝、腎、脾、胃、腸等臟腑氣機紊亂而引發本病。

其病位在胃腸，涉及肝、脾、腎。以肝鬱氣滯，疏泄失常，脾不健運，胃失和降，中焦氣機逆亂，肝胃不和為本病的基本病機。早在《素問》中已有「濕盛則濡泄」之說，即言明「濕」為本病發病的根本因素之一。《時病論》中曰：「食瀉者，即胃瀉也。緣於脾為濕困，不能健運，陽明胃腑，失其消化，是以食積太倉，遂成便瀉。」這裏進一步闡明了本病的發病機制。

《景岳全書》中謂：「腎為胃關，開竅於二陰，所以二便之開閉，皆腎臟之所主，今腎中陽氣不足，則命門火衰……陰氣盛極之時，即令人洞泄不止也。」說明腎陽不足亦可導致本病的發生。

●臨床症狀

（1）腹瀉

腹瀉為主要症狀，多數患者有經常腹瀉或間歇發作，極少數無腹瀉或有便秘。糞便的特徵可因引起吸收不良的各種疾病而不同，典型脂肪瀉的糞便為色淡、量多，油脂狀或泡沫狀，常漂浮於水面，且多具惡臭味。輕度脂肪瀉大便可無明顯改變。

（2）腹痛、腹脹

腹痛少見，多為脹痛，常在排便前發生，約半數有明顯脹氣及噁心嘔吐。

（3）體重減輕

有50%以上的患者因營養吸收不足和食慾下降造成體重減輕，主要是由於蛋白質、脂肪等營養吸收障礙，過多丟失所致。輕者可無明顯表現，嚴重者呈現進行性消瘦、衰弱無力以致產生惡病質。長期蛋白質吸收不良，可出現低蛋白血症和水腫症狀。

（4）維生素缺乏

維生素D及鈣缺乏可引起手足抽搐，蛋白質不足可致骨質疏鬆、骨軟化引起骨痛；維生素K缺乏可致皮膚出血；鉀缺乏可引起肌無力、腹脹及腸麻痹；B群維生素缺乏可致舌炎、口角炎、維生素B_1缺乏病（腳氣病）等；維生素A缺乏可致毛囊角化、夜盲症等；維生素B_{12}、葉酸及鐵缺乏可引起貧血等。

（5）生化改變

患者體內血清鉀、鈉、鈣、鎂濃度均可不同程度下降；血漿蛋白、血脂及凝血酶原含量也會降低。

（6）其他

脂肪吸收率小於90%，或每天糞脂排出量大於7克。

●診斷鑒別

多有大細胞性貧血，血清電解質、血漿白蛋白、膽固醇及葉酸、維生素B_{12}水平均降低。糞脂定量＞6克／日，右旋木糖吸收試驗結果小於3克，維生素B_{12}吸收試驗結果小於8%。腸內菌群失調時，〔14〕C-甘氨膽酸呼氣試驗陽性。做胃腸鋇餐時注意腸管是否擴張、積液及鋇劑沉積「臘管」徵；內鏡檢查時觀察小腸絨毛，皺襞的變化。根據以上症狀、體徵、檢查可做出臨床診斷。

●按摩療法

【取穴】大椎、長強穴。

【操作】令患者俯臥，裸露脊背，施術者站立患者左

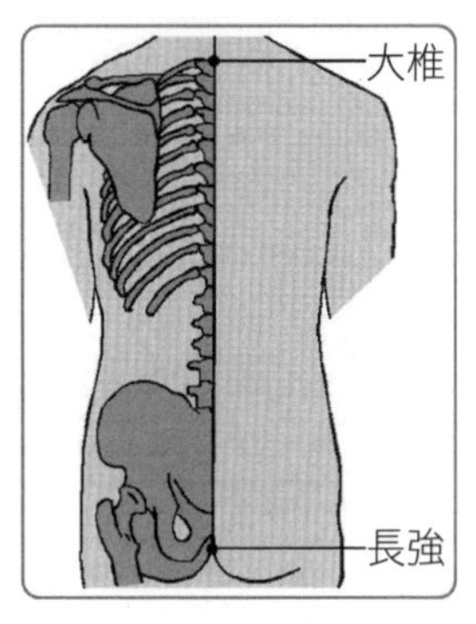

側，雙手拇指與食指捏起長強穴兩旁皮膚，順脊椎向上交替移動，直至大椎穴兩旁，為1次。按同樣方法操作3次，第3次施至腎俞、大腸俞、胃俞、脾俞時，捏緊皮膚向上猛提1次，可聽到響聲。雙手拇指對應放平，從大椎兩旁沿脊椎向下平穩滑動至長強穴兩旁，按同樣方法實施3遍。再用左右手掌按同樣方法各實施3遍。適用於消化吸收不良、小兒疳積、小兒厭食症等。

拔罐療法

【取穴】上脘、中脘、梁門、神闕、天樞、氣海、關元、脾俞、胃俞、足三里、上巨虛穴。

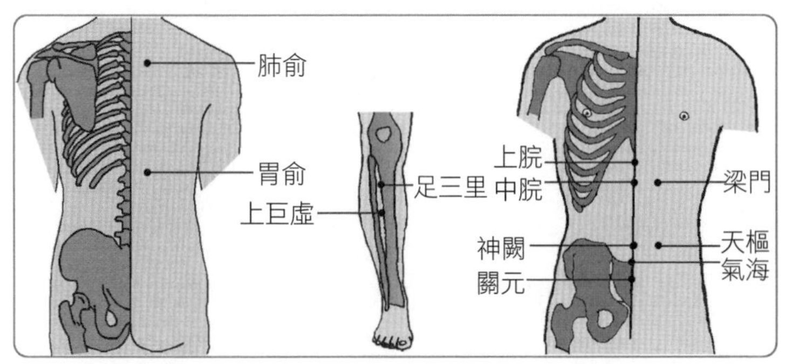

【操作】將火罐拔在針刺穴位上，同時進行或在針後進行。適用於虛寒證。

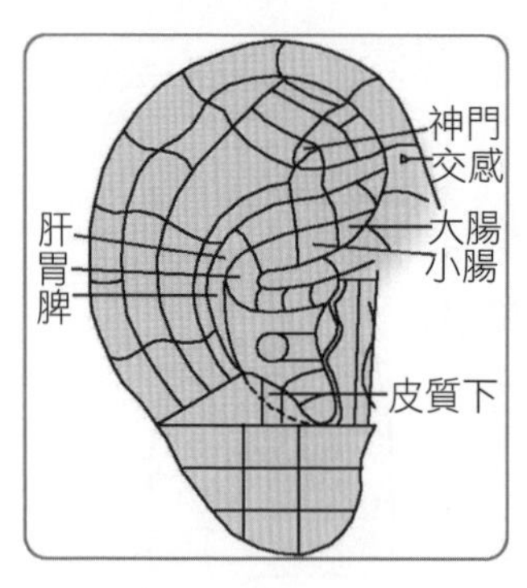

●針灸療法

【取穴】取耳部脾、胃、交感、神門、皮質下、肝、大腸、小腸等反射區。

【操作】可根據不同症狀隨症選用3～4個穴位，每日1次，捻轉1～2分鐘，留針20分鐘，或用耳穴壓迫法。

●穴位注射療法

【取穴】中脘、內關、足三里、至陽、靈台、脾俞、胃俞、夾脊穴等。

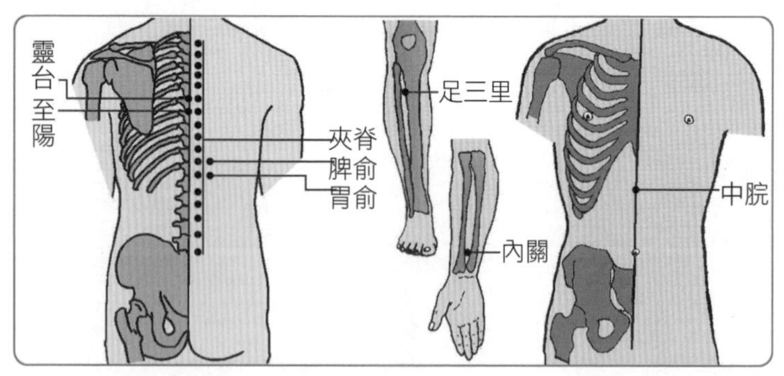

【操作】可用當歸注射液、紅花注射液、阿托品針0.5毫克，1%普魯卡因注射液或生理鹽水。隨症選用上述藥物分別注射於上述穴位，每次1～2穴，每穴1～2毫升，每日或隔日1次。

消化性潰瘍，經穴療法癒合快

消化性潰瘍是一種常見病。因既往認為潰瘍的形成和發展與胃液中胃酸和胃蛋白酶的消化作用有關，故由此而得名。本病發生於胃腸道與酸性胃液可接觸到的任何部位。但此病約98%發生於十二指腸和胃部，故又稱胃及十二指腸潰瘍。

●臨床症狀

常伴有噯氣、反酸、灼熱、嘈雜等感覺，甚至還會出現噁心、嘔吐、嘔血、便血。在胃腸局部範圍內有圓形、橢圓形慢性潰瘍。潰瘍病多以上腹部節律性、週期性疼痛為主要特徵。有些患者雖有胃黏膜潰瘍，卻缺乏上腹部節律性疼痛的症狀，臨床上把它叫作無痛性潰瘍病，其中90%以上是老年患者。

●診斷鑒別

（1）胃癌

胃良性潰瘍和惡性潰瘍的鑒別十分重要，二者的鑒別有時比較困難。以下情況應當予以重視：

①中老年人近期出現中上腹痛、出血或貧血；

②胃潰瘍患者的臨床表現發生明顯變化或抗潰瘍藥物

治療無效；

③胃潰瘍活檢病理有腸化生或不典型增生者。

臨床上，對胃潰瘍患者應在內科積極治療下，定期進行內鏡檢查隨訪，密切觀察直到潰瘍癒合。

（2）慢性胃炎

本病也有慢性上腹部不適或疼痛，其症狀可類似消化性潰瘍，但發作的週期性和節律性一般不典型。胃鏡檢查是主要的鑒別方法。

（3）胃神經症

本病可有上腹部不適、噁心嘔吐，或者症狀酷似消化性潰瘍，但常伴有明顯的全身神經症狀，情緒波動與發病有密切關係。內鏡檢查與X光檢查未發現明顯異常。

（4）膽囊炎膽石症

多見於中年女性，常呈間歇性、發作性右上腹痛，放射到右肩胛區，可有膽絞痛、發熱、黃疸、Murphy徵。進食油膩食物常可誘發。經由超音波檢查可以做出診斷。

（5）胃泌素瘤

本病又稱Zollinger-Ellison綜合徵，有頑固性多發性潰瘍，或有異位性潰瘍，全切除術後容易復發，多伴有腹瀉和明顯消瘦。患者胰腺有非β細胞瘤或胃竇G細胞增生，血清胃泌素水平增高，胃液和胃酸分泌顯著增多。

●刮痧療法

【取穴】脾俞、胃俞、肝俞、大腸俞、中脘、天樞、內關、合谷、足三里穴。

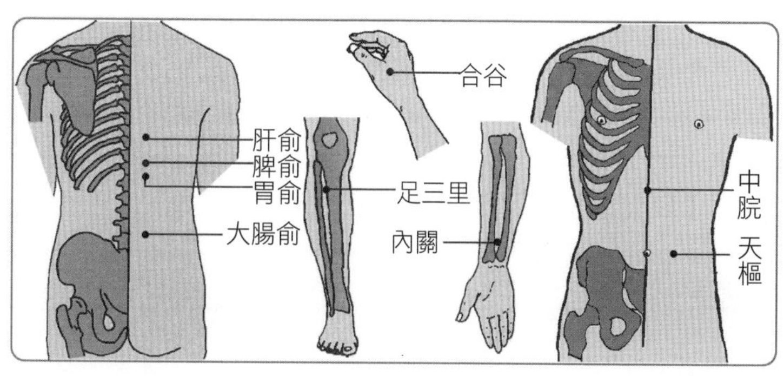

【操作】先刮背部的脾俞、胃俞、肝俞、大腸俞，再刮腹部的中脘、天樞，然後刮上肢部的內關、合谷，最後刮下肢部的足三里穴。用平補平瀉法或補法，刮至微見痧痕為度，每日或隔日1次。

●拔罐療法

【取穴】①大椎、肝俞、脾俞穴；②身柱、胃俞、中脘穴。

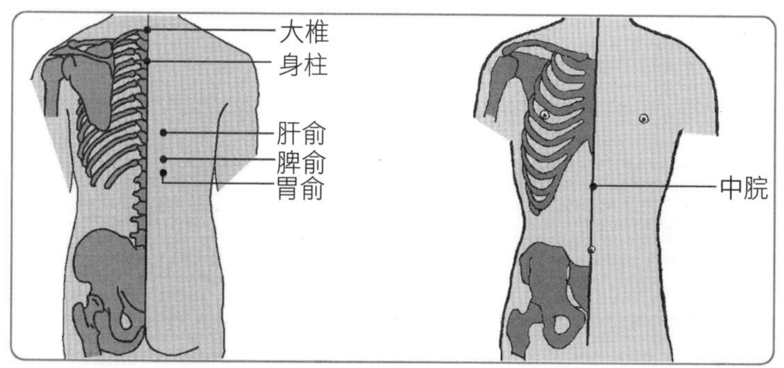

【操作】兩組穴位交替使用，每次用1組，採用刺絡拔罐法，每日或隔日1次。

●艾灸療法

（1）艾炷灸

【取穴】足三里、中脘、胃俞、脾俞穴。

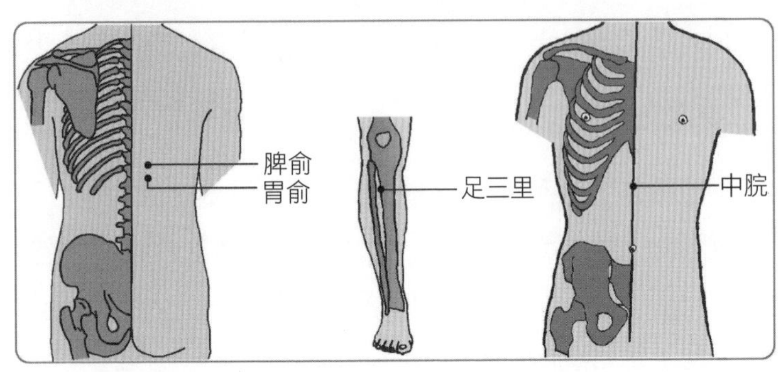

【操作】按艾炷灸法常規操作。每穴灸5～7壯，隔日1次，10次為1個療程。

（2）艾捲灸

【取穴】中脘、胃俞、肺俞、梁門、足三里穴。

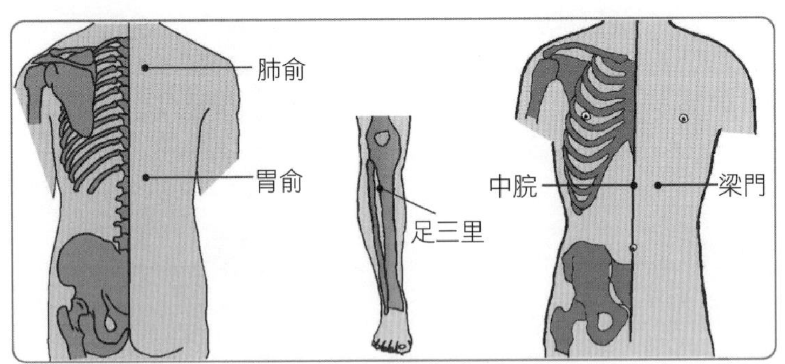

【操作】按艾捲溫和灸法操作。每穴每次灸10～15分鐘，每日灸1～2次，7日為1個療程。

（3）隔物灸

【取穴】中脘、天樞、氣海、內關、足三里、神闕穴。

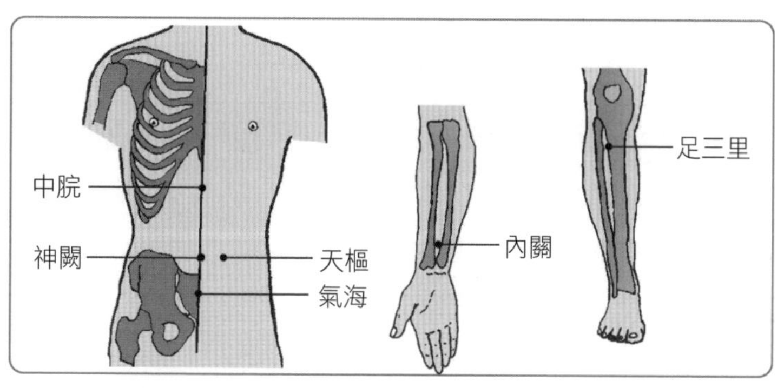

【操作】按艾炷隔薑灸常規施術，每次選用2～4個穴位，每穴每次施灸5～7壯。艾炷如棗核大，每日灸治1～2次，5～10次為1個療程。

●針灸療法

（1）體針

【取穴】主穴：中脘、內關、足三里、合谷等為主穴；配穴：①脾胃虛寒者加脾俞、胃俞、梁門、建里；②

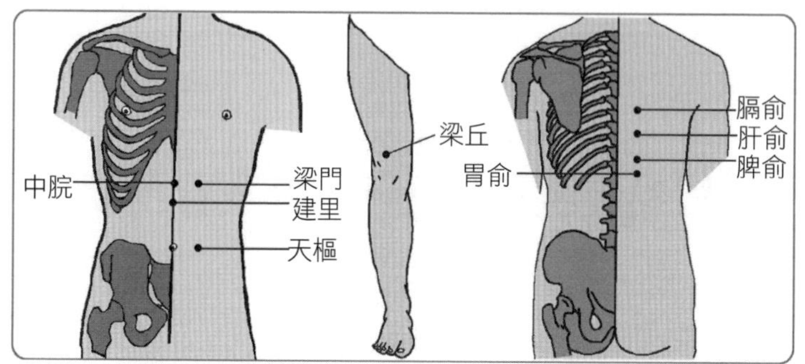

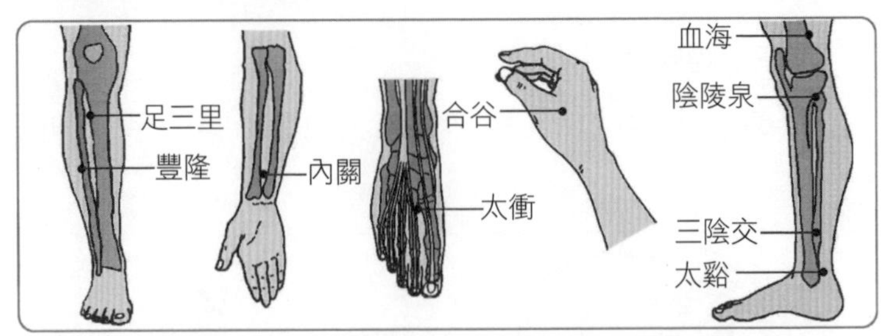

肝胃不和者加肝俞、胃俞、太衝；③胃陰不足者加梁丘、太谿、陰陵泉；④瘀血內阻者加血海、膈俞、三陰交；⑤胃中蘊熱者加胃俞、豐隆、天樞。

【操作】虛證用提插捻轉補法，實證用平補平瀉法，每日或隔日1次，10次為1個療程。每療程間隔3～5日。

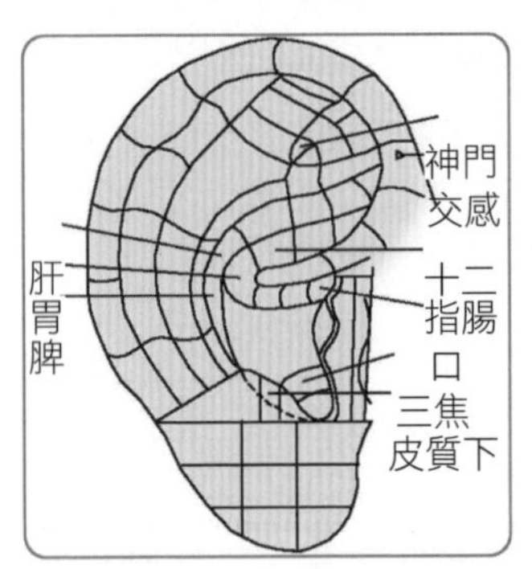

（2）耳針

【取穴】脾、胃、十二指腸、皮質下、口、三焦、交感、神門、肝反射區。

【操作】用毫針或電針法，每次4～5個穴位，兩耳交替使用，急性期用強刺激，每日1次；緩解期用弱刺激，每2～3日1次。

胃黏膜脫垂，艾灸、針灸有良效

胃黏膜脫垂指胃竇黏膜經幽門脫垂入十二指腸球部。

一般認為，因胃竇黏膜慢性發炎，黏膜下結締組織疏鬆，黏膜易在肌層上滑動，當胃竇蠕動時，很容易將黏膜皺襞推入幽門，使之脫入十二指腸球部。本症常見於30～60歲的人，男性發病率為女性的2倍。

一般認為，胃黏膜脫垂是胃竇部黏膜皺襞活動度過大和強烈的胃蠕動相互作用的結果。胃竇部有慢性炎症時可導致胃竇部黏膜皺襞增殖、肥厚，甚至加長，再加上這部分黏膜下層的結締組織比較鬆弛，如遇胃蠕動增強時，就能把粗厚而加長的胃竇部黏膜皺襞推過幽門而脫入十二指腸球部。

正常胃黏膜中的內環肌和外縱肌具有一種獨立的運動功能，這種運動功能不受胃壁肌內層收縮的影響。通常在胃黏膜收縮之前，黏膜皺襞都排列成橫行狀，但當胃黏膜收縮時，一部分橫行的皺襞會慢慢地轉變成直條狀皺襞，所以在正常情況下，這些直條狀皺襞會遠離幽門部而逐漸向賁門部延伸。

一旦胃黏膜有水腫、炎症或腫瘤等病變時，由於這種獨立的運動功能已不復存在，因而胃黏膜皺襞已不能向賁門方向延伸，相反地會跟隨著胃蠕動擠向幽門部，最後就脫垂在十二指腸球部內。

本病屬中醫「胃脘痛」範疇。多因飲食不節，勞倦過度損傷脾胃，正氣耗傷，失於升提，胃黏膜鬆弛下脫所致。臨床以脾氣虛弱、氣虛下陷及肝胃失和、氣機鬱滯最為多見，可用益氣補脾、疏肝調氣等法治療。

●臨床症狀

臨床上可無症狀，亦可表現為下列症狀：

（1）上腹疼痛

無規律性的上腹痛，常伴腹脹、噯氣、噁心和嘔吐。進食可誘發或加重上腹痛，嘔吐後上腹痛可緩解。睡眠時右側臥位可使疼痛加劇，反之疼痛減輕。服用抗酸或抑酸藥物一般無效。

（2）梗阻

如果脫垂的黏膜嚴重阻塞幽門口，可出現梗阻症狀，表現為持續性劇烈上腹痛，頻頻嘔吐，嘔吐物為隔夜的食物，噯氣加重。

（3）上消化道出血

脫垂的黏膜糜爛和潰瘍導致上消化道出血，並出現嘔血或柏油樣便。

（4）消瘦

患者逐漸消瘦，上腹有壓痛。如有慢性出血，顏面呈貧血貌。

嚴重脫垂者，偶可在上腹部捫到柔軟的凸起包塊。

●診斷鑒別

診斷主要依靠X光鋇劑檢查，典型十二指腸球底部有傘狀的凹陷缺損，這是由於胃竇黏膜皺襞脫垂入球部所致。

●艾灸療法

【取穴】 艾灸足三里、神闕、內關穴。

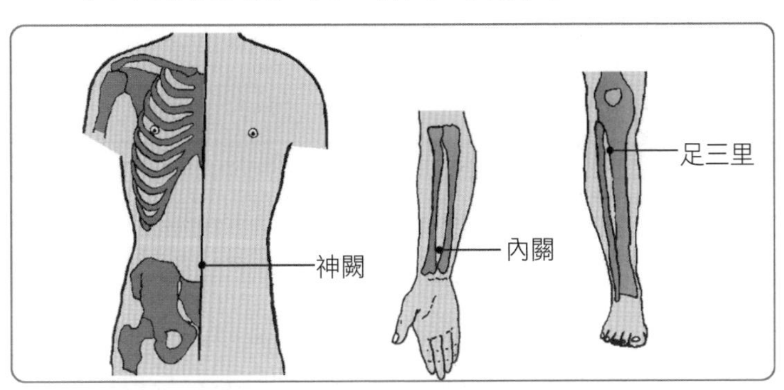

【操作】 常法艾灸。

●針灸方法

(1)體針

【取穴】 主穴：內關、足三里、中脘穴；配穴：脾俞、胃俞、章門、期門。

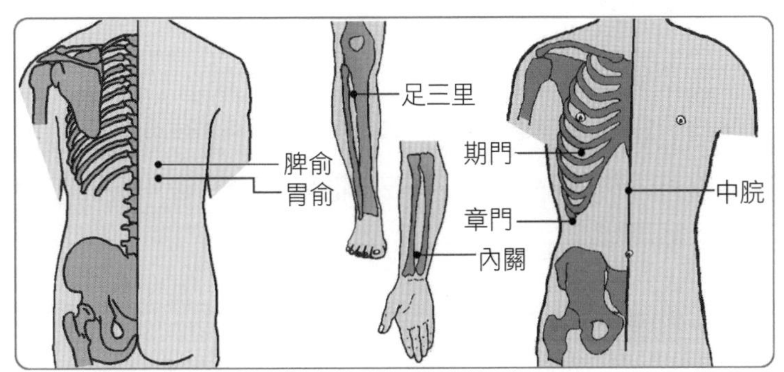

【操作】 找出主穴，任選1～2個配穴。實證用瀉法，虛證用補法。留針20分鐘左右，或用電針。

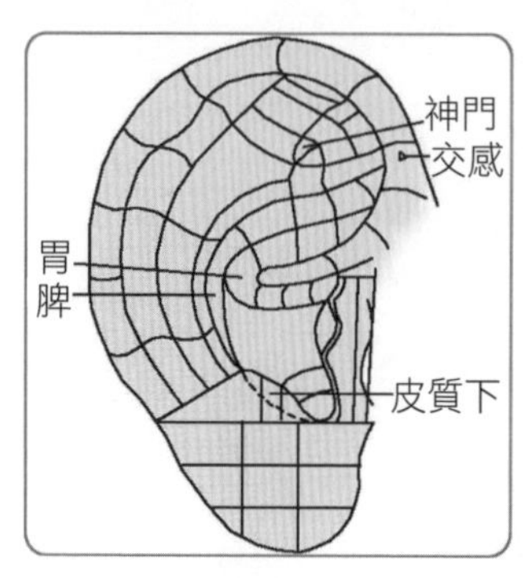

(2) 耳針

【取穴】脾、胃、神門、交感、皮質下反射區。

【操作】取2～3穴，留針20～30分鐘，或埋針。

五更瀉，經穴調養補脾腎之陽

五更瀉在中醫上也稱為腎瀉，是一種經常發生在黎明的腹瀉。中醫認為，腎陽不足、命門火衰、陰寒內盛是此病的重要誘因。本病男性高發於女性，多見於中老年人。

●臨床症狀

主要症狀包括：每天排便3～5次，甚至10餘次，而且伴隨著腹痛、腸鳴等症。每到黎明前臍下疼痛、腸鳴即瀉。腹瀉之後疼痛消失，病程時間較長者，會出現頭暈眼花，食慾下降，全身無力、消瘦等症狀。

●診斷鑒別

（1）此病患者多畏寒怕冷，秋冬季節症狀較明顯，夏季症狀較輕，換季的時候病情易復發。

（2）此病的發病時間很有規律，每天早上5點到7點會引發腹瀉2～3次，給患者的生活帶來困擾，尤其是冬季。大便次數多、症狀較輕者每天排便3～5次，症狀較重者每天排便5～10次。

（3）患者排便以前腹部不適或疼痛，排便之後症狀會減輕。患者在夏季不要吹空調風扇，否則會腹痛腹瀉。

●按摩療法

（1）全身穴位按摩

【取穴】中脘、水分、天樞、關元、足三里、上巨虛、脾俞、胃俞、肓門、大腸俞穴。

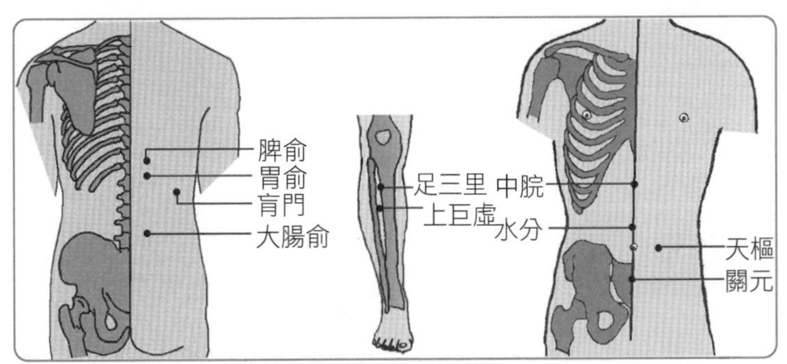

【操作】患者採取仰臥的姿勢，按摩者站在患者身旁，手指、手根放到腹部推揉數次。重點按摩中脘、水分、天樞、關元、足三里、上巨虛穴；患者取俯臥位，按摩者站在患者身旁，手掌揉患者的背腰部數次，同時配合捏脊法，重點按摩脾俞、胃俞、肓門、大腸俞穴；揉搓腰骶部數次至發熱即可。

（2）推胃經

【取穴】胃經（肋骨至小腹處）。

【操作】由肋骨下方開始，從上到下順著推到小腹處。

（3）運八卦

【取穴】肚臍周圍。

【操作】於肚臍周圍，分別沿著順時針、逆時針的方向揉推。

刮痧療法

【取穴】腎俞、胃俞、中脘、足三里、太谿穴。

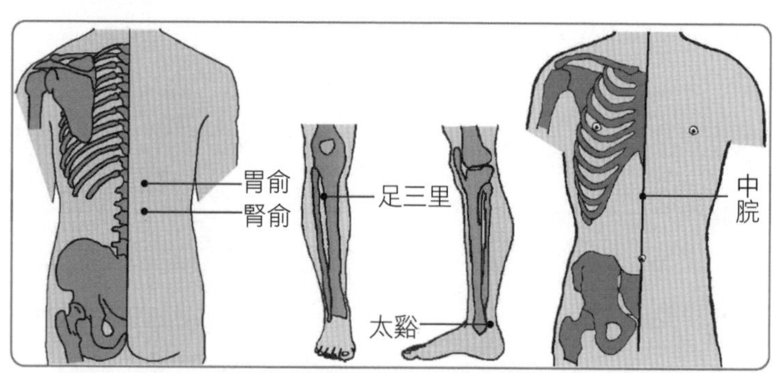

【操作】以補法先刮腎俞、胃俞穴，然後刮腹部中脘穴，最後刮下肢足三里、太谿穴。

拔罐療法

【取穴】①天樞、關元、足三里、上巨虛；②大腸俞、小腸俞、足三里、下巨虛。

【操作】按俞穴部位選擇不同口徑火罐，取上述2組腧穴交替使用，每日或隔日1次，進行拔罐治療。本法適

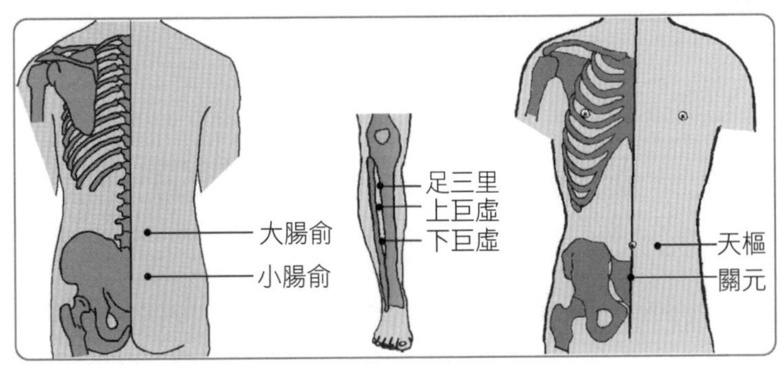

用於脾胃虛寒型泄瀉。

●艾灸療法

【**取穴**】神闕、天樞、足三里、公孫。配穴：脾虛者，加脾俞、太白；肝鬱者，加太衝；腎虛者，加腎俞、命門。

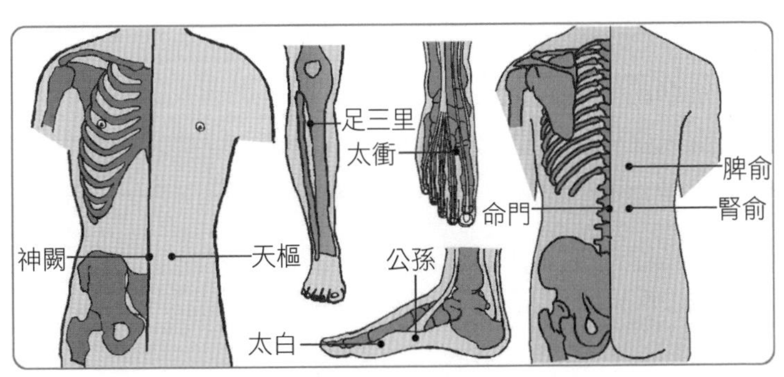

【**操作**】常法艾灸諸穴。

便秘，經穴調養腸道暢通

我們通常所說的便秘是指大便乾燥、排便困難、長時間不癒的慢性功能性便秘，偶爾一次排便困難並不是病理性的便秘。便秘的誘因很多，如進食量過少、食物太過精細而缺乏膳食纖維、幽門或腸道梗阻、結腸張力太低、乙狀結腸不規則痙攣性收縮，以及腹肌、膈肌、提肛肌或腸壁平滑肌收縮力下降等都可誘發便秘。

●臨床症狀

便秘的主要症狀包括：大便乾結、排便困難。結腸痙攣誘發的便秘所排出的糞便呈羊糞狀。患者用力能排出堅硬糞塊，會出現肛門疼痛、肛裂，還可能會誘發痔瘡、肛乳頭炎。有的時候會由於排便時糞塊嵌塞在直腸腔中排不出，但是會有少量水樣糞質繞過糞塊從肛門流出，出現假性腹瀉。除此之外，患者可表現出腹痛、腹脹、噁心、食慾下降、渾身疲乏、頭痛、頭昏等。

●診斷鑒別

（1）診斷時應當先詢問患者的飲食和生活狀況，是否存在患病史、手術史，是否存在痔核、肛瘻、肛裂史，最近是否有服藥史，是否長期服用瀉劑。

（2）便秘診斷、鑒別時，應根據臨床需要做必要的檢查。先注意是否存在報警症狀、全身器質性病變證據。50歲以上、有長期便秘史、短期內症狀加重的患者要做結腸鏡檢查，進而排除大腸腫瘤的可能性；長期濫用瀉劑的患者，由結腸鏡檢查能確定是否有瀉劑結腸和／或結腸黑變病；鋇劑灌腸造影能輔助診斷先天性巨結腸。

（3）難治性便秘可由以下幾種特殊檢查手法進行確診：胃腸由試驗（GITT）、直腸及肛門測壓（RM）、直腸—肛門反射檢查、耐受性敏感性檢查、氣囊排出試驗（BET）、盆底肌電圖、陰部神經潛伏期測定試驗、肛管超聲檢查；結腸鏡檢查、鋇灌腸能確定是否存在器質性病變。

●按摩療法

（1）摩腹

【取穴】腹部。

【操作】沿著順時針的方向，按照左上腹——臍——小腹——右下腹——右上腹——左上腹——左下腹的順序，按摩5～8分鐘。

（2）耳朵按摩

【取穴】雙耳諸穴。

【操作】在耳朵上分布著諸多反射區、穴位，手按摩耳朵30秒，可以刺激身體其他部位，讓自主神經系統恢復平衡，還能促進體內廢物的分解、排出。飯後用拇指和食指掐左右耳朵，之後輕輕用力，由後向前按圓弧狀扭動

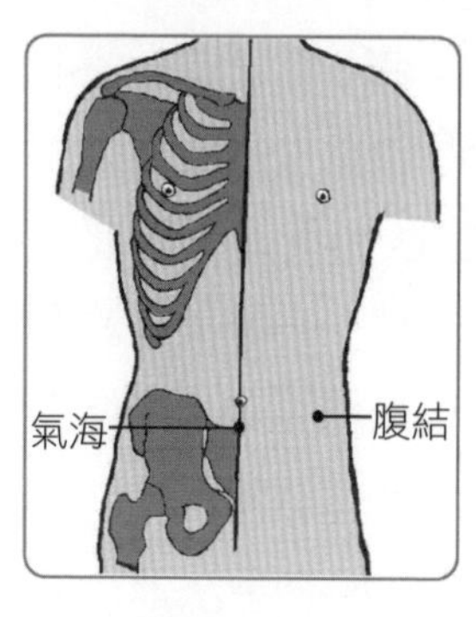

耳朵，採用同樣的方法用拇指和食指掐耳朵，之後向後輕拉耳朵，充分拉伸，力度要適中。

（3）推按降結腸

【取穴】降結腸部位。

【操作】如果在左下腹部摸到糞塊，應當向下方用力推按，以聽到腸鳴音為最佳。

（4）點揉腹結穴、氣海穴

【取穴】腹結穴、氣海穴。

【操作】用雙手拇指指腹按壓同側腹結穴，稍微加壓至產生酸脹感，之後沿著順時針的方向點揉1分鐘；一手拇指按同樣的方法點揉氣海穴至產生酸脹感，按摩1分鐘左右。

（5）直擦腰骶

【取穴】合谷、承山、豐隆穴。

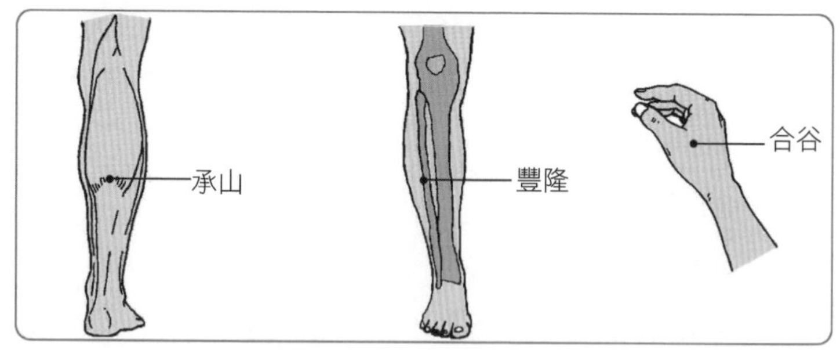

【操作】於腰骶部來回快速擦動至透熱即可，可以促進糞塊排出。用拇指和食指推拿合谷、承山、豐隆穴各2分鐘。

（6）諸穴按摩

【取穴】脾俞、胃俞、腎俞、天樞、足三里穴。

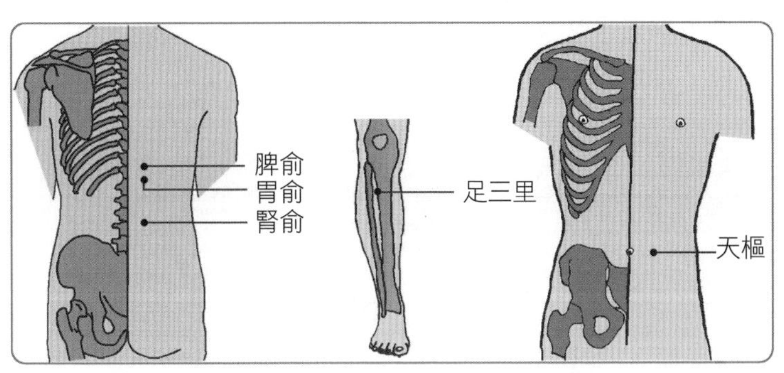

【操作】按揉脾俞、胃俞、腎俞、天樞、足三里穴各2～3分鐘。

（7）點揉尺澤、曲池穴

【取穴】尺澤、曲池穴。

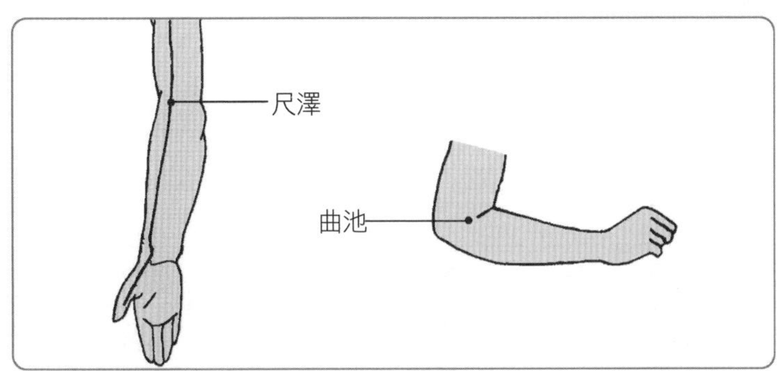

【操作】一側拇指指腹按在尺澤穴上，輕揉至產生酸脹感，每側揉1分鐘；曲池穴的操作和尺澤穴的按摩療法相同。

●刮痧療法

【取穴】小腸俞、中髎、大橫、腹結、天樞、外陵、支溝、足三里、上巨虛穴。

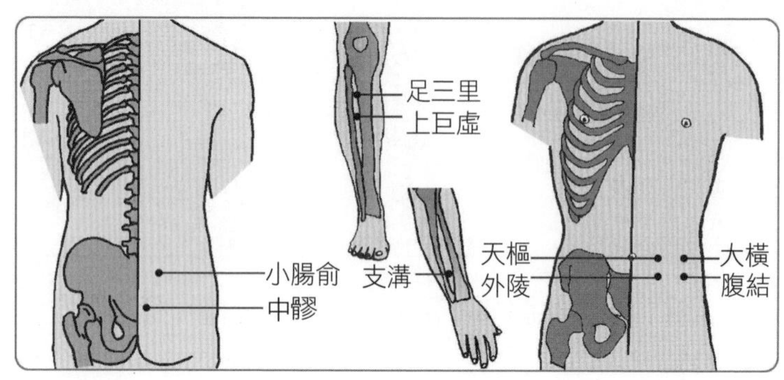

【操作】施術者持握刮痧板，按由上而下或由內而外順序刮拭穴位，注意刮板與皮膚需成45度角。在刮痧部位反覆刮拭，至刮拭出痧痕或有便意即止，各穴以重手法為主。

●拔罐療法

【取穴】天樞、支溝、上巨虛、脾俞、胃俞、大腸俞

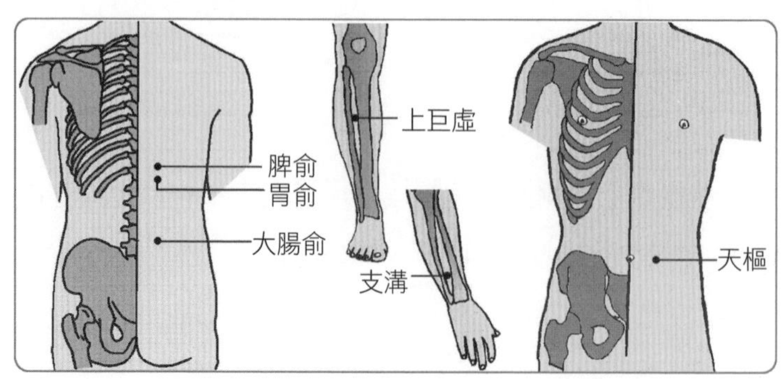

穴。

【操作】患者首先取仰臥位，選擇大小合適的罐具，將罐拔在腹面所選的穴位上，留罐10～15分鐘。然後取俯臥位，採用同樣的方法在背面所選的穴位上進行治療。每週2～3次，10次為1個療程，療程間休息1週。

●艾灸療法

【取穴】脾俞、胃俞、大腸俞、天樞、支溝、足三里、三陰交穴。

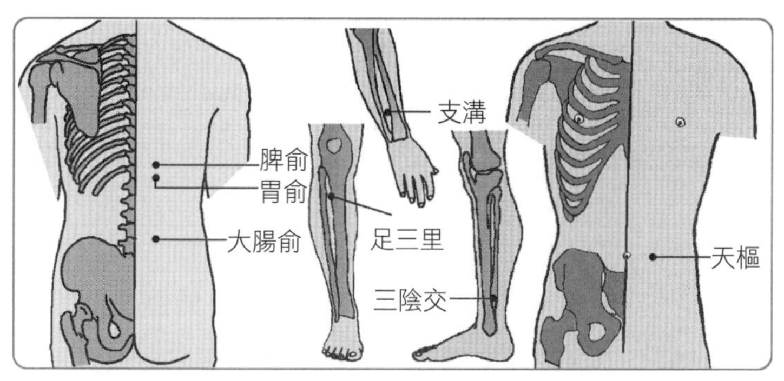

【操作】用艾條溫和灸。每穴每次10～15分鐘，每日1次，10次為1個療程，療程間休息5日。

闌尾炎，經穴調養消炎症

闌尾炎俗稱「盲腸炎」，為闌尾腔內阻塞、多種細菌混合感染誘發的急性腹部疾病。其發病主要為細小闌尾管腔被糞石梗塞，尤其是患腸寄生蟲的患者，闌尾管腔多變形、狹窄，更易誘發阻塞；阻塞之後，闌尾會供血不足，管腔之中的細菌乘機繁殖，侵入管壁，誘發炎症。臨床上有急性、慢性之分。

●臨床症狀

闌尾炎的主要症狀為：病情發作的時候，經常在上腹、臍周圍有持續性疼痛，陣發性加劇，幾小時之後腹痛下移，侷限在右下腹，伴隨著噁心、嘔吐、腹瀉、便秘等症。炎症擴散的時候體溫會上升，觸壓腹部時右下腹闌尾會有壓痛、反跳痛。

●診斷鑒別

（1）急性闌尾炎患者採取仰臥位時，右手壓迫左下腹，左手擠壓近側結腸，結腸中的氣體會傳到盲腸、闌尾，誘發右下腹疼痛呈陽性。取左側位，右大腿後伸，右下腹疼痛者呈陽性。表明闌尾位於腰大肌前方、盲腸後位或腹膜後位。患者仰臥在床，右髖、右大腿屈曲，被動向內旋轉，至右下腹疼痛則為陽性，提示闌尾靠近閉孔內肌。有急性闌尾炎病史者，日後症狀體徵會顯著反覆或間歇發作的闌尾炎患者，則易確診；對沒有急性闌尾炎發作史的慢性闌尾炎患者，可用鋇灌腸檢查輔助診斷。

（2）可用血常規、尿常規、超聲檢查、腹腔鏡檢查、X光鋇劑灌腸做鑒別診斷。

●按摩療法

（1）對症按摩

【取穴】闌尾、會宗、居髎、內關、曲池、合谷穴。

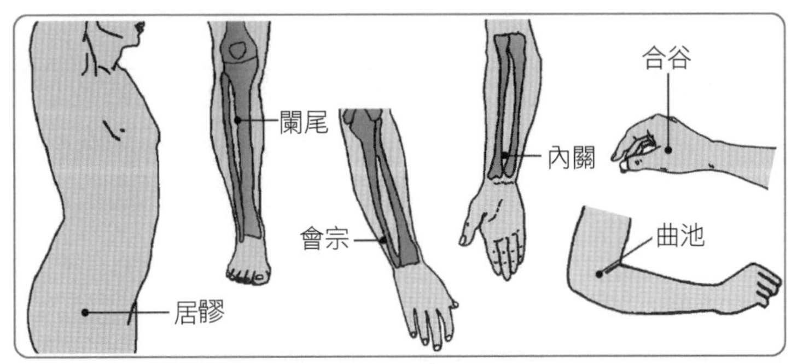

【操作】患者採取仰臥位，按摩者站在患者身旁，若下腹部疼痛，要先以點穴止痛為主。重點按摩闌尾、會宗、居髎穴。噁心、嘔吐者加按內關穴；發熱者加按曲池、合谷穴。

（2）全身穴位按摩

【取穴】闌尾、足三里、天樞穴。

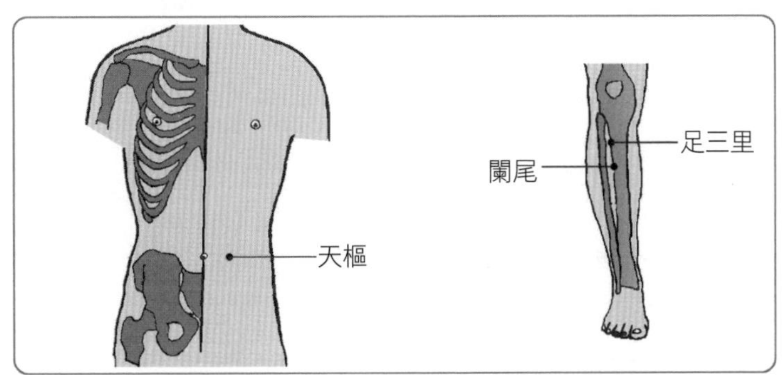

【操作】用手揉摩腹部、膝部各 20～30 次。按壓闌

尾穴、足三里穴、天樞穴各1分鐘。每日早晚分別重複上述按摩1次。

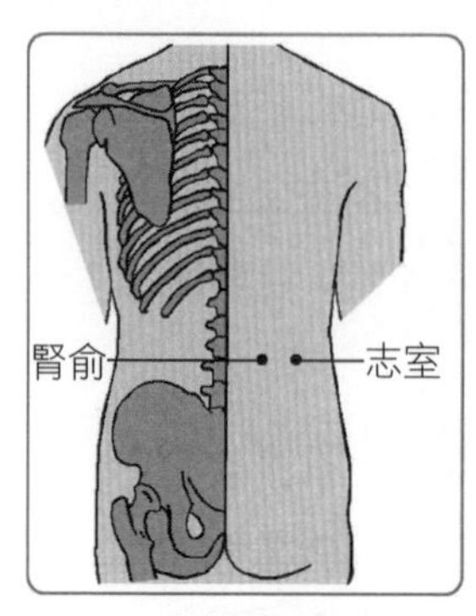

（3）腰部按摩

【取穴】腎俞、志室穴，第2腰椎旁痛點。

【操作】患者採取俯臥位，按摩者站在患者身旁，手掌揉腰部數次，重點按摩右側腎俞、志室穴和第2腰椎旁痛點。

（4）三穴按摩

【取穴】足三里、天樞、上巨虛穴。

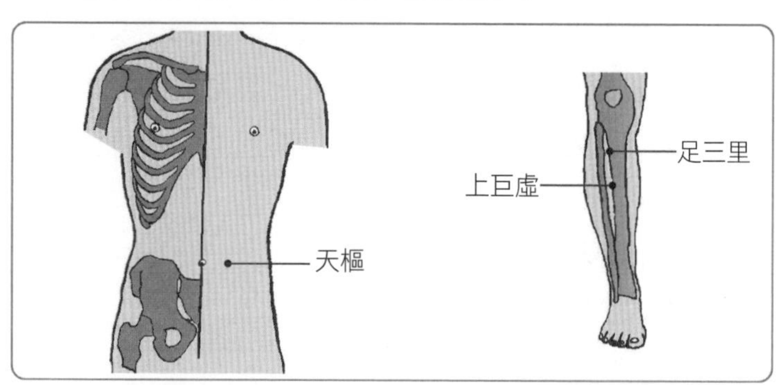

【操作】患者採取仰臥姿勢，下肢屈曲，按摩者站在患者右側，用拇指指腹沿著逆時針的方向按揉足三里、天樞、上巨虛穴3～5分鐘，按揉足三里、上巨虛穴時稍微用力，至皮膚微汗即可。按摩天樞、上巨虛、足三里穴的時候向頭的方向用力。

（5）按摩合谷穴

【取穴】合谷穴。

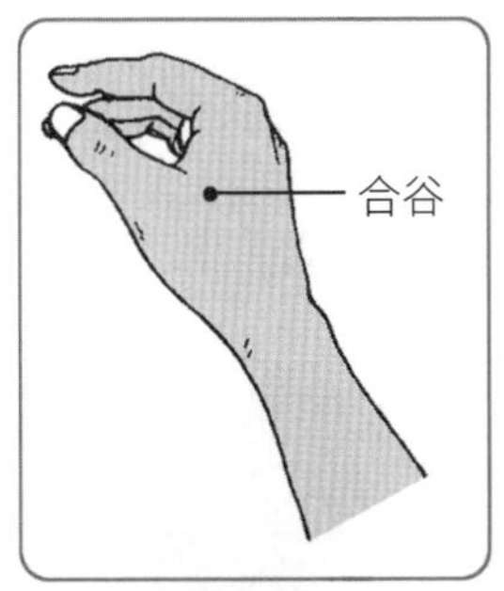

【操作】拇指和食指張開，虎口拉緊，另外一隻手的拇指關節按壓至虎口，拇指關節前彎曲，拇指指尖的凹陷處就是合谷穴。一隻手的拇指張開，另一隻手的拇指揉按合谷穴，雙手交替按壓合谷穴1～2分鐘。

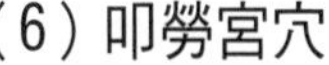

(6)叩勞宮穴

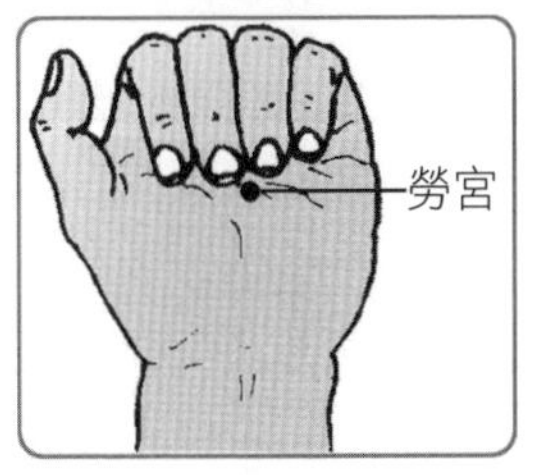

【取穴】勞宮穴。

【操作】一隻手握拳，用曲骨處叩擊另外一隻手的勞宮穴16次，另一隻手叩擊16次。

●拔罐療法

【取穴】大椎、肺俞、大腸俞、足三里、下脘、氣海、闌尾穴。

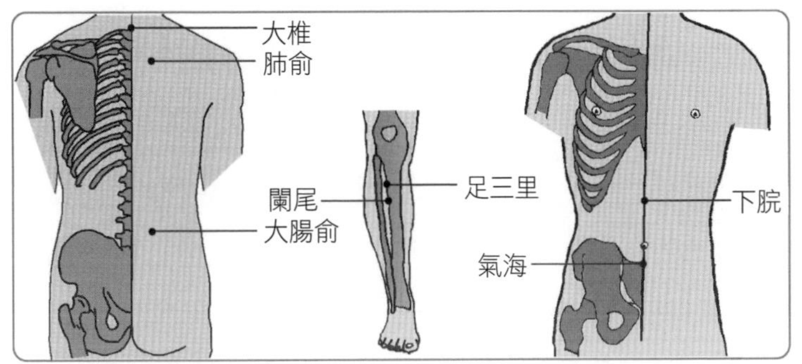

【操作】在上述穴區拔罐，至出現紫紅色痧點即可，留罐30～40分鐘。

●艾灸療法

【取穴】中脘、神闕、闌尾、足三里穴。

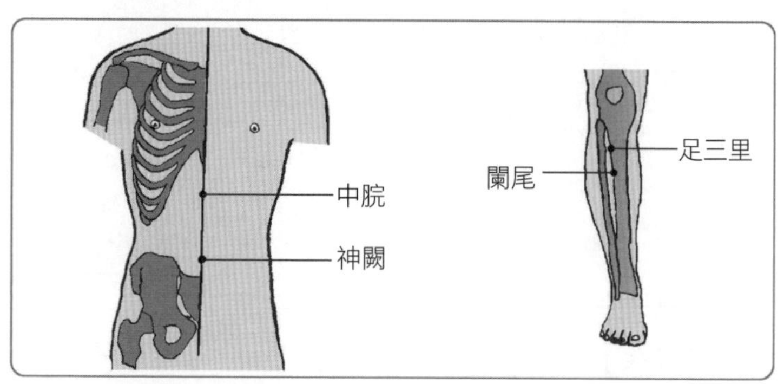

【操作】以患處為主，在痛點放一個四眼艾灸盒或雙眼艾灸盒（一定要按患者適應的熱度，不要強求）進行艾灸，時間不少於30分鐘，具體時間根據自己的適應力決定。

腸沾黏，經穴調養緩解病情

腸沾黏主要因腹部手術而引起，在手術中腹膜腸漿膜暴露的時間過久，醫生操作不當、手套上滑石粉帶入腹腔，都可能導致腸沾黏。

●臨床症狀

主要症狀包括：輕度腹痛，腹脹。手術刀口處牽拉痛，劇痛的時候患者常屈曲身體，進而減輕痛苦，同時伴隨著食慾下降、食後脹滿，有的時候會表現出噁心、嘔吐、大便稀或秘結。透過腹部檢查，可以感覺到局部壓痛感，並且可以觸及包塊。

●診斷鑒別

（1）透過X光檢查能看到階梯狀、擴張的，伴隨著氣液面小腸腸袢，不過這些現象並非每個患者都可以看到。

（2）患者多存在腹腔手術、創傷、感染病史，既往存在慢性腸梗阻症狀、多次急性發作者多是廣泛沾黏而致的梗阻。長期無症狀，突然表現出急性梗阻症狀，腹痛症狀比較嚴重，有腹部局部壓痛、腹肌緊張者，應當考慮是否為沾黏等所致的絞窄性梗阻。

（3）對手術後近期而致的沾黏性腸梗阻，要注意和腸麻痺恢復期的腸蠕動功能失調進行鑒別，後者主要出現於術後3～4天，肛門排氣排便之後，症狀就會消失。

●按摩療法

（1）諸穴按摩

【取穴】天樞、氣海、腹結、足三里、陽陵泉、脾俞、三焦俞、大腸俞穴。

【操作】患者採取仰臥位，按摩者站在患者身旁。手掌在腹部沿著順時針的方向推摩數次，力度要柔和平穩、深透；雙手於腹部提拿數次，提拿的過程中稍加抖動。重

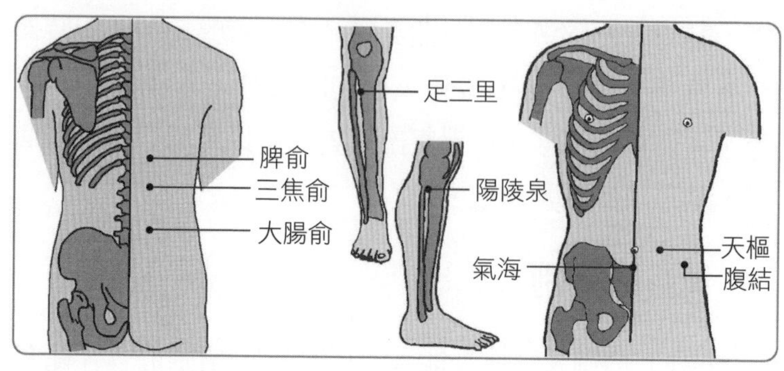

點按摩天樞、氣海、腹結、足三里、陽陵泉穴。患者採取俯臥位，按摩者站在患者身旁，手掌揉按腰骶部數次，重點按摩脾俞、三焦俞、大腸俞穴。

（2）腹部穴位按摩

【取穴】中脘、天樞、氣海、足三里、陽陵泉穴。

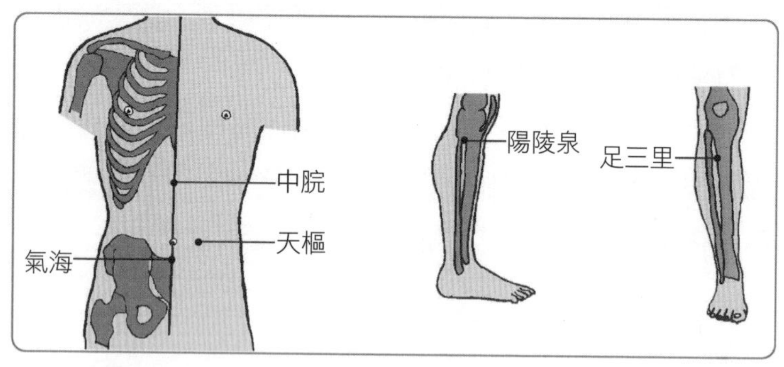

【操作】手掌於腹部沿著順時針的方向推摩20～30次。按壓中脘、天樞、氣海、足三里、陽陵泉穴各1分鐘，每日早晚分別重複上述手法各1次。

（3）胸口至腹部按摩

【取穴】胸口至腹部。

【操作】每日早起、晚睡前，平臥於床上，雙腳彎立，放鬆腹肌，左手放到右手背上，右手掌放到腹部肚臍處，沿著順時針方向從內向外按摩100圈；按照上述方法反方向按摩100圈；之後左右手交替，由胸口處偏左向腹下按摩100次。

腸易激綜合徵，經穴調養改善消化道功能

腸易激綜合徵是一種常見的功能紊亂性消化道疾病，其主要症狀包括腹痛、腹脹、排便習慣改變和大便形狀異常等，持續存在或間歇發作，但又缺乏形態學和生化異常改變可以解釋的症候群，腸道功能的激惹性增加是其最主要的特徵。根據腸易激綜合徵的臨床症狀，可將其歸屬於中醫學腹痛、便秘、泄瀉範疇。

本病主要因外感六淫、內傷情志、調養不當、稟賦不足等致肝鬱氣滯，疏泄失職，肝氣橫逆犯脾，脾胃運化失健，升降失調，濕濁內生，阻滯腸道，氣機不暢，傳導失司而發病。病位在腸，與肝、脾（胃）、腎密切相關。脾胃虛弱是該病的病理基礎。

病機變化在早期多屬實證，以肝鬱氣滯或濕濁阻滯為主，隨著病情的發展，肝木乘脾土，脾虛失運而成虛實夾雜證，或寒濕內蘊化熱而為寒熱夾雜之證；病程遷延日久，累及於腎，則為脾腎兩虛之證；若波及血分則可見氣滯血瘀的證候。

●臨床症狀

（1）腹痛或腹部不適

是腸易激綜合徵的主要症狀，伴有大便次數或形狀異常，腹痛多於排便後緩解，部分患者是在進食後出現，腹痛可發生於腹部任何部位，侷限性或彌散性，疼痛性質多樣。腹痛不會進行性加重，夜間睡眠後極少有痛醒者。

（2）腹瀉

①持續性或間歇性腹瀉，糞量少，呈糊狀，含大量黏液；②禁食72小時後症狀消失；③夜間不出現，有別於器質性疾患；④部分患者可因進食誘發；⑤患者可有腹瀉與便秘交替現象。

（3）便秘

排便困難，大便乾結，量少，可帶較多黏液，便秘可間斷或與腹瀉相交替，經常有排便不盡感。

（4）腹脹

白天較重，尤其在午後，夜間睡眠後減輕。

（5）上胃腸道症狀

近半數患者有胃燒灼感、噁心、嘔吐等上胃腸道症狀。

（6）腸外症狀

背痛、頭痛、心悸、尿頻、尿急、性功能障礙等胃腸外表現較器質性腸病顯著多見，部分患者尚有不同程度的心理精神異常表現，如焦慮、抑鬱、緊張等。

●診斷鑒別

腸易激綜合徵診斷標準以症狀為依據，診斷建立在排除器質性疾病的基礎上，推薦採用目前國際公認的腸易激綜合徵羅馬Ⅲ診斷標準：

反覆發作的腹痛或不適（不適意味著感覺不舒服而非疼痛），最近3個月內每個月至少有3天出現症狀，合併以下2條或多條：①排便後症狀緩解；②發作時伴有排便頻率改變；③發作時伴有大便形狀（外觀）改變。

診斷前症狀出現至少6個月，近3個月符合以上標準。

以下症狀對診斷具有支持意義，包括：①排便頻率異常（每週排便少於3次，或每日排便多於3次）；②糞便形狀異常（乾糞球或硬糞，或糊狀糞、稀水糞）；③排便費力；④排便急迫感、排便不盡、排黏液便以及腹脹。

●拔罐療法

【取穴】大腸俞、小腸俞、足三里穴及陽性反應部

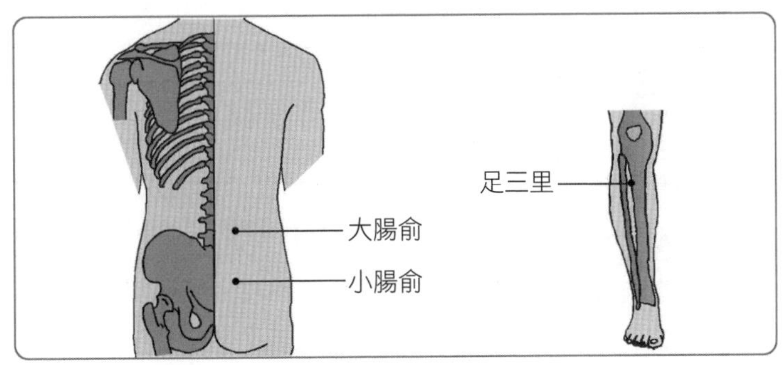

位。

【操作】左腹、臀部、大腿後側陽性反應部位拔火罐10～15分鐘。腹瀉者用口徑6公分中型火罐，於肚臍窩處（相當於神闕穴，包括天樞穴）拔一罐。每日或隔日1次，3次為1個療程。

●艾灸療法

(1) 直接灸

【取穴】足三里、天樞穴。

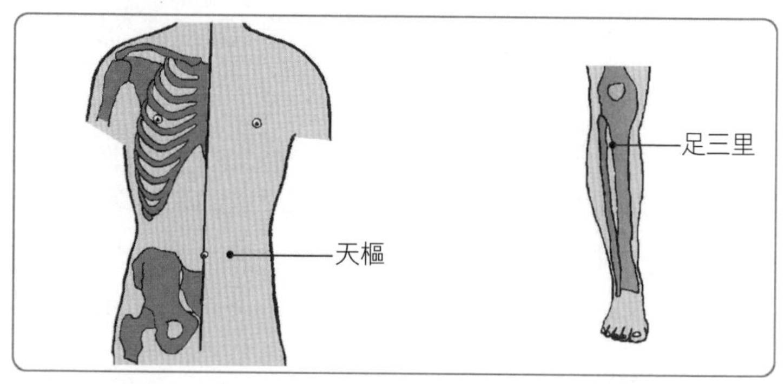

【操作】用艾條溫和灸，距皮膚2～3公分，灸10分鐘，以患者能耐受為度。每日1次，左右交替使用，30日為1個療程。

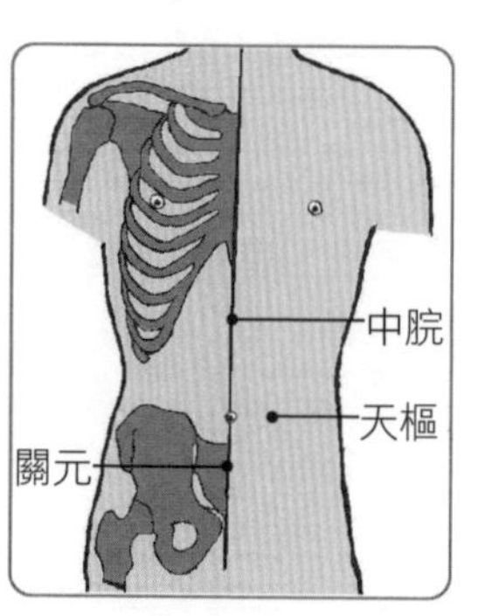

(2) 隔物灸

【取穴】天樞（雙）、中脘、關元穴。

【操作】將附子分5份，肉桂、當歸、紅花、木香、丹參、花椒各1份，研成細粉，加入黃酒混合調勻成稠糊狀，製成小藥餅，每個重10克左右。艾炷底徑2.2公分，高2.5公分。每次取藥餅2個，以針刺數孔，將其放在上述任意2個腧穴處。上放艾炷施灸。每日灸治1次，12次為1個療程。

●針灸療法

(1) 體針

【取穴】主穴：足三里、天樞、三陰交穴。

配穴：①脾胃虛弱，加脾俞、章門穴；②脾腎陽虛，加腎俞、命門、關元穴，也可用灸法；③脘痞，加公孫穴；④肝鬱，加肝俞、行間穴；⑤便秘取大腸俞、天樞、支溝、豐隆穴為主穴；⑥熱秘，加合谷、曲池穴；⑦氣滯，加中脘、行間穴；⑧陽虛，加灸神闕穴。

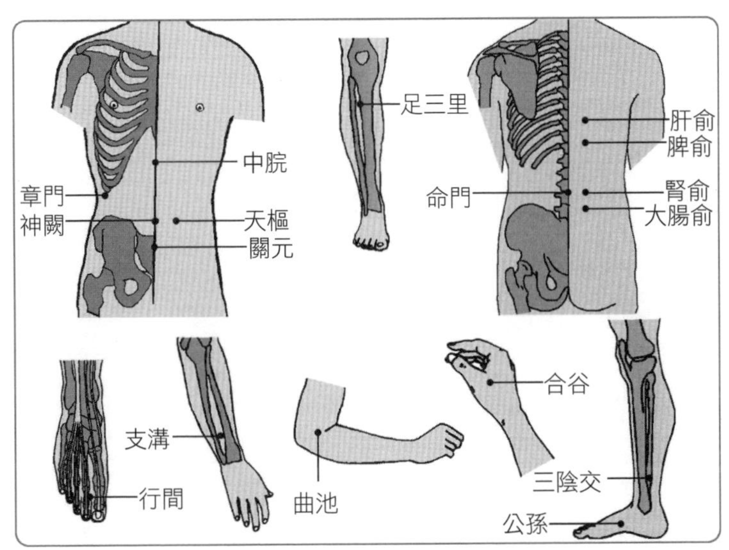

【操作】實證用瀉法，虛證用補法，寒證可用灸法。

(2) 耳針

【取穴】交感、神門、皮質下、小腸、大腸穴。

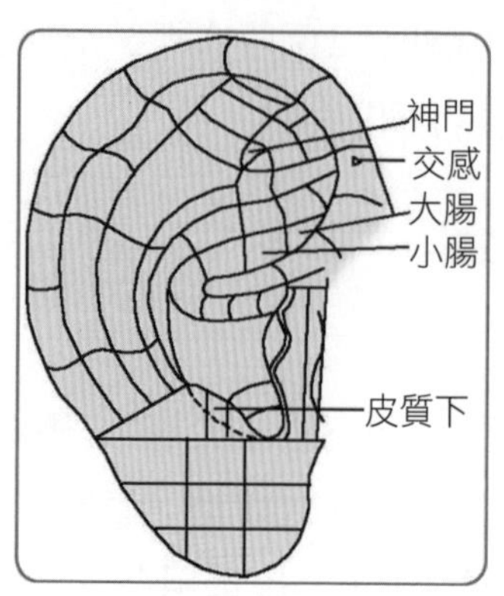

【操作】每次選用2～3穴，刺激強度以患者能耐受為度，留針20分鐘，每日或隔日1次。

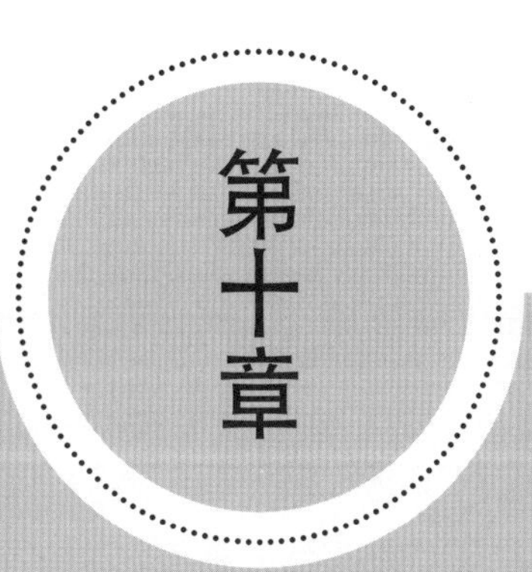

小運動、好心情，讓胃腸更有活力

胃腸病患者，運動有原則

運動療法操作簡單易行，而且有利於患者的康復。但是在進行運動的過程中，必須掌握好方法；否則運動不當，不僅不能達到預期效果，甚至適得其反，損害健康。那麼胃腸病患者該如何進行運動療法呢？

●科學的運動方法

（1）急性胃腸炎、胃出血、腹部疼痛者不宜運動，待病情恢復或好轉後再進行適當運動。

（2）胃腸病患者飯前不宜進行劇烈運動，胃下垂患者應在飯後2小時進行鍛鍊。

（3）消化性潰瘍患者有穿孔、出血或癌變可能時，不宜進行運動鍛鍊。有明顯幽門梗阻時，也不宜進行運動治療。潰瘍處於活動期的患者，要避免或減少腹部運動，以免增加出血或穿孔的可能。如果伴有嚴重器官功能衰竭時，也不宜採用運動治療。

（4）每天進行運動時，可以靈活安排時間，不刻意固定時間，但一定要有恒心，堅持不懈。

（5）運動時要選擇氧氣充足、空氣清新的地方；運動前一定要熱身，活動一下四肢，逐漸進入運動狀態；由於運動中出汗會大量損耗體內液體，從而使力量、速度、耐力及心臟的輸出能力都有所減弱，故在運動前1～2小時、運動中及運動後都要飲用適當的淨水，不要等到口渴時才喝水。

（6）進行戶外運動時，尤其要注意氣溫的變化，隨身攜帶衣物及時增減，避免受涼感冒；同時防止吸入冷氣，出現胃痛、胃脹等症。

（7）循序漸進，逐漸加大運動量。在開始進行運動鍛鍊時，運動量以小為宜，隨著患者機體健康狀況的改善，運動量可逐漸加大，達到應有的運動強度後應維持在此水平上堅持鍛鍊，嚴禁無限制加大或突然加大運動量，以免發生副作用。

（8）胃腸病患者的運動保健，要注意全身運動與局部運動相結合，才能取得較好的康復保健作用。一般以全身運動為主，同時注意配合一些適當的按摩治療，對症狀改善可有一定幫助，對改善胃腸道的血液循環有一定作用，以促進潰瘍的癒合。

（9）堅持不懈。運動療法對消化性潰瘍的康復保健具有一定的作用，但非一日之功，只有長期堅持，才能取得預期的效果。因為機體的神經系統、內臟器官及肢體功能的完善，身體體質的增強，要經過多次適當運動量的刺激和強化才能獲得。

●科學的運動時間

我們都知道飲食起居要遵守「生物時鐘」，卻不知道運動也有「生物時鐘」，有規律地安排運動時間則對健康更為有利。

（1）適宜運動的時間早晨

空氣清新，戶外活動可增強肌力，提高肺活量，尤其是對呼吸系統或患有呼吸道疾病的人大有好處；下午則是強化體力的好時間，肌肉的承受能力較其他時間高出50%；特別是黃昏時分，人體的運動能力達到最高峰，心跳頻率和血壓均有上升。

晚上：適當運動有助於睡眠，但必須在睡前3～4個小時進行，強度不宜過大。

（2）不適宜運動的時間

相對於以上時間段來說，瞭解不宜運動的時間段對於健康來說同樣重要。

進餐前後：此時有較多的血液流向胃腸道，以幫助食物消化吸收。此時運動會妨礙食物的消化，時間一長會誘發疾病。民間有句俗話：「飯前不要鬧，飯後不要跳」，意思就是提醒我們飯前、飯後不要進行劇烈運動。

因為在運動的過程中，大量血液會流到參與活動的肌肉中去，內臟器官，如胃、腸等器官的血管都處於相對緊縮狀態，這個時候人體的消化、吸收功能處在抑制狀態，胃液分泌減小，消化能力減弱，消化腺分泌大大減少。運動後此種狀態不能在短時間被改變，需要休息一定的時間後才能恢復正常，因此劇烈運動後不能立刻進食。如果在劇烈運動後立即進食，會影響消化吸收能力，長此以往會引起消化不良、食慾不振、慢性胃炎等身體不適症狀。

通常來說，運動後要休息半小時甚至更長時間再進食較合適。飯後也不宜進行劇烈運動，即使是散步等有氧運動，也宜在適當靜坐或仰臥30分鐘以後再進行。多數長壽者都有飯後平臥半小時的習慣。

飲酒後：酒精快速被消化道吸入血液中，並進入腦、心、肝等器官，此時運動會加重這些器官的負擔。和餐後相比，酒後運動對人體產生的消極影響更嚴重。

練練提肛運動，讓腸道更強壯

提肛運動就是指有規律地向上提收肛門，之後放鬆，一鬆一提重複操作。站、坐、行的時候都可以進行此運動，簡單易行益處多。

●提肛運動對人體都有哪些益處

（1）防治痔瘡

痔瘡的形成主要是因為肛門直腸底部及肛門黏膜靜脈叢發生曲張。提肛運動可以對肛周靜脈產生一個排擠作用，讓局部靜脈回流變得通暢，減少靜脈瘀血擴張，有效防治痔瘡。吸氣的時候收縮肛門，利用此腹內壓較低的契機，可使肛門靜脈血液回流。

（2）防治便秘

提肛運動可以刺激腸壁感覺神經末梢，促進腸道蠕動，有利於糞便的排出。長期堅持提肛運動能有意識地刺激直腸運動，建立起正常的排便行為。

(3) 緩解直腸癌保肛術後暫時性大便失禁

直腸癌保肛術：如Dixon手術，切除乙狀結腸和大部分直腸，直腸和乙狀結腸行端端吻合，由於手術會對肛周神經、肌肉組織進行牽拉、損傷，造成術後直腸肛管的容量減少，術後會出現暫時性大便失禁。

提肛運動能刺激腸壁感覺神經末梢，會陰、肛門、盆底肌群有節律地收放可以提高肛門括約肌的彈性，加強肛門的控便能力。

(4) 緩解女性壓力性尿失禁

壓力性尿失禁指的是在咳嗽、打噴嚏或運動時腹肌收縮，腹內壓突然上升，出現尿液從尿道外口不自主地滲漏。

此症多發生在中老年女性身上，主要是因為膀胱括約肌張力降低、盆底肌肉及韌帶鬆弛所致。提肛運動可以提高盆底肌肉收縮能力，加強盆底肌肉的力量。

(5) 緩解經尿道前列腺電切術後尿失禁

經尿道前列腺電切術是一種治療前列腺增生症的手術方式，術後近端尿道括約肌被毀壞，尿失禁是其術後常見的併發症之一。

肛提肌是尿道括約肌機製的重要組成，它在接近尿道膜部時，肌肉明顯增厚，和尿道外括約肌相交融，包繞尿道周徑的5/6。

提肛運動可以強化肛提肌收縮，增強尿道關閉力，讓尿道堅持高於膀胱內壓的阻力，控制排尿。

●提肛運動的操作方法

思想集中，全身放鬆。舌舐上齶，深吸氣（吸氣時稍微用力），收腹，有意識地向上提收肛門憋氣5秒，緩緩呼氣（嘴成魚嘴狀），放鬆肛門，放鬆全身10秒。再重複上述動作，每次10分鐘左右，早晚各1次。

●提肛運動的注意事項

雖然提肛運動對人體有很多好處，但操作的時候還是要注意以下幾點問題：

（1）循序漸進。提肛運動是個循序漸進的過程，可以逐漸加大活動量，避免肌肉由於運動過度而產生酸痛感。鍛鍊的過程中應以感到舒適為宜，關鍵在於堅持。

（2）有效提肛。第1次可由護士戴手套，食指塗液狀石蠟，輕輕插入患者肛內，同時囑咐患者收縮會陰和肛門肌肉，如果護士能感覺肛門收縮強勁有力，則說明是有效收縮。

（3）肛門局部感染、痔核急性發炎、肛周膿腫等患者不宜做提肛運動。

（4）肛腸疾病術後早期（3天內）不宜做提肛運動。混合痔術後第14天開始進行提肛運動較術後第3天效果好。

（5）嚴重便秘脫肛者，下體疼痛、晚上頻繁起夜者，要在醫生指導下進行放鬆訓練，至症狀消失後才可以進行提肛運動；否則不但效果不明顯，還會由於肌肉敏感性增加而加重症狀。如果練習過程中出現反覆性不適症狀，應當暫停練習。

經常練習腹式呼吸，讓胃腸得到放鬆

腹式呼吸是瑜伽採用的一種呼吸方法，很多專家都認為這種呼吸方法才是正確、健康的呼吸方法。

腹式呼吸是由橫膈肌升降力量吸氣、吐氣的過程，也就是利用丹田進行呼吸。這種呼吸方法不但能促進胃腸運動、消除輕度便秘、消除小腹多餘脂肪，對心臟等臟器也有非常好的保健功效。

在腹式呼吸的過程中，腹部會產生溫熱感，皮膚溫度上升1～6攝氏度，促進腹部相關臟器功能的發揮。腹內小腸的消化液會在這個時候增多，膽汁的分泌量也會增加3～6倍，小腸吸收功能增強，泌別清濁功能變得旺盛。清者上升至心肺，進而分布到全身各處；而濁者則下降到大腸。

腹式呼吸可以讓橫膈活動幅度增大，擠壓腹腔臟器，直接按摩胃和小腸，促進胃液的分泌，增強小腸蠕動、腺體分泌的過程。還可以加強大腸傳輸廢物、排出毒素的功能。堅持練習腹式呼吸，很多慢性結腸病變都會有所好轉，大便的質地、次數也會逐漸恢復正常。

腹式呼吸先將呼吸調節到正常的呼吸狀態，背部挺直，肩部放鬆。等到呼吸平穩、順暢時，將意念集中到丹田和臍下3寸的位置。由鼻子緩緩吸氣，腹部慢慢膨脹，讓氣息充盈腹腔。吸滿氣後，腹部慢慢收縮，由口慢慢呼氣，細細長長勻速呼出，感覺小腹緊貼於後腰背，將氣體完全呼出、呼盡。

腹式呼吸的過程中要注意以下四點：儘量保持胸部不動；吸滿氣，不要憋氣，隨之將氣體順暢呼出；全身放鬆，特別是肩關節；小腹向外推時，不需要刻意讓小腹突出，而是用氣息向外推送。

練習瑜伽，由內而外放鬆胃腸

瑜伽是一種風靡全球的養生運動，不但能強化肌肉骨胳，還能塑造完美身材，讓人擁有積極向上的生活態度。

●側腰伸展式

（1）蓮花坐或簡易蓮花坐，脊柱保持自然挺展，雙手合十胸前成起始式。

（2）吸氣，將合十的手掌高舉過頭，呼氣，向兩側平展手臂。

（3）再吸氣，保持臀部不要離地，將一側手臂高舉，另一側手臂彎曲輕扶地面。

（4）身體向扶地一側手臂方向彎曲。眼睛看向手掌根或通過大臂看向天花板方向。

●三角式

（1）雙腳打開兩倍於肩寬，手臂平舉成大字狀。

（2）吸氣，將右側腳趾向外側打開180°，左側腳踝向同方向轉動45°距離。

（3）眼睛看向右手指尖。呼氣，同時身體彎曲，同側手指儘量扶向你能扶到的任何部位（小腿或腳踝）。眼睛看向高舉的一側手指。

●摩天式

（1）直立，雙腳與肩同寬。

（2）吸氣時，雙臂舉過頭部並伸直，雙手交叉，轉動手腕，掌心向上。

（3）呼氣時，雙臂帶動上身慢慢彎下，直到身體和地面平行。

（4）再次吸氣，雙手慢慢舉起，呼氣的時候雙手分開，在體側落下。

●前屈伸展式

（1）坐姿，脊柱自然伸展，雙腳雙腿併攏向前伸直，雙手自然放在身體兩側或在大腿上。

（2）吸氣，雙臂向前伸直，雙手併攏兩肩向後收，拇指相扣，掌心向下。

（3）將雙臂高舉過頭部，緊貼雙耳，微微向後略仰，使整個脊柱向上延展。

（4）呼氣，由腹部開始向前向下貼近大腿上側，雙手抓住雙腳腳趾，保持順暢呼吸。注意力集中在腹部（感覺動作困難可彎曲雙膝）。

（5）吸氣，由後背開始，帶起整個上身。呼氣，回到起始坐勢。放鬆10～20秒的時間。

●風吹樹式

（1）直立，雙腳併攏，雙臂放在身體兩側。

（2）吸氣時，雙手慢慢高舉過頭部，在頭頂合掌，同時提起腳後跟。

（3）呼氣時，上身從腰部彎曲，傾向右側；保持幾秒，吸氣的時候收正。

（4）呼氣的時候向左，吸氣的時候收正。

●脊柱轉動式

（1）保持坐姿，雙腿併攏向前伸直。

（2）吸氣，將一側腿收回，腳掌放在另一側膝蓋外的地面上。

（3）手扶腳踝，保持脊柱自然伸展。

（4）呼氣，另一側手輕扶臀部後側地面，略微推動，使脊柱向後擰轉。

（5）眼睛儘量看向身體後側，控制姿勢，保持均勻呼吸。

●蝗蟲式

（1）俯臥地面，手臂放在身體兩側，掌心朝上。

（2）吸氣，將頭部、胸部、雙腿同時抬離地面，手臂向後伸展。

（3）讓最後一條肋骨緊貼在地面，以減輕腰椎壓力。

（4）正常呼吸5～10次後，放鬆。

放慢生活節奏，胃腸無壓力

現代人的生活壓力非常大，尤其是生活在大城市的人群，「放鬆」不是一件容易的事。隨著競爭壓力的增大，很多人開始出現抑鬱、失眠、精神失常的現象，飽受折磨。與此同時，和你的一日三餐息息相關的胃也受到了波及。

如今，越來越多的年輕人患上了胃腸疾病，除了和不良的生活方式有關，還和壓力的增大有很大關係。處在奮鬥期的年輕人經常處於焦慮的狀態下，豈不知這種心理狀態不僅不利於改善自己的工作和生活狀態，反而會阻礙身體健康，最終的惡果就是工作效率下降、生活幸福指數降低。對於現代的年輕人而言，壓力共有兩種，一種是工作壓力，還有一種是心理壓力，工作壓力的加重會直接增加心理壓力，二者形成惡性循環，最終危害身體健康。

很多醫生在為胃潰瘍患者醫治時，囑咐其回家後保持健康的生活方式，為自己減輕心理壓力。但是對於現代的年輕人而言，做到這兩點都不太容易。「優勝劣汰」的趨勢日趨明顯，今天不努力，明天被「炒魷魚」，沒辦法，只好暫時犧牲健康換取工作業績。

這種心理是可以理解的，尤其是30～50歲的中年人，壓力怎麼能不大？但是有壓力也要學會減壓，而不能一味地任壓力發展下去。

面對壓力，首先，不要懼怕它，而是應當學會將其看輕、看淡，壓力只是一種心理反應，你越懼怕它，它就越是強大。此外，減輕內心的壓力，關鍵是調整好自己的心態。工作中若是遇到量大、難度高的任務時，應當保持樂觀、積極的心態，千萬不可悲觀、消極，否則不僅無益於工作的進行，反而會因心理疲憊而延緩工作進程。

下面幾種方法都有助於減壓、放慢生活節奏。

●找出自己的人生愛好

興趣愛好對一個人來說非常重要，有興趣愛好者的生活才會豐富多彩，才有滋味。興趣愛好對老年人來說也非常重要。它能給人以快樂的期望和感受，興趣愛好越明確，期望和感受就越強烈。

興趣和愛好是對人的需求的一種滿足、調劑、豐富，而任何需求在得到滿足時都能讓人產生愉快的感覺。透過那些讓人愉快的興趣愛好可以讓人放鬆下來，精神飽滿，對生活、工作重拾信心。

●學會合作與授權

每個人的能力都有限，如事必躬親，壓力肯定會很大，而且效率也不會太高。因此，在遇到巨大的工作量或生活問題時，一定要先冷靜來分析，究竟能不能依靠自己的力量將其完成，若只是一味地往前衝是很不明智的。

●適當休息有益身心

工作一段時間後就要停下來放鬆一會兒，出去走幾分鐘或閉目養神、聽一會兒輕緩的音樂，不僅有利於恢復體力，還能提高工作效率。

●積極參加體育鍛鍊

一個人如果身體健康，抗壓能力也會增強。如果覺得自己的壓力非常大，可以出去打一場籃球，或者出去踏踏青、登登山，既能放鬆身心，又能提高機體免疫力。千萬不要以為減壓就是放棄工作和生活，其實它是一種樂觀面對工作和生活的方式，想讓自己擁有更加健康的身心和胃腸，適當的鍛鍊還是很有必要的。

●「慢」生活的方式

把自己的生活「慢」下來，慢慢吃飯，慢慢喝水，慢慢走路，懂得閉上眼睛享受花香、美食，選擇一件讓自己感覺忙碌又有趣的事，比如做家務，可以讓你長期緊繃的神經放鬆下來，壓力、困擾也能在這個時候被排遣，胃腸也會變得更加輕鬆。

胃下垂患者可做的保健動作

隨著年齡的增長，身體各項功能衰退，肌肉也會逐漸失去力量，包括維持胃部的肌肉和韌帶，胃隨之慢慢下垂，低於正常位置。除了肥胖，很多中老年人大腹便便都和胃下垂有關，但是如今，胃下垂已經逐漸趨向年輕化。

現在的年輕人邊吃飯邊走路，邊工作邊吃飯，饑一頓飽一頓，認為自己的身體足夠好，對於吃飯的事情持不在乎的態度。久而久之，便出現了胃下垂。

有沒有不到醫院看病、不吃藥，也能夠治療胃下垂的方法呢？當然有。

●刮腳護胃法

每天晚上泡好腳後，最好是晚上9點，三焦經當令的時候，在腳心處塗抹適量按摩膏，之後用跪指刮腳心，左右腳分別刮15分鐘左右。用跪指刮腳心時，應當配合著激動人心的音樂，在音樂聲的帶動下，用意念將自己的氣血傳遞至懸吊胃的韌帶上面，韌帶氣血充盈，彈力回升，胃就會跟著升至原來的位置。

這種方法不但能夠治療胃下垂，還能夠治療各種慢性脾胃病等。堅持刮腳護胃之法一個半月以後，胃下垂的症狀就能夠得到改善。

在此強調「堅持」二字。很多中醫的按摩、食療之方都是如此，只有堅持服用才能生效。

在我們的腳心處，包含著胃腸反射區。採用刮腳法護胃，能夠補益、調理五行之中屬土的脾胃，進而治療胃下垂及各種慢性胃病。此外，對於突然出現的腹脹、消化不良等症，也可採用跪指刮腳心的方法，每隻腳刮20分鐘左右，過一會兒就會覺得全身氣血暢通，等上過廁所後，肚子就會舒服多了。

●床上運動

白天：

首先，床上放一個枕頭，將臀部放在枕頭上，雙手放在體側，閉上眼睛，在深吸氣的時候兩腿以髖關節為軸向頭部收起，呼氣的時候放平。整個動作要平緩。髖關節不好的人，可以儘量屈腿。在完成此動作時，臀部和肩部的位置不要改變，頭部放正。每天做50次即可。

晚上：

人們可以平躺在床上，雙手自然放在體側，屈腿，以髖關節為軸做腳踏自行車的動作。此動作不能過快，最好隨呼吸有節律地進行。

如果膝關節和髖關節狀態好，要儘量將動作做大。每天晚上做50次即可。

揉揉肚子，給胃腸做個按摩

腹部為六腑所在之處，它的生理功能包括飲食之受納、消化、吸收、排泄，做好腹部按摩不僅能加強消化系統功能，還可以防治肥胖和高血壓。

藥王孫思邈是個長壽之人，他的長壽之道中不可缺少的一點就是腹常揉。

【具體操作】

搓手36下，手熱之後，雙手交叉，繞著肚臍沿順時針方向按摩，揉動的範圍應從小到大，共按摩9～36下。此動作能消除腹部鼓脹等症。

還可以刺激腹部的穴位。

【具體操作】

用拇指或食指、中指二指依次按摩中脘穴（位於胸骨下端與肚臍連接線中點處）、梁門穴（位於臍中上4寸，前正中線旁開2寸處）、天樞穴（位於臍旁2寸處）、大橫穴（位於腹中部，距臍中4寸處）、關元穴（位於臍下3寸處）等，進而調節胃腸功能、溫腎補腎，每個穴位按摩20～30秒。也可以用手掌按摩神闕穴（位於肚臍中央處）、關元穴各2分鐘，讓穴位和穴位深層能產生出較強的溫熱感。

有句古話「人到四十，肚皮外鼓」，很多女性朋友揉腹是為了減肥，而堅持揉腹產生的減肥效果也是不錯的。

從中醫的角度上說，揉腹能通和上下，分理陰陽，去舊生新，讓五臟更加充實，還可驅散外邪，消除百病。

從現代醫學的角度上說，揉腹能強健胃腸和腹部肌肉，促進血液、淋巴液循環，有利於腸蠕動和消化液分泌，讓食物充分進行消化、吸收、排泄。堅持揉腹還可通便，有效改善便秘。

揉腹應當以肚臍為中心，先沿著順時針的方向畫圈按摩，之後沿著逆時針的方向轉圈按摩。

此按摩療法，操作難度較大，所以持續的時間較短。可以改用單手按摩，先將一隻手放在肚臍周圍按摩，感到累時換另外一隻手反向按摩。每天早晨起床前操作，按摩時間可自行決定。

揉腹能保持人的精神愉悅，每天睡前按摩腹部，有助眠、防止失眠之功。動脈硬化、高血壓、腦血管疾病患者，經常按摩腹部可以平息肝火，讓人心平氣和，讓血脈更加暢通，進而輔助治療疾病。

胃和十二指腸潰瘍患者每天早、中、晚飯之後分別按揉腹部，每次按摩5分鐘左右，即可輔助治療潰瘍病。胃潰瘍疾病的發生和胃酸分泌過盛有著密切關係，經常揉腹能促進前列腺素分泌，避免胃酸分泌過多，預防潰瘍病的發生。

每天早晚堅持揉腹，能夠疏肝解鬱、調理脾胃，緩解肝區隱痛、腹部脹滿、食慾下降等。

心情鬱悶，「胃」和你感同身受

很多人都聽說過「怒傷肝」這句話，然而實際上，大怒傷的不僅是肝，還會傷及脾胃。經常會有這種情況，很多人在生氣時會連飯都吃不下去，沒有胃口。

心情好的時候，肝之疏泄條達，中醫認為，肝氣犯胃、肝脾不和，肝氣之疏泄又和膽汁的分泌排泄有關。肝主疏泄，能夠保持正常消化吸收功能，若肝失疏泄，最易影響脾胃的消化功能、膽汁的分泌和疏泄，進而出現消化功能失調，如果經常出現肝氣鬱結，除了會表現出胸肋脹痛、煩躁鬱悶等，還會出現胃氣不降而致的噯氣、腹脹、食慾下降、脾氣不升的腹脹、便溏等。瞭解到肝氣、消化吸收間的關係後，我們就會明白人在生氣的時候為什麼會沒食慾，吃不下飯，他們不僅僅是在賭氣，更是因為沒了吃飯慾望。

《黃帝內經》上有記載：「百病生於氣也。」胃腸功能的變化為人體情緒發生的「晴雨錶」。面對壓力的時候，人會採取不同的方法來緩解壓力，如抽菸、嚼口香糖，讓壓力得到釋放，如果一個人由於情緒低落，長時間處在鬱悶狀態，就會胃病纏身。

還有一類人，情緒狀態不佳時常常「茶不思、飯不想」，哪怕擺在面前的是自己平時愛吃的食物，也會食不知味，其實這就表示我們的大腦已經主動忽視了脾胃，胃腸工作的時候沒能及時獲得動力，而是「空轉」，時間一長，就會損傷胃腸；還有的人採取了暴飲暴食之法，此時他們只是覺得大量進食才可消除內心的鬱悶，將不良情緒一併消除。

其實，不吃或多吃均不利於身體健康，因為它們都會影響到脾胃的狀態。當人體氣血不正常時，消化功能就會受到影響。因此，既然不良情緒不易改變，則應當改善自身飲食情緒。

有人可能會問，何為飲食情緒？所謂飲食情緒，即進食過程中所保持的情緒狀態，即進食前後這段時間內的心理情緒，此情緒要平靜溫和、舒暢開朗，只有這樣才利於食物的消化吸收，進而強壯脾胃。因此，我們進食時應當保持平穩、愉悅的心情，將惱人、沮喪的事情放到一邊，保持平和的心境去吃飯，體會每一口飯中的美味和營養，這樣心情也能逐漸變好。

脾胃功能好了，即使吃的是粗茶淡飯也是一種享受；如果脾胃狀態不好，哪怕吃的是珍饈美味，也會食之無味。

可見，心情鬱悶的時候，「胃」會和自己感同身受，想要讓胃更健康一些，得讓自己的情緒先變得平穩。可以從以下幾點著手：

（1）應當保持樂觀、積極的人生態度。

人的一生之中並不可能諸事順利，誰都可能遇到不順心的事情，有的人越是悲傷就越喜歡鑽牛角尖，本來遇到的事情並不嚴重，可越想越繁瑣，直到不可收拾的地步。很大一部分女性朋友就是因為不能從這種不良情緒之中解脫出來而患上了抑鬱症。

很多時候，人的思想會將一些事情放大，同樣一件事情，有的人覺得沒什麼，有的人卻一直愁眉不展，就好像天要塌下來一般。樂觀積極的人會覺得這個世界上沒有什麼事情是解決不了的，也不容易受情緒困擾。

實際上，很多事情並沒有想像中的那麼壞，只要人還活著，任何事情都能被解決。不要給自己太大壓力，不管你有多優秀，都不可能十全十美，人都會有短處，不能太要求完美，要允許自己犯錯誤、有做不好的事情，因為這些都很正常。「人非聖賢，孰能無過」，應當學會放寬心。很多事情只要自己盡力去做就可以了，不要太在意結果如何，以免增加煩惱。

（2）選擇適當的方法轉移自己的注意力。

如和朋友聚會，或者和朋友去逛街、運動等，經常讓自己的心情處於愉悅的狀態，這樣才可以擁有開闊的胸襟和眼界，處在最佳的進食狀態之中。

附錄：中醫胃腸病辨證中藥方精選

一、如何選用治療胃痛的中成藥

1. 寒邪犯胃

【臨床症狀】突然胃痛、受寒後疼痛加重、遇暖則痛緩、惡寒、口不渴、舌苔薄白等。

【藥方應用】選用散寒止痛的非處方藥溫胃舒膠囊（含黨參、製附子、炙黃耆、肉桂、山藥、製肉蓯蓉、炒白朮、炒山楂、烏梅、砂仁、陳皮、補骨脂），口服，每次3粒，每日2次；其他劑型有溫胃舒顆粒（沖劑）。或選用香砂養胃丸（含木香、砂仁、白朮、陳皮、茯苓、製半夏、製香附、炒枳實、豆蔻、厚朴、藿香、甘草），每次9克，每日2次；其他劑型還有濃縮丸、沖劑、軟膠囊等。

2.飲食停滯

【臨床症狀】胃痛常由暴飲暴食引發，胃痛脹滿、噯腐吞酸，或吐出不消化食物，吐後疼痛暫可緩解，舌苔厚膩等。

【藥方應用】選用消食導滯的香砂平胃顆粒（含蒼朮、陳皮、甘草、厚朴、香附、砂仁），每服1袋（10

克），每日2次；或用水丸，每次1瓶（6克），每日服1～2次。

3. 肝氣犯胃

【臨床症狀】胃脘脹悶、攻撐作痛、痛及兩脅、噯氣頻繁、大便不暢、苔多薄白，每因精神情志因素而發作。

【藥方應用】選用疏肝理氣和胃的非處方藥加味左金丸（含薑炙黃連、吳茱萸、黃芩、柴胡、木香、香附、鬱金、白芍、青皮、枳殼、陳皮、延胡索、當歸、甘草），每次服6克（100粒），每日2次。或用氣滯胃痛顆粒（含柴胡、延胡索、枳殼、香附、白芍、炙甘草），每次服1袋（5克），每日3次。也可選用胃蘇沖劑（含蘇梗、香附、陳皮、香櫞、佛手、枳殼），每次服1袋（15克），每日3次。

4. 肝胃鬱熱

【臨床症狀】胃脘灼熱疼痛、痛較急迫、易怒煩躁、反酸嘈雜、口乾苦、舌紅苔黃等。

【藥方應用】選用疏肝泄熱和胃的六味安消散（含土木香、大黃、山柰、寒水石、呵子、鹼花），口服，每次1.5～3克（每袋18克），每日2～3次。其他尚有瘀血停滯及脾胃虛寒的胃痛，臨床相對較少，辨證也較複雜，不再贅述。

●二、急性胃炎辨證中藥方

1. 食滯胃脘

【臨床症狀】胃脘脹滿，疼痛拒按，或嘔吐酸腐及不消化食物，吐後痛減，食後加重，噯氣反酸，大便不爽，舌質淡紅，苔厚膩，脈滑實。

【藥方應用】保和丸加減——神麴、山楂、萊菔子、茯苓、連翹、半夏各10克，陳皮6克。

2. 暑濕犯胃

【臨床症狀】胃脘痞滿，脹悶不舒，按之腹軟而痛，納差食減，口乾而膩，頭身沉重，肢軟乏力，小便黃熱，大便滯而不爽，或兼見發熱惡寒，舌質紅，苔白黃而膩，脈濡細或濡數。

【藥方應用】藿香正氣散加減——藿香、紫蘇、白芷、陳皮各6克，半夏、大腹皮、茯苓、白朮、厚朴各10克，生薑3片，大棗3枚。

3. 寒邪犯胃

【臨床症狀】胃痛猝發，痛無休止，得溫則減，遇寒加重，多有受涼或飲食生冷病史，或伴見嘔吐清水，畏寒怕冷，手足不溫，喜食熱飲，口淡不渴，舌苔薄白或白膩，脈沉遲。

治則：溫中散寒，和胃止痛。

【藥方應用】良附丸合桂枝湯加減——高良薑、香附、炒白芍、炙甘草、薑半夏、蓽撥各10克，桂枝6克，生薑3片。

4.胃熱熾盛

【臨床症狀】胃脘疼痛，脹滿，痛處灼熱感，口乾而苦，噁心嘔吐，吐出物為胃內容物，有酸臭味或苦味，飲食喜冷惡熱，大便乾結，尿黃，舌質紅，苔黃厚或黃膩，脈弦滑。

【藥方應用】大黃黃連瀉心湯——大黃6克，黃連3克，黃芩10克。

5. 肝鬱氣滯

【臨床症狀】胃脘脹滿，攻撐作痛，痛及兩脅，情志不暢時更甚，或嘔吐吞酸，噯氣頻作，飲食減少，舌質淡紅，苔薄白，脈弦。

【藥方應用】四逆散合小半夏湯加減——醋柴胡6克，炒白芍15克，炒枳殼、薑半夏、延胡索、炒川楝子各10克，生甘草3克，鮮生薑3片。

三、慢性胃炎辨證中藥方

1. 肝胃不和

【臨床症狀】胃脘脹痛，或連兩脅，噯氣頻作，嘈雜反酸，舌質紅，苔薄白，脈弦。

【藥方應用】柴胡疏肝散加減——柴胡、香附、蘇梗各12克，枳殼、白芍、鬱金、佛手、海螵蛸、延胡索各15克，甘草6克。每日1劑，水煎服。胃脹氣甚，加木香12克（後下），砂仁8克（後下），以加強理氣和胃；嘈雜、反酸甚，加黃連10克，吳茱萸3克，以辛開苦降；食滯納呆、大便不暢，加厚朴15克，檳榔12克，以行氣消滯；口乾舌紅為氣鬱化熱，加黃芩15克，山梔子10克，以清泄鬱熱。

2. 脾胃濕熱

【臨床症狀】胃脘疼痛或痞滿，或嘈雜不適，口乾苦，納少便溏，舌紅，苔黃膩，脈滑數。

治則：清熱化濕，和中醒脾。

【藥方應用】三仁湯合連朴飲加減——黃連10克，黃芩、茯苓、厚朴各15克，蔻仁、甘草各6克，蒲公英30克，生薏苡仁26克，法半夏12克。每日1劑，水煎服。胃痛甚者加延胡索、鬱金各15克，以止痛；大便不通者加大黃10克，枳實15克，以通便；噁心嘔吐者加竹茹15克，生薑數片，以止嘔；納呆者加雞內金12克，穀芽、麥芽各30克，以開胃。

3. 脾胃虛弱

【臨床症狀】胃脘脹滿，餐後明顯，或隱隱作痛，喜按喜溫，納呆，便溏，疲倦乏力，舌質淡或有齒痕、舌苔薄白，脈弱無力。

【藥方應用】香砂六君子湯合補中益氣湯加減——黃耆30克，黨參20克，白朮、延胡索各15克，砂仁4克（後下），柴胡10克，木香10克（後下），升麻、陳皮各6克，炙甘草3克。每日1劑，水煎服。若得冷食胃痛加重，口流清涎，四肢不溫，此乃脾胃虛寒，宜加乾薑10克，肉桂2克，以振中陽；若大便爛，日多次，舌苔膩，此為兼濕，加蒼朮10克，茯苓15克，以祛除濕邪；若脘痞，口苦，舌苔轉黃，此屬濕邪化熱、寒熱夾雜，宜佐黃連6克，黃芩10克，以苦寒泄熱。

4. 胃陰不足

【臨床症狀】胃脘灼熱疼痛，餐後飽脹，口乾舌燥，大便乾結，舌紅少津或有裂紋，舌苔少或無，脈細或數。

【藥方應用】沙參麥冬湯合益胃湯加減——沙參10克，麥冬、白芍、延胡索各15克，生地黃30克，太子參20克，甘草6克。每日1劑，水煎10克，肉桂2克，以振中陽；若大便爛，日多次，舌苔膩，此為兼濕，加蒼朮10克，茯苓15克，以祛除濕邪；若脘痞，口苦，舌苔轉黃，此屬濕邪化熱、寒熱夾雜，宜佐黃連6克，黃芩10克，以苦寒泄熱。

5. 胃絡瘀阻

【臨床症狀】胃痛日久不癒，痛處固定，以刺痛為主，痛作拒按，或大便色黑，舌質暗紅，或紫暗瘀斑，脈弦澀。

【藥方應用】失笑散加味——五靈脂10克，蒲黃8克，三七末（沖）3克，延胡索、鬱金、枳殼各15克，乳香6克。每日1劑，水煎服。氣虛者，加黃耆30克，黨參20克，以補氣行血；陰虛者，加生地黃30克，牡丹皮10克，以養陰活血；黑糞者，加血餘炭10克，阿膠（烊）15克，以止血。

●四、胃黏膜脫垂辨證中藥方

1. 脾虛氣滯

【臨床症狀】胃脘隱痛，飲食稍多或勞累後加重，脘腹飽脹，噯氣噁心，神疲納少，舌淡苔白，脈細弱。

【藥方應用】黨參12克，白朮、茯苓、陳皮、半夏、木瓜、旋覆花（包）、萊菔子、葛根各10克，砂仁3克。

2. 脾胃虛寒

【臨床症狀】胃脘隱痛，喜溫喜按，食後脘脹，泛吐清水，畏寒肢冷，舌淡胖、苔白，脈沉弱。

【藥方應用】黃耆5克、乾薑、延胡索、甘草各6克，黨參、白朮、桂枝、木香、茯苓各10克，白芍12克，砂仁3克，灶心土15克。

3. 胃陰不足

【臨床症狀】胃脘隱痛，灼熱嘈雜，饑不欲食，食後脘脹，口乾心煩，大便乾燥，舌紅苔少脈細數。

【藥方應用】北沙參15克，石斛、白扁豆各12克，生甘草6克，川楝子、佛手、蒲公英、荷葉、蘇梗、旋覆花、玉竹、白芍各10克。

4. 肝氣犯胃

【臨床症狀】脅肋飽脹，腹撐脹痛，噯氣頻繁，噁心嘔吐，吞酸口苦，苔薄黃，脈弦。

【藥方應用】柴胡、香附、枳殼、旋覆花、厚朴、蘇梗、法半夏、陳皮、白芍、鬱金各10克，甘草、降香、淡竹茹各6克。

●五、消化性潰瘍辨證中藥方

1. 肝胃不和

【臨床症狀】胃脘脹滿，攻撐作痛，牽及兩脅，遇情志不遂而加重，吐酸、善太息。苔薄白，脈弦。

【藥方應用】柴胡疏肝散加減——柴胡、枳殼、廣木香（後下）各12克，延胡索、蘇梗、鬱金、川楝子、白芍、佛手各15克。每日1劑，水煎服。伴反酸者，加海螵蛸15克，浙貝母10克，以制酸；痛甚者，可加三七末（沖服）3克，以祛瘀止痛；噯氣頻繁者，加沉香（後下）6克，白蔻仁（後下）5克，代赭石30克，以順氣降逆；大便不通者，可加檳榔15克，大黃（後下）10克，以通便。若兼見舌紅、苔黃、脈弦數等肝胃鬱熱症狀者，以清化鬱熱法，改用方藥如下：柴胡、海螵蛸、浙貝母、竹茹各12克，鬱金、延胡索、川楝子各15克，大黃6克，蒲公英30克，黃連、枳殼各10克。

2. 脾胃濕熱

【臨床症狀】胃痛，口乾口苦，渴不引飲。舌質紅，苔黃厚膩，脈弦滑或弦數。

【藥方應用】三黃瀉心湯加減——黃芩15克，黃連、大黃各10克，蒲公英30克，延胡索、佛手、枳實、厚朴、海螵蛸各15克，浙貝母12克。每日1劑，水煎服。伴噁心、嘔吐者，加竹茹15克，法半夏12克，以清熱和胃降逆；大便秘結者，可加虎杖15克，大黃改後下，以清熱攻下；納呆少食者，加布渣葉12克，神麴15克，穀芽、麥芽各30克，以開胃消滯。

3. 脾胃虛弱

【臨床症狀】胃隱痛，綿綿不斷，每當受涼、勞累後疼痛發作，空腹痛甚，得食痛減，口泛清水，納差，神疲乏力，大便溏薄。

【藥方應用】舌淡，苔白，脈細弱。香砂六君子湯加減：黨參20克，黃耆30克，法半夏、木香各10克，白朮

12克，茯苓、延胡索各15克，砂仁（後下）、陳皮各6克。每日1劑，水煎服。胃脘冷痛，喜溫喜按，四肢不溫者，為脾胃虛寒，加乾薑10克，製附子6克，桂枝6克或加服黃耆建中湯，以溫中祛寒；泛吐酸水明顯者，加吳茱萸3克，海螵蛸15克，浙貝母12克，以制酸；大便潛血陽性者，加泡薑炭6克，白及15克，以溫中止血。

4. 胃陰虧虛

【臨床症狀】胃脘隱痛或灼痛，午後尤甚，或嘈雜心煩，口燥咽乾，納呆食少，大便乾結或乾澀不爽。舌質紅，舌苔少或剝脫，或乾而少津，脈細數。

【藥方應用】一貫煎合益胃湯加減——生地黃30克，天花粉20克，沙參、麥冬、石斛、白芍、鬱金、延胡索各15克，佛手10克。每日1劑，水煎服。反酸者，可加海螵蛸15克，浙貝母12克或配用左金丸；氣陰兩虛者，加黃耆15克，黨參18克，懷山藥15克，以益氣健脾；大便乾結者，可加用火麻仁30克，以潤腸通便。

5. 瘀血阻絡

【臨床症狀】胃脘疼痛有定處，如針刺或刀割，痛而拒按，食後痛甚，或見吐血、黑糞。舌質紫暗，或見瘀斑，脈澀或沉弦。

【藥方應用】失笑散合丹參飲加減——蒲黃、五靈脂各10克，丹參20克，延胡索、鬱金、川楝子各15克，三七粉（沖服）3克，枳殼12克。每日1劑，水煎服。氣虛者，加黃耆20克，黨參15克，以補中益氣；反酸者，可加海螵蛸15克，浙貝母12克，以制酸；瘀熱者加赤芍15

克，大黃10克，以清熱祛瘀。

●六、胃下垂辨證中藥方

1. 脾虛氣陷

【臨床症狀】面色萎黃，精神倦怠，形體消瘦，言語低微，氣短乏力，納呆食少，脘腹重墜，脹滿，噯氣不舒，食後加重，舌淡苔白，脈緩弱。

【藥方應用】補中益氣湯加味——黨參18克，黃耆24克，升麻、陳皮、枳實、炙甘草各6克，柴胡4克，當歸12克，半夏8克，茯苓、雞內金、山楂、麥芽、神麴、白朮各10克。水煎，分早、中、晚3次服，每日1劑。

2. 肝胃不和

【臨床症狀】脘腹、胸脅脹滿疼痛，嘔逆，噯氣，嘈雜反酸，鬱悶煩躁，善太息，苔薄白或薄黃，脈弦細。

【藥方應用】四逆散加味——柴胡9克，枳實、白芍各18克，炙甘草3克，香附、延胡索各10克，山藥15克。水煎，分早、中、晚3次服，每日1劑。兼食滯者加炒山楂、炒麥芽、炒神麴各10克；血虛者加當歸、熟地黃各10克；胃陰不足者加沙參、麥冬各10克，烏梅6克。

3. 胃腸停飲

【臨床症狀】脘腹墜脹不適，食後尤甚，心下悸動，水在腸間咕嚕有聲，噁心，嘔吐清水痰涎，或便溏，或頭昏目眩，舌苔白滑，脈弦滑或弦細。

【藥方應用】小半夏湯合苓桂朮甘湯——茯苓12克，

桂枝、半夏各9克，白朮10克，炙甘草6克，生薑3克。水煎，分早、中、晚3次服，每日1劑。脾虛甚者加山藥10克，黨參15克；血虛者加當歸、熟地黃各10克；虛寒甚者加吳茱萸、熟附子各6克。

4. 胃陰不足

【臨床症狀】形瘦，面色略紅，唇紅而乾，口乾思飲，噯氣、脘腹脹滿，身熱不適，或有噁心嘔吐，大便乾燥，舌紅少津，脈細數。

【藥方應用】益胃湯合一貫煎加味——生地黃、玉竹、沙參、麥冬、當歸、烏梅、石斛各10克，枸杞子15克，川楝子8克。水煎，分早、中、晚3次服，每日1劑。若嘔吐較重，宜養胃降逆，方用麥門冬湯合竹茹湯。氣虛者加黨參、黃耆各15克；兼血瘀者加桃仁10克，紅花6克；腎虛者加杜仲、熟地黃、菟絲子各10克；腸燥便秘者加肉蓯蓉、鬱李仁、火麻仁各10克。

七、吸收不良綜合徵辨證中藥方

1. 脾虛濕盛

【臨床症狀】腹瀉腹脹，脘腹隱痛，或腹痛綿綿，肢體乏力，納呆食少，舌質淡，苔白膩，脈沉細。

【藥方應用】參苓白朮散加減——藥用蓮子肉（去皮）、薏苡仁各9克，砂仁3克（後下），桔梗6克，白扁豆12克，白茯苓、人參、全車前、炒白朮、炒山藥各15克。若脘腹寒涼，得暖則舒者，加草豆蔻3克，泡薑5克；瀉下不爽，煩熱口渴，舌苔黃膩者，去砂仁，加黃連

3克，黃芩、地錦草各10克；濕邪偏重，症見胸脘痞悶、倦怠身重者加厚朴5克；噯氣腹脹者加香附3克，厚朴10克；脾虛加黨參10克；納差加炒麥芽12克，炒神麴、焦山楂各10克；腹痛加炒白芍10克。

2. 肝鬱氣滯

【臨床症狀】腹痛腹瀉，痛及兩脅，胃脘痞滿，噁心噯氣，納差，舌紅、苔薄白，脈弦細。

【藥方應用】柴胡疏肝散加減——藥用陳皮9克，醋柴胡、川芎、香附、枳殼各5克，白芍藥、車前子各15克，炙甘草3克，鬱金、薑半夏各6克。若脘腹痞滿重者加枳實、厚朴各5克；痛甚加佛手5克；反酸胃灼熱加瓦楞子10克；噁心、噯氣加薑半夏、薑竹茹各10克；納差加雞內金10克，炒麥芽12克。

3. 飲食停滯

【臨床症狀】脘腹脹滿，納呆嘔吐，矢氣惡臭，舌質淡紅、苔膩厚濁，脈弦滑。

【藥方應用】保和丸加減——藥用山楂15克，半夏、茯苓各9克，陳皮、連翹、炒萊菔子、神麴各6克，炒麥芽、炒穀芽、雞內金各10克。若傷肉食者重用山楂10克；傷麵食重用炒萊菔子10克；酒積加葛花或葛根10克；大便不爽加檳榔10克，枳實6克，大黃10克（後下）；腹痛甚加白芍10克；腹瀉加炒山藥10克；寒盛加乾薑10克；濕盛加車前子、澤瀉各10克。

4. 脾胃虛弱

【臨床症狀】腹瀉日久，納少消瘦，面色萎黃，頭暈心悸，舌淡、苔薄白，脈沉細弱。

【藥方應用】香砂六君子湯加減——藥用黨參10克，炒白朮、茯苓、陳皮、半夏各6克，甘草、木香、升麻各3克，砂仁2克（後下），炒麥芽15克。若脾氣虛衰，神疲乏力者，重用黨參；納呆食少加炒神麴、雞內金各10克；大便溏或久瀉加炒山藥10克，煨肉豆蔻3克，炙甘草3克；心悸眠差加炒棗仁、茯苓易茯神各10克；噁心用薑半夏10克；中氣不足，氣虛下陷而致胃下垂、脫肛，加黃耆10克，柴胡3克，升麻5克。

5. 脾腎陽虛

【臨床症狀】腹瀉日久，畏寒腰酸，消瘦乏力，精神萎靡，頭暈耳鳴，舌淡胖、苔薄白，脈沉細。

【藥方應用】胃關煎加減——藥用熟地黃、黨參各12克，炒白朮9克，吳茱萸2克，泡附子、乾薑各3克，甘草、炒白扁豆、炒山藥各6克，枸杞子10克。若久瀉不止，中氣下陷者，加益氣升提、澀腸止瀉之品，如黃耆10克、訶子肉10克、赤石脂10克之類；若脾腎虛損，久不恢復，可佐用鹿茸10克、蛤蚧10克、紫河車10克等血肉有情之品；若乏力氣短兼有脫肛者，加黃耆10克、升麻5克；腰酸肢冷加肉桂5克；若少腹痛甚者減吳茱萸，加炒小茴香、木香各3克。

●八、潰瘍性結腸炎辨證

1. 濕熱內蘊

【臨床症狀】腹痛泄瀉，便中夾有膿血，身熱，肛門灼熱，裏急後重，脘痞納呆，小便短赤，舌紅苔黃，脈滑數。

【藥方應用】白頭翁湯加減——白頭翁、焦山楂各15克，黃芩、秦皮各10克，木香、甘草各6克，敗醬草30克、黃連3克。脘痞納呆，濕重於熱者加石菖蒲3克，赤茯苓10克，以化濕滲濕；身熱加金銀花、蒲公英、連翹各10克，以清熱解毒；脘腹痛甚加延胡索、枳實各5克，以理氣止痛；血便加地榆、側柏炭各10克，以涼血止血。

2. 氣滯血瘀

【臨床症狀】腸鳴腹脹，腹痛拒按，痛有定處，瀉下不爽，噯氣少食，面色晦暗，腹部或有痞塊，肌膚甲錯，舌質紫黯，或有瘀斑瘀點，脈澀或弦。

【藥方應用】膈下逐瘀湯加減——當歸、黃耆各15克，赤芍、桃仁、五靈脂、蒲黃、烏藥、香附、枳殼各10克，小茴香、沒藥、紅花各6克。腹滿痞脹甚者加枳實、厚朴各5克，以行氣寬中；痞塊堅硬加泡山甲5克，皂角刺10克，以通瘀軟堅；腹痛加三七、白芍各10克，以理氣止痛；晨瀉明顯加肉桂1～2克，以溫腎。

3. 脾腎兩虛

【臨床症狀】久瀉不癒，下痢膿血及黏液，形寒肢冷，腹痛隱隱，喜暖喜按，常於晨間作瀉，瀉後痛減，食減納呆，腰膝酸軟，舌淡苔白，脈沉細。

【藥方應用】四神丸合附子理中丸加減——製附子、泡薑各3克，黨參、蒼白朮、補骨脂、炙甘草各10克，吳茱萸2克，肉豆蔻、五味子各6克。年老體弱，久瀉不止，加黃耆、升麻、葛根各10克，以益氣升清；大便滑瀉加罌粟殼3克，赤石脂、禹餘糧各10克，以澀腸固瀉；大便夾有黏液，裏急後重，可加苦參、丹參各10克，以清熱通絡。

4. 陰血虧虛

【臨床症狀】久瀉不止，便下膿血，腹中隱痛，午後低熱，頭暈目眩，失眠盜汗，心煩易怒，消瘦乏力，舌紅少苔，脈細數。

【藥方應用】生脈散合六君子湯加減——黨參15克，白朮、茯苓、麥冬、烏梅各10克，陳皮、半夏、五味子各6克，知母12克，黃耆18克，山藥、芡實各30克。五心煩熱加青蒿、銀柴胡各10克；虛煩少寐加炒棗仁、丹參各10克，黃連3克；眩暈加天麻、珍珠母各10克；大便滑瀉加赤石脂、禹餘糧各10克；便下赤白黏凍加白花蛇舌草15克、馬齒莧10克。

●九、細菌性痢疾辨證中藥方

1. 濕熱內蘊

【臨床症狀】腹痛陣陣，痛而拒按，便後腹痛暫緩，痢下赤白膿血，黏稠如膠凍，腥臭，肛門灼熱，小便短赤，舌苔黃膩，脈滑數。

【藥方應用】芍藥湯加減——白芍15克，黃連、大黃、甘草各6克，黃芩12克，當歸、木香、檳榔各10克，金銀花20克。本病常因病情反覆造成正氣虧虛，無力抗邪而邪氣蘊結於內而發。熱勢較重者，赤多白少，或純赤痢者，加白頭翁、秦皮、牡丹皮各10克，馬齒莧12克；濕重下痢，白多赤少，腹脹滿者，加蒼朮、厚朴、陳皮各5克；夾食滯者，加山楂10克，神麴、麥芽各12克。如果痢疾濕熱食滯證，腹痛脘痞拒按，裏急後重，痢下不爽，下痢赤白相雜，舌淡紅、苔膩或黃，脈滑者，可選用木香檳榔丸加減。

2. 寒濕蘊結

【臨床症狀】腹痛拘急，痢下赤白黏凍，白多赤少，或純為白凍，裏急後重，脘脹腹滿，頭身困重，舌苔白膩，脈濡緩。

【藥方應用】胃苓湯加減——蒼朮、白朮、川朴、桂枝、陳皮、當歸、木香、檳榔各10克，泡薑、白芍各6克，茯苓12克。寒邪較著者，加附子3克，肉桂2克；食滯者，加炒麥芽12克，建麴10克；嘔吐者，加製半夏10克，生薑5克；因貪涼飲冷而引發者，加草豆蔻（後下）、砂仁（後下）各3克。

3. 熱毒內擾

【臨床症狀】反覆腹痛，腹瀉，下痢赤白，由於飲食、疲勞等因素出現高熱嘔吐，繼而大便頻頻，以致失禁，痢下鮮紫膿血，腹痛劇烈，裏急後重感顯著，更甚者津液耗傷，四肢厥冷，神志昏蒙，或神昏不清，嘔吐頻繁，驚厥頻頻，瞳仁大小不等，舌質紅絳，舌苔黃燥，脈滑數或微細欲絕。

【藥方應用】白頭翁湯加減——白頭翁、金銀花各

15克，秦皮、生地黃各12克，黃連3～5克，黃蘗5～10克，牡丹皮、赤芍、苦參、當歸各10克。高熱神昏者，可加服水牛角片30～60克，或犀角粉2克，或合用犀角地黃湯，另服紫雪丹或至寶丹以清營涼血，解毒開竅；驚厥抽搐者為熱盛風動，加鈎藤10克，石決明15克，以鎮肝息風止痙，另加服止痙散1克沖服；正虛邪陷，內閉外脫，症見面色蒼白、四肢厥冷、汗多喘促、脈微欲絕，可用人參10克、附子3克煎湯服用，以回陽救逆，並配合針刺人中、內關等穴；腹痛劇烈、大便不爽者，可加生大黃以蕩滌解毒，或用大承氣湯通下穢濁積滯；熱毒消灼、陰液將竭者，急用西洋參配三鮮湯（鮮生地黃、沙參、石斛）以養陰液。

4. 陰液虧虛

【臨床症狀】痢下赤白，日久不癒，膿血黏稠，或下鮮血，臍下急痛，虛勞努掙，惡食，發熱煩渴，至夜轉劇，舌紅絳少津、苔膩，脈細數。

【藥方應用】駐車丸加減——黃連、泡薑各3克，阿膠12克，當歸、白芍、瓜蔞各15克。痢下血多者，可加牡丹皮、赤芍各10克，旱蓮草15克，以涼血止血；陰虛較甚者，可加石斛、沙參、生地黃各10克，麥冬5克，以養陰生津；濕熱未清而見口苦、肛門灼熱者，可加黃蘗5克，秦皮10克，以清熱燥濕。

5. 陽虛寒凝

【臨床症狀】腹部隱痛，纏綿不已，喜按喜溫，痢下赤白清稀，無腥臭，或為白凍，甚則滑脫不禁，肛門墜脹，便後更甚，形寒畏冷，四肢不溫，食少神疲，腰膝酸軟，舌淡、苔薄白，脈沉細而弱。

【藥方應用】真人養臟湯或桃花湯加減——黨參、白朮、赤石脂各15克，肉桂1.5克，罌粟殼、肉豆蔻各6克，當歸、炒白芍各12克，呵子5克，乾薑3克。久痢、脾虛、氣陷脫肛者，可用補中益氣湯，以益氣補中、升清舉陷；虛寒較著者，可加附子、乾薑各3克，以溫陽散寒；積滯未盡者，可加枳殼、山楂、神麴各10克，以消導積滯；中氣下陷而致虛勞者，可用三奇散以益氣升舉，或用五倍子煎湯薰肛門；下痢不禁，宜參附龍牡湯合桃花湯固脫回陽。

6. 正虛邪戀

【臨床症狀】下痢時發時止，發時大便次數增多，夾有赤白黏凍，遷延不癒，常因飲食不當、受涼、勞累而發，腹脹食少，倦怠嗜臥，舌質淡、苔膩，脈濡軟或虛數。

【藥方應用】連理湯加減——黨參、白朮、當歸各10克，乾薑5克，白芍12克，黃連、木香各3克，地榆15克。偏濕熱者，可加白頭翁、黃蘗等清熱利濕，但若大便色如醬者，可用鴉膽子仁治療，成人每日3次，每次15粒，飯後服用，連服7～10日（膠囊分裝）；休止期用香砂六君子湯加減——黨參、白朮、茯苓各10克，陳皮、半夏、木香各6克，砂仁（後下）4.5克；偏於脾虛而便溏者，加山藥、薏苡仁各12克，扁豆10克，以健脾利濕；偏於腎陽虛者，加肉豆蔻、吳茱萸各3克，補骨脂5

克，以溫腎止痢；兼有肝鬱乘脾者，加白芍、防風各10克，以緩肝止痛；中氣下陷者，改用補中益氣湯以補氣升舉；血虛者，可選用當歸補血湯益氣補血。

●十、腸易激綜合徵辨證中藥方

1. 肝鬱氣滯

【臨床症狀】本證常見於病程早期及女性患者。大便秘結，欲解不能，腹脹腹痛，疼痛多為絞痛或脹痛，攻竄不定，每遇情志不舒即發作或加重，舌苔薄白，脈弦。

【藥方應用】六磨湯加減——沉香（後下）、生大黃（後下）各6克，木香、檳榔、烏藥、鬱金、茯苓各12克，枳實10克，厚朴9克。腹痛明顯者，可加延胡索12克，青皮9克，白芍15克，以行氣止痛；肝鬱化熱，見口苦咽乾者，可加黃芩12克，菊花15克，以清肝之熱。

2. 肝鬱脾虛

【臨床症狀】本證常見於青年女性患者。腹痛腹瀉常發生於抑鬱、惱怒、情緒緊張之時，瀉後痛減，疼痛多在少腹部，胸脅痞悶，脅痛腸鳴，噯氣，矢氣頻作，傷感易怒，喜嘆息，納食欠佳，舌苔薄白，脈弦。痛瀉要方加減。

【藥方應用】白朮、白芍、黨參各15克，佛手5克，防風、柴胡各12克，陳皮、煨木香各9克，鬱金、煨葛根各10克，甘草6克。煩躁易怒者，加龍膽草5克，梔子、牡丹皮各12克，以清泄肝火；夜寐不安者，加炒棗仁、夜交藤各15克，磁石20克（先煎），以安神定志。

3. 脾胃虛弱

【臨床症狀】本證常見於稟賦不足或勞倦思慮之人。飲食稍有不慎（如進食生冷、粗糙、油膩等物），即可發生排便次數增多，便質溏薄或完穀不化，並常夾雜白色黏液，脘悶不舒，或有腹部隱痛，痛而喜按，面色萎黃，神疲倦怠，舌淡苔白，脈細弱。

【藥方應用】參苓白朮散加減——黨參、扁豆各20克，黃耆、白朮、茯苓、蓮子肉各15克，砂仁3克（後下），陳皮、甘草各6克，桔梗5克，薏苡仁30克，藿香12克。腹痛明顯者，可加烏藥、延胡索各12克，白芍30克，以理氣止痛；泄瀉而腹部畏寒者，可加泡薑、熟附片各3克，煨木香9克，以溫補脾陽。

4. 寒濕困脾

【臨床症狀】本證常見於久居寒冷潮濕之地及過食生冷油膩之人。體胖，口中黏膩，納呆，泛惡欲嘔，頭身困重，脘腹脹悶，腹痛便溏，舌淡胖、苔白膩，脈濡緩。

【藥方應用】厚朴溫中湯加減——厚朴、陳皮、茯苓各9克，木香、草豆蔻各6克，甘草、乾薑各3克。脾虛者，加炒白朮9克；濕盛者，加澤瀉、蒼朮各12克。

5. 津虧熱結

【臨床症狀】本證常見於病程日久的老年患者、產後失血的婦女及感染性疾病發熱後的患者。腹部痞滿脹痛，大便秘結，或者糞便如羊屎狀，日排數次卻排出不暢，可在左下腹觸及條索狀包塊，面紅，潮熱，汗多，心煩，口乾欲飲，舌紅苔黃或黃燥，脈滑數。

【藥方應用】麻子仁丸加減——大黃6克（後下），虎杖20克，火麻仁30克（打），杏仁、白芍各15克，枳實10克，厚朴9克，白蜜30克。燥熱內結日久，耗傷陰液，表現為口乾唇燥，舌紅少苔者，可加用增液湯（玄參、麥冬各15克，生地黃30克），以養陰增液；便秘腹瀉交替者，可加黨參、蓮子肉各20克，白朮30克，鬱金12克，佛手5克，以益氣健脾，疏肝理氣。

6. 寒熱錯雜

【臨床症狀】本證常見於病程遷延日久或治不得法，錯用寒熱之品者。腹痛腹瀉，或腹瀉與便秘交錯，大便夾雜黏液，煩悶納呆，口乾，舌紅苔膩，脈弦滑。

【藥方應用】烏梅丸加減——烏梅、黃蘗各9克，花椒4克，製附子、泡薑、黃連各3克，黨參、白朮、白芍各15克，茯苓12克，當歸、甘草各6克。少腹冷痛者，去黃連，加小茴香9克，以散寒止痛，理氣和中；大便粘膩不爽，裏急後重者，加檳榔、厚朴各9克，以化濕導滯。

7. 脾腎陽虛

【臨床症狀】本證常見於稟賦不足及久病體虛之人。腹痛便溏，食少腹脹，久瀉，兼畏寒肢冷，腰膝酸軟，舌淡邊有齒痕、苔薄，脈沉細弱。

【藥方應用】四神丸加減——補骨脂12克，肉豆蔻、五味子各6克，吳茱萸3克，大棗3枚，生薑3片。腹脹者，加沉香粉3克（沖服）；腹痛者，加高良薑9克；久瀉者，加呵子9克；腰酸者，加熟地黃、牛膝各10克。

8. 食滯胃腸

【臨床症狀】本證常見於飲食無規律或暴飲暴食之人。腹痛腸鳴時作，瀉下臭如敗卵，瀉後痛減，夾雜不消化之物，脘腹痞滿，噯吐酸腐，不思飲食，舌苔垢濁或厚膩，脈滑。

【藥方應用】保和丸加減——山楂、神麴、茯苓各12克，陳皮、連翹、半夏各9克，萊菔子15克。積滯較重者，加大黃、枳實；化熱明顯者，加黃芩、黃連、澤瀉。

●十一、慢性腹瀉辨證中藥方

1. 肝鬱痰結

【臨床症狀】左下腹痛，部分患者可在左下腹觸及條索狀包塊，嚴重者右下腹亦可出現，大便稀爛，夾雜多量黏液，每於左下腹痛後排便，每天次數不等，舌淡紅、苔白滑或膩濁，脈弦滑。

【藥方應用】四逆散合二陳湯加味——柴胡3～5克，白芍、神麴各12克，枳殼、陳皮各6克，茯苓15克，法半夏、白朮各10克，甘草3克。瀉下量多，見陰虛偏盛之象者，加烏梅10克；痰濕重者，加厚朴5克，檳榔10克；納穀不馨者，加炒穀芽、麥芽各15克；便血者，加仙鶴草15克。

2. 氣滯濕阻

【臨床症狀】每遇情緒緊張或精神刺激而誘發，排便稀爛，少黏液，一般腹痛輕微，每日排便可十多次，每於餐後（特別是早餐後）腹痛即瀉，瀉後痛減，腹瀉常隨精神情緒的改變而呈周期性發作，兼見胸脘腹滿、腸鳴、頭暈、納呆、四肢倦怠、大便稀爛，舌苔膩，脈濡滑或緩。

【藥方應用】痛瀉要方合藿朴夏苓湯加減——白朮、防風、藿香、半夏、杏仁各10克，白芍12克，陳皮6克，赤苓、澤瀉、豬苓各15克，薏苡仁30克，白蔻仁、厚朴各5克。胃中吞酸嘈雜者，加黃連3克，吳茱萸2克；平素脾虛，疲乏，脘悶納差，加黨參、茯苓各10克，山藥12克；胸脅脹滿甚者，加柴胡5克，車前子12克；不思飲食，加穀芽、麥芽各15克；泄瀉日久，見腹脹痛，便下不爽，口乾心煩，疲乏少力，容易感冒，舌體胖、苔白或黃者，為寒熱錯雜，可改用烏梅丸。

3. 水飲留腸

【臨床症狀】素盛今瘦，腸鳴咕嚕有聲，便瀉清水樣，或呈泡沫狀，泛吐清水，腹脹尿少，舌淡、苔白潤滑，脈濡滑。

【藥方應用】苓桂朮甘湯合己椒藶黃丸加減——桂枝5克，白朮15克，茯苓30克，炙甘草3克，防己、椒目、大黃各10克，葶藶子12克。脘腹脹痛，噯氣者，去炙甘草，加烏藥10克，木香3克（後下）；濕蘊化熱，舌苔黃膩者，加連翹12克，厚朴5克，馬齒莧20克；形寒肢冷，脈沉遲，腹部冷痛者，加泡薑10克，草豆蔻6克。

4. 瘀阻腸絡

【臨床症狀】泄瀉遷延日久，大便夾雜赤白黏凍，瀉後仍有不盡之感，腹部刺痛，多於兩側少腹部，面色晦滯，舌質暗紅或邊有瘀斑，脈弦澀。

【藥方應用】少腹逐瘀湯合駐車丸加減——蒲黃10克，五靈脂、當歸各12克，川芎、延胡索各5克，沒藥、黃連各3克，肉桂、小茴香各1.5克，乾薑5克，阿膠12克（烊）。後重甚者，加木香3克，檳榔6克；便血或赤凍多者，加地榆10克，也可用鴉膽子清熱止血，每次服15粒，去殼吞服，每日2次。

5. 寒熱互結

【臨床症狀】瀉下遷延日久，大便黏滯或夾雜黏液，或膿血，腹痛，肛門重墜，舌淡紅、苔黃厚膩，脈濡數。

【藥方應用】烏梅丸加減——附子、桂枝、黃連、炙甘草各3克，黨參、烏梅各10克，蒼朮5克，乾薑、黃蘗各5克，當歸12克。腹痛重者，加白芍15～30克，甘草5克；大便見膿血者，加白槿花9克，檳榔10克，仙鶴草20克；泄瀉日久，見體虛氣弱，而腹脹不顯著者，加炙升麻4　5克，黨參12克，炙黃耆15克。

6. 脾虛泄瀉

【臨床症狀】大便溏泄，清冷，甚則完穀不化，食後腹脹，喜按，面色萎黃，食慾減退，肌瘦無力，舌淡苔白，脈細弱。

【藥方應用】參苓白朮散加減——人參12克，炙甘草、砂仁（後下）各3克，陳皮、桔梗各6克，扁豆、懷山藥、蓮子、薏苡仁、黃耆、白朮、茯苓各15克。若氣短少力，大便滑脫不禁，甚則肛門下墜或脫者，加升麻、柴胡各5克，羌活6克，石榴皮15克；胃脘痞悶，舌苔白膩者，加薏苡仁15克，白蔻仁3克。如果出現脾陽不足，中焦虛寒之出血證，大便下血，血色黯淡，四肢不溫，面色萎黃，舌淡苔白，脈沉細無力者，可選用黃土湯加減。

7. 腎虛泄瀉

【臨床症狀】每於黎明前臍腹作痛後，腸鳴即瀉，瀉後即安，腰膝酸軟，形寒肢冷，舌淡、苔白，脈沉細。

【藥方應用】四神丸合附桂理中丸加減——補骨脂、赤石脂各10克，吳茱萸、肉豆蔻、五味子、炙甘草各3克，附子、乾薑各5克，肉桂1克，黨參、白朮（炒）各15克，石榴皮30克。久瀉不止，加禹餘糧10克，訶子肉5克；伴有心煩口乾，減附子、泡薑、吳茱萸等溫熱藥量，加黃連3克，黃蘗5克；腎陽不足者，加仙茅12克。

歡迎至本公司購買書籍

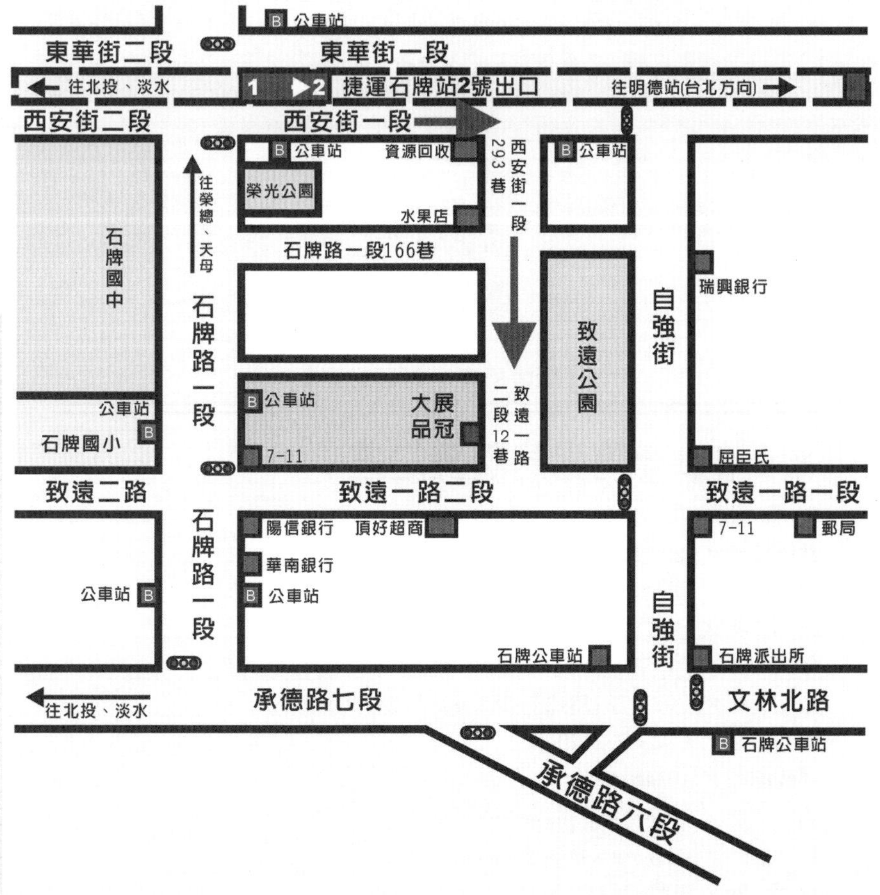

建議路線

1.搭乘捷運・公車

淡水線石牌站下車，由石牌捷運站２號出口出站(出站後靠右邊)，沿著捷運高架往台北方向走(往明德站方向)，其街名為西安街，約走100公尺(勿超過紅綠燈)，由西安街一段293巷進來(巷口有一公車站牌，站名為自強街口)，本公司位於致遠公園對面。搭公車者請於石牌站(石牌派出所)下車，走進自強街，遇致遠路口左轉，右手邊第一條巷子即為本社位置。

2.自行開車或騎車

由承德路接石牌路，看到陽信銀行右轉，此條即為致遠一路二段，在遇到自強街(紅綠燈)前的巷子(致遠公園)左轉，即可看到本公司招牌。

國家圖書館出版品預行編目資料

老中醫教你胃腸病調養之道／謝文英　編著　——初版，
——臺北市，品冠文化出版社，2021〔民110.03〕
面；21公分　——（休閒保健叢書；49）
ISBN 978-986-98051-4-8（平裝）
1.胃腸疾病　2.保健常識　3.食療　4.中醫
415.52　　109022116

老中醫教你胃腸病調養之道

編著者／謝文英
責任編輯／聶媛媛
發行人／蔡孟甫
出版者／品冠文化出版社
社　址／台北市北投區（石牌）致遠一路2段12巷1號
電　話／（02）28233123・28236031・28236033
傳　真／（02）28272069
郵政劃撥／19346241
網　址／www.dah-jaan.com.tw
E-mail／service@dah-jaan.com.tw
承印者／傳興印刷有限公司
裝　訂／佳昇興業有限公司
排版者／弘益電腦排版有限公司
授權者／安徽科學技術出版社
初版1刷／2021年（民110）3月

定價／400元

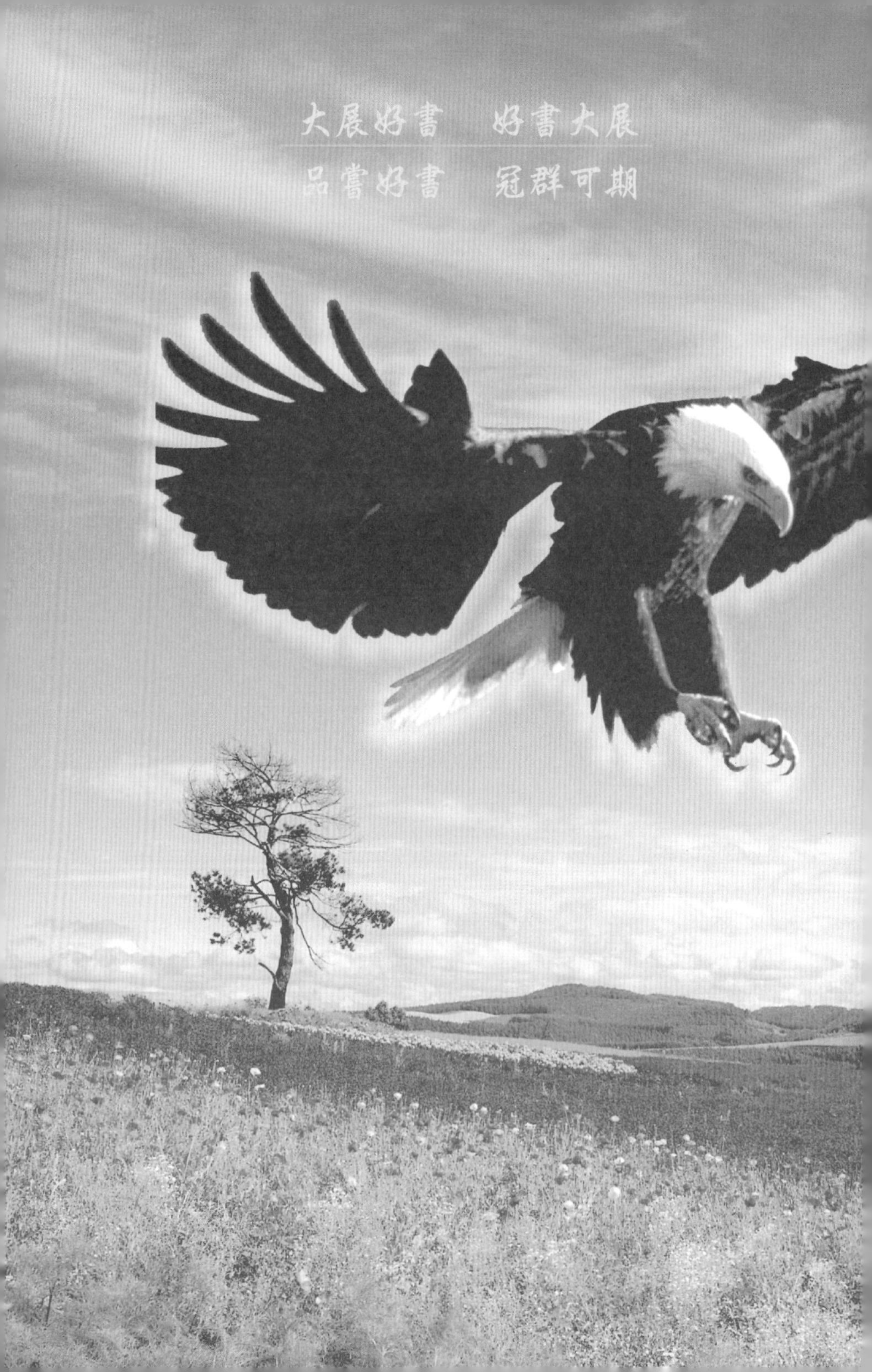

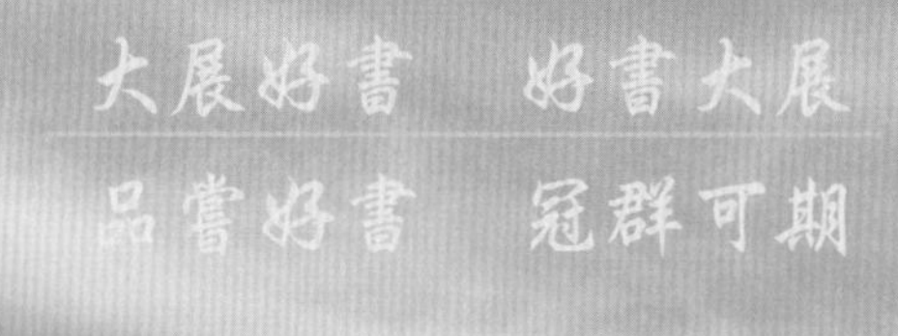

大展好書　好書大展

品嘗好書　冠群可期

大展好書　好書大展

品嘗好書　冠群可期